SO BEAUTIFUL AND FLEXIBLE YOGA POSES

127式
決定版

最新 YOGAポーズ大全

瑜伽體位法大全

真人專業講師全圖解示範
軟精裝可攤平邊看邊操作

前言

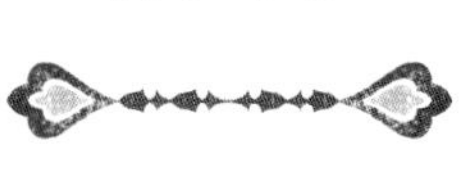

現今，瑜伽是個老少咸宜的運動，尤其在大都市裡，已有許多瑜伽教室，民眾可以從各種流派、不同難度中挑選適合自己的課程。隨著學習瑜伽的人口激增，也讓我有了一個想法，那就是讓民眾擁有一本能跨越不同流派，當作基礎學習，並可長年使用的書。

本書不涉及任何流派，主要介紹廣為流傳的基本「體位法」（Āsana）。體位法不是瑜伽的全部，但練習體位法，能為進階奠定基礎，進而幫助我們學會呼吸法與冥想。正確地瞭解體位法，對於深度學習瑜伽非常重要，因此我希望讀者可以善用本書，正確了解體位法。

對才剛開始學瑜伽的人而言，這是一本可以看著照片跟著練習體位法的書；對初學者而言，這本書可以複習在瑜伽教室學到的體位法，或是挑選對自己有益體位法的參考手冊；對中階者而言，這本書可以是自我練習、學習體位法名稱的教科書；對進階者而言，這本書也可以做為挑戰高難度體位法的指南；對瑜伽老師來說，這本書亦可做為備課用的資料。我希望它能對各式各樣的人產生幫助，讓它成為一本方便使用、隨時擺在手邊的書。

人體在保持固定體位、靜止不動時，體內的淋巴、血液、內臟、氣（生命的能量）同樣會流動。本書因此記載了許多能促進體內流動持續進行，同時正確維持體位的訣竅。初學者剛開始做可能沒什麼感覺，但只要記住一兩項重點，持之以恆，相信沒多久一定可「感同身受」。

請先從簡單的體位法練起，正確、仔細地持續練習。記住幾個重點，組合起來實行，就能提昇練習時的安全性與速度，讓精神更集中，達到事半功倍的效果。相反的，若用錯方法反覆練習，很有可能會受傷，因此若看書中有不懂的地方，一定要詢問懂的朋友或是瑜伽老師。願這本書能帶領你更愉快、舒適地進入瑜伽的世界。

Satori Sankara

久保　玲子

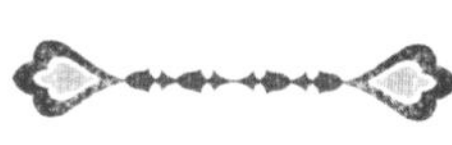

本書將每種體位法實際的操作方式與學習重點整理如下，一起來看看各個項目吧。

本書的使用方法

體位法包含的要素
將體位法的性質進一步細分，並顯示該體位法包含幾種要素在內。

體位法的類別
書中的體位法大致分成八類。詳見→P.20

體位法名稱
包含中文名稱，以及標示成英文的梵文名稱。

編號
基礎體位法的排列順序。

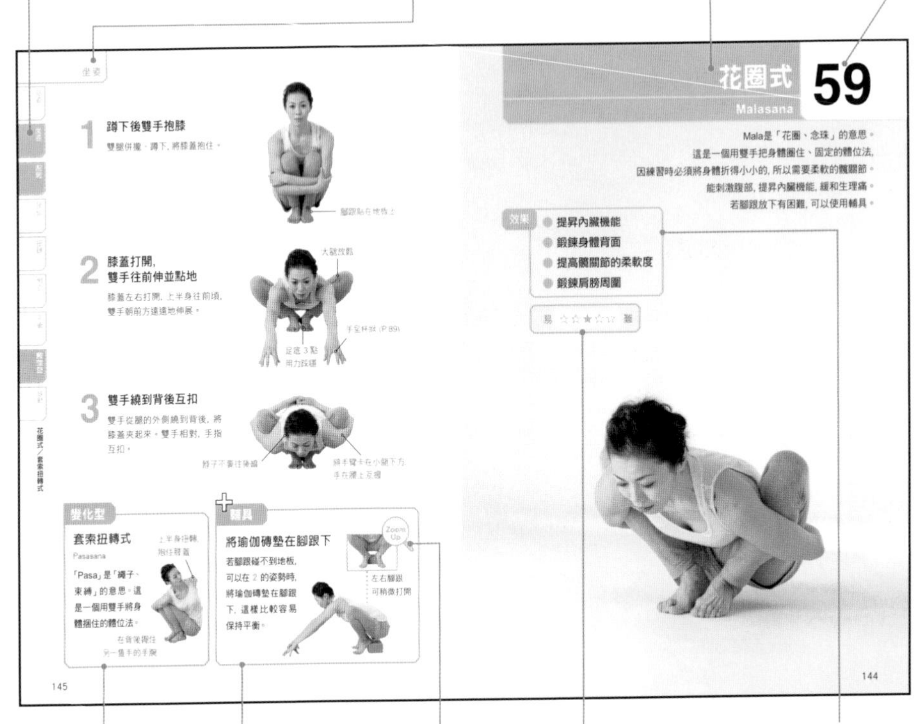

變化型
由基本體位法衍生出來的類似體位法。

輔助器材
輔助體位法用的器材（P.23）的使用方法。

ZOOM UP
將體位法細節放大的照片，或者從其他角度拍攝的照片。

難易度
難易度共分為 5 個階段，以塗上顏色的星星標示。

效果
進行該體位法後會達到的四個最顯著的效果。

其他標誌

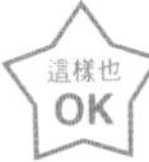
這樣也
OK

變更手腳位置或身體角度的版本。難易度不變，體位法的名稱也不變。

初學者
到這裡
就好

初學者不必勉強自己往下個動作前進，只要停在有這個標誌的部份，效果就很明顯了。

進階
挑戰

適合進階者的高難度體位法，效果和強度都更高。必須先學會基礎體位法才能進行。

＊變化型的體位法，會另外補充介紹

關於本書內容的注意事項

- 在瑜伽教室中，老師會帶學生進行體位法、冥想、呼吸法等複合式的練習，但本書僅著重於介紹體位法。
- 因現在有許多流派與解釋，體位法的數量越變越多，無法全部收納於書中，所以本書僅挑選從初學者到進階者、指導者都能廣泛運用、且普遍想學習的體位法。挑選時並未偏於特定流派或古籍。
- 體位法的名稱、動作，依流派不同而有差異，由於並未統一，因此本書的內容並非絕對唯一。體位法名稱後的「Ⅰ、Ⅱ、Ⅲ、Ⅳ」是從最簡單的開始排序，可能與本書以外的記載有所不同。
- 若想進步得快一點，還是建議需有專業的老師指導。依照本書進行動作時，請考量自己的身體狀況與實力，自行負起責任。
- 效果的感受因人而異，若做動作時感到疼痛或不舒服，請立即停止。

目的別 使用指南

本書應用方式多元，適用於瑜伽初學者、中階者至指導者等各階段的人。

「想從基礎學起」

▼先練習「拜日式」、「坐式」、「入門」（P.28～79）等類別。

「想重點式地確認不擅長的領域」

▼可以透過「體位法分類」或頁面左側的索引「體位法包含的要素」來查詢。

「想學特定體位法」

▼可以透過體位法一覽（P.8）或索引（P.220）來查詢。

「想全面提昇實力」

▼每個分類的體位法都是從最簡單朝最難排序，可以從各個分類最小的編號開始挑戰。

「為了健康，想每天練習」

▼可以依不同功能（P.214）養成定期活動身體的習慣。即使只做「拜日式」（P.28）也不錯。

● 動作中該怎麼呼吸？

依照自己的步調自然呼吸即可。呼吸的長度與深度雖然因人而異，但可提醒自己緩慢、流暢地呼吸，並盡量維持相同的質量與長度。需要特別注意呼吸時，本書會在動作講解的內文中標明。呼吸與動作彼此連動的時機如下：

吸氣 後仰、伸展、用力、往上

吐氣 吐氣、前彎、收縮、放鬆、往下

● 體位法要維持多久，要做幾次？

「吐氣→吸氣」算 1 次呼吸，體位法擺好後，要維持 3 至 5 次呼吸的長度。若該體位法左右都有，就要兩側平均進行，不能偏廢。肩立式（P.190）等部份倒立的動作，若穩定後能輕鬆維持，可以擺久一點來提高效果。

目錄

前言……2

本書的使用方法……4

全書體位法一覽……8

關於瑜伽……16

關於體位法……20

關於身體……24

專欄 瑜伽與阿育吠陀① ～三種生命能量與平衡～……26

拜日式 Surya Namaskara

八肢禮拜……28

四肢禮拜……30

【拜日式】……32

專欄 瑜伽與阿育吠陀② ～飲食的3個「古納」～……44

Beginner's Poses 基礎體位法

【坐式】……46

【入門】……48

專欄 什麼是梵咒？ ～咒語的能量～……80

Basic to Advanced Poses 基礎～進階體位法

【站姿】……82

【坐姿】……116

【手臂平衡】……148

【後仰】……164

【倒立】……188

專欄 日常生活中的淨化法 ～Jala Neti（洗鼻）～……202

Deep knowledge of YOGA 瑜伽的進階知識

～影響心靈與身體～ 關於呼吸……204

～身體的七大能量點～ 關於脈輪……208

～精進瑜伽的8個指標～ 關於八支……210

～讓心的活動停止～ 關於冥想……212

不同功能的瑜伽課表

課表1 提神醒腦的課表……214

課表2 幫助入睡的課表……214

課表3 矯正姿勢的課表……216

課表4 激發幹勁的課表……216

課表5 長時間課表……218

索引

中文名稱……220

梵文的英譯名稱……222

全書體位法一覽

以下是本書介紹的 127 個體位法一覽表。除此之外，也可以透過書末的索引，及頁面左側的索引「體位法包含的要素」來查詢體位法。

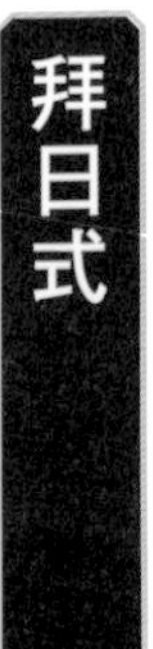
拜日式

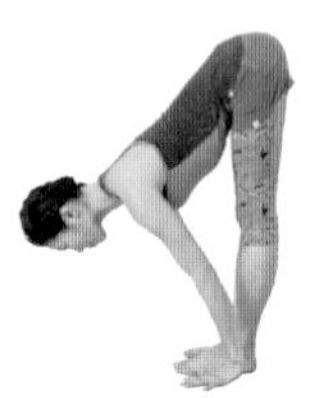
半前彎
➡P.35

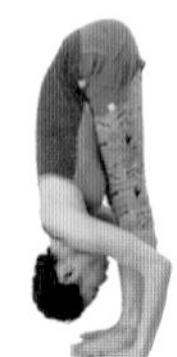
站姿前彎
➡P.34

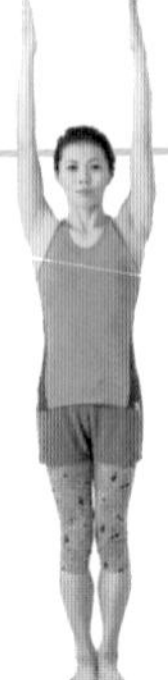
展臂山式
➡P.33

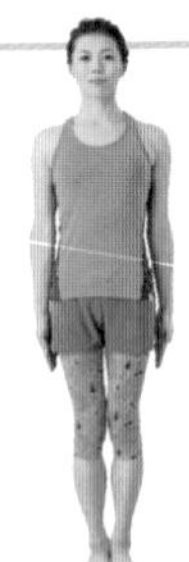
山式
➡P.32

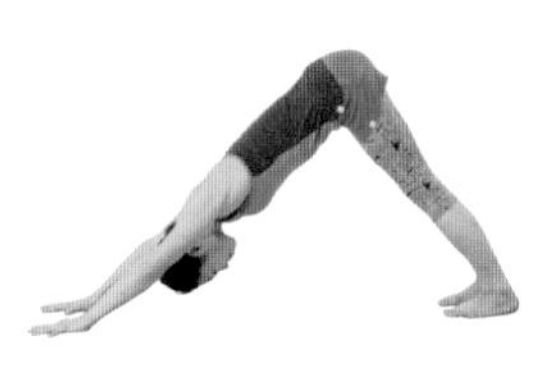
下犬式
➡P.42

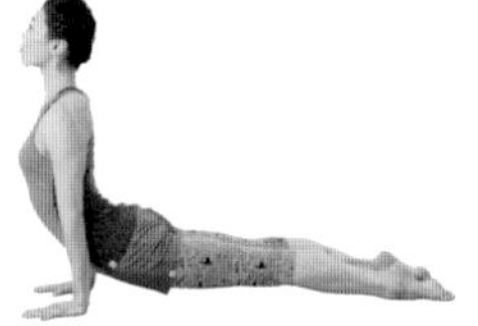
上犬式
➡P.40

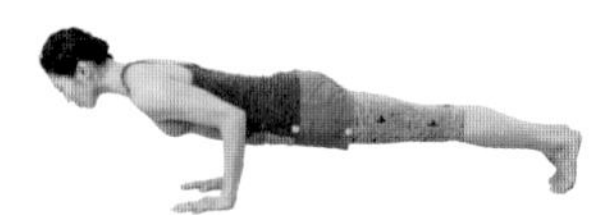
平板式
➡P.38

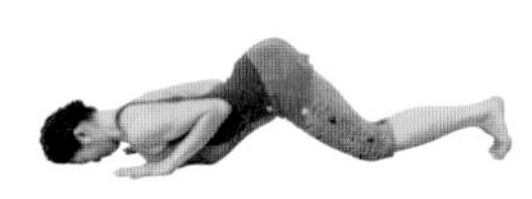
八肢點地
➡P.36

坐式

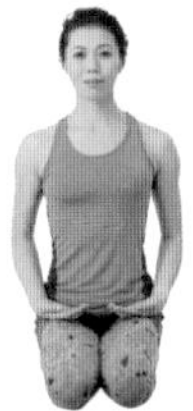
金剛坐
➡P.47

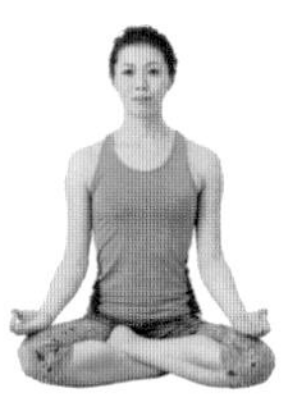
吉祥坐
➡P.47

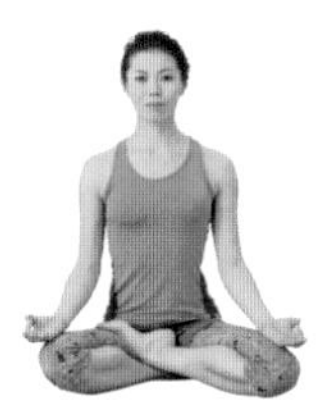
聖人坐
➡P.47

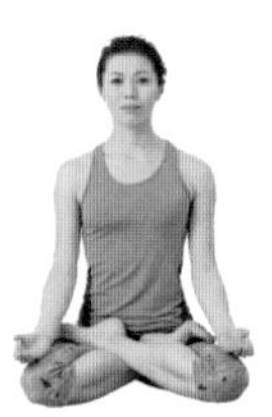
蓮花坐
➡P.46

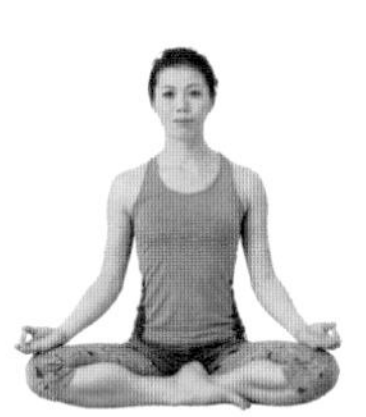
簡易坐
➡P.46

入門

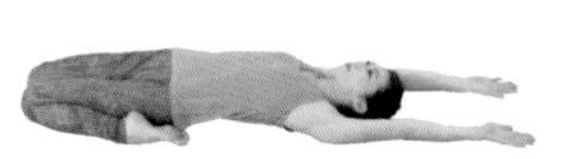
臥英雄式
➡P.53

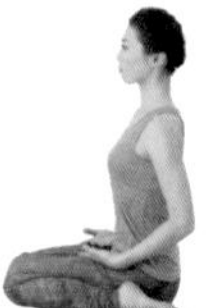
英雄坐
➡P.52

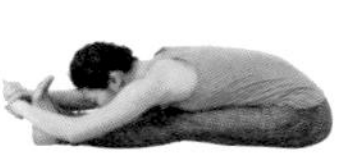
坐姿前彎
➡P.50

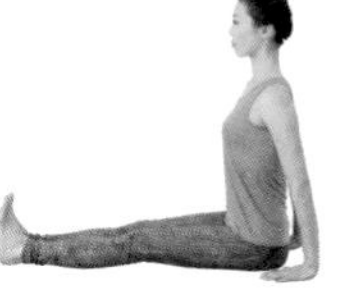
杖式
➡P.48

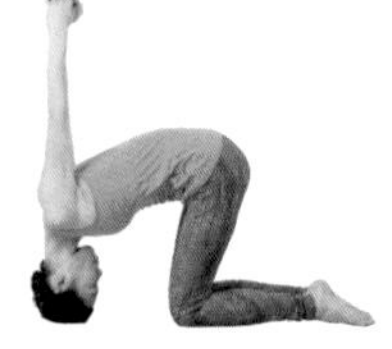
兔式
➡P.57

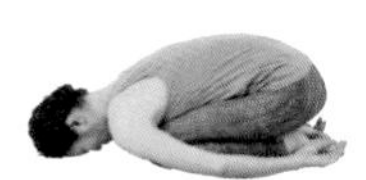
嬰兒式
➡P.56

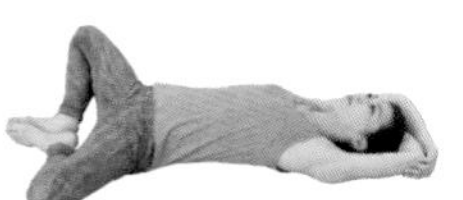
臥蝴蝶式
➡P.55

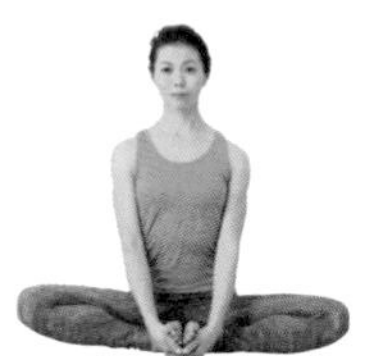
蝴蝶式
➡P.54

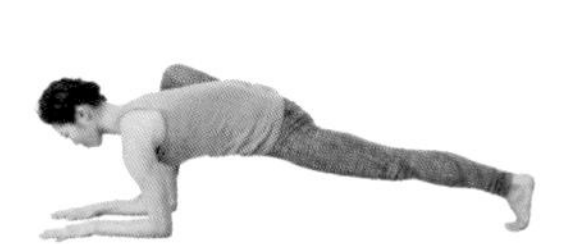
蜥蜴式
➡P.60

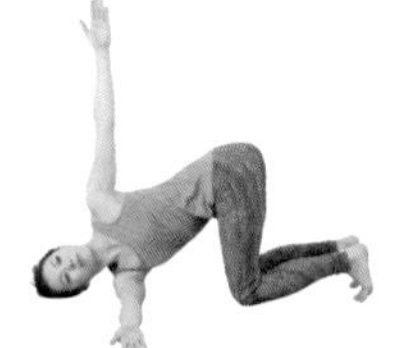
穿針式
➡P.59

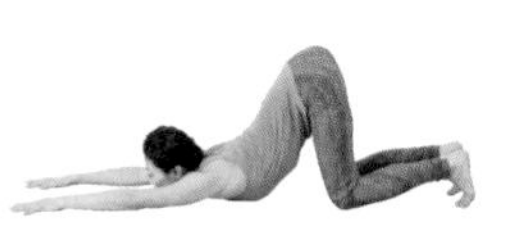
小狗伸展式
➡P.59

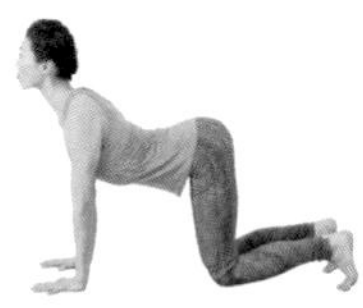
貓式 (牛貓式)
➡P.58

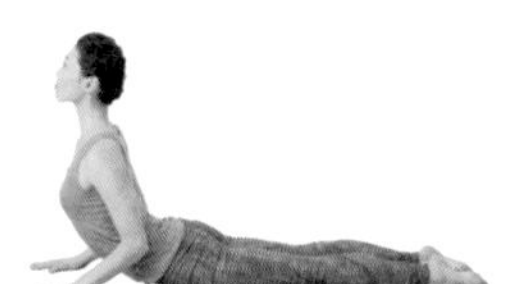
眼鏡蛇式
➡P.68

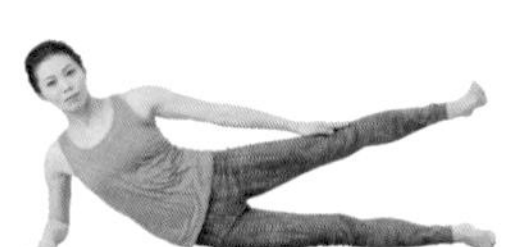
毗濕奴式
➡P.66

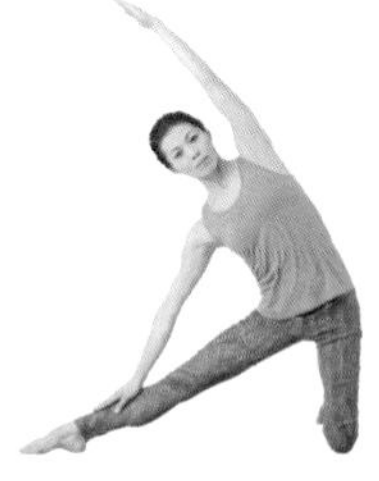
門閂式
➡P.64

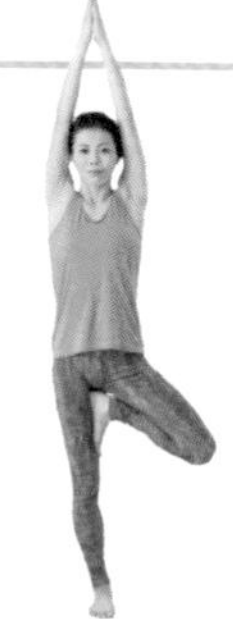
樹式
➡P.62

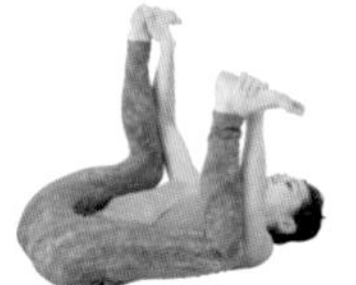
快樂嬰兒式
➡P.73

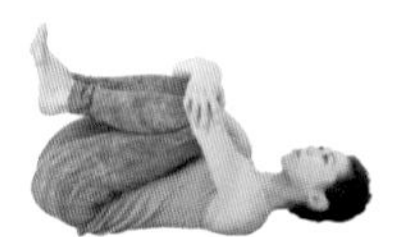
祛風式
➡P.72

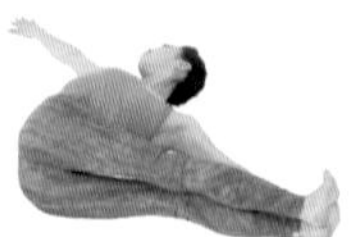
腹部扭轉式
➡P.70

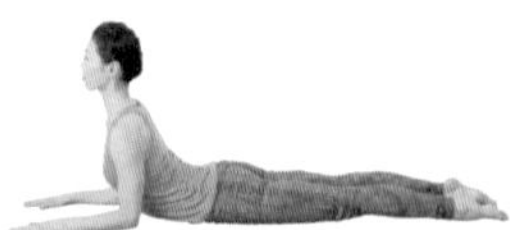
人面獅身式
➡P.69

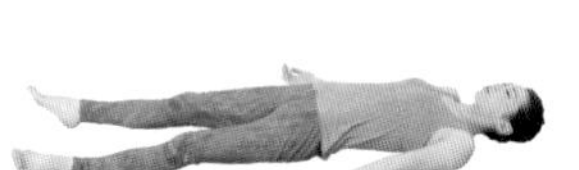
攤屍式
➡P.78

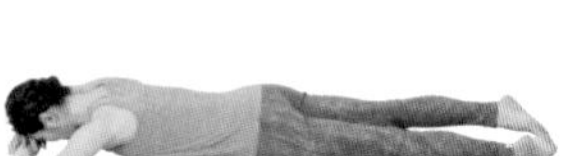
鱷魚式
➡P.76

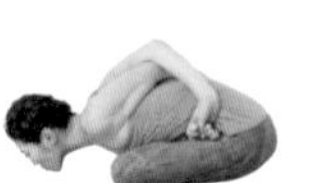
閉蓮式
➡P.75

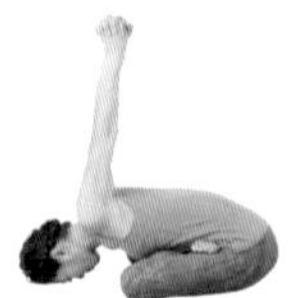
瑜伽身印
➡P.74

站姿

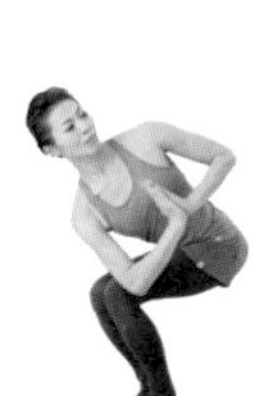
扭轉椅式
➡P.85

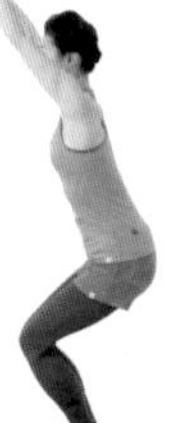
椅式
➡P.84

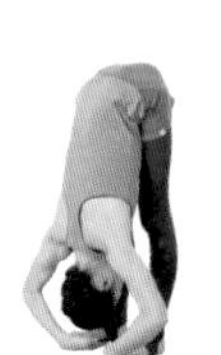
腳踩手掌前彎式
➡P.83

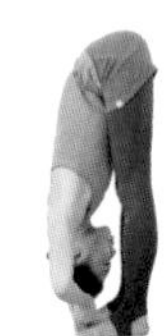
手抓腳趾前彎式
➡P.82

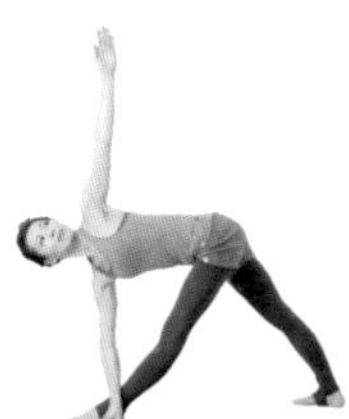
扭轉三角式
➡P.90

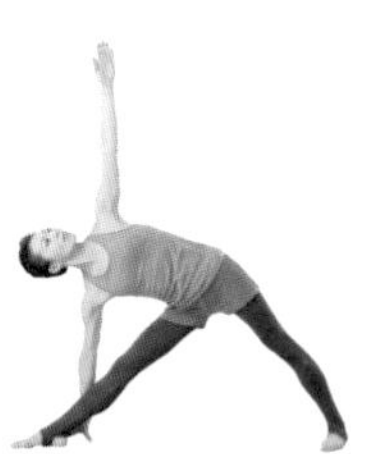
三角式
➡P.88

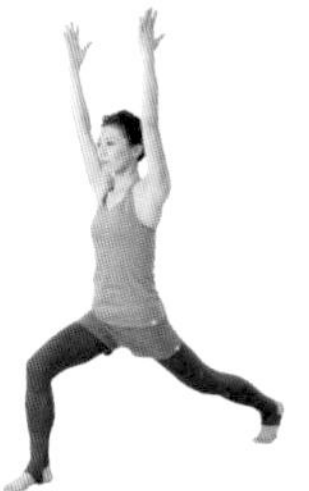
高弓箭式
➡P.87

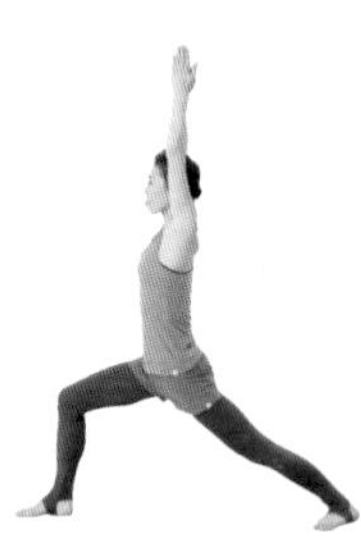
英雄式 I
➡P.86

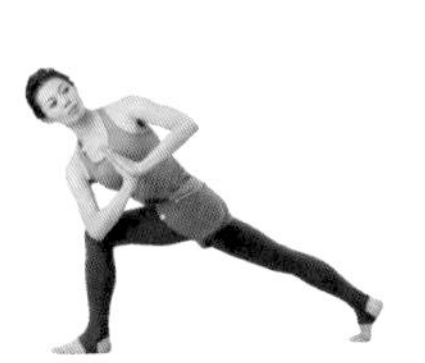
扭轉側角式
➡P.96

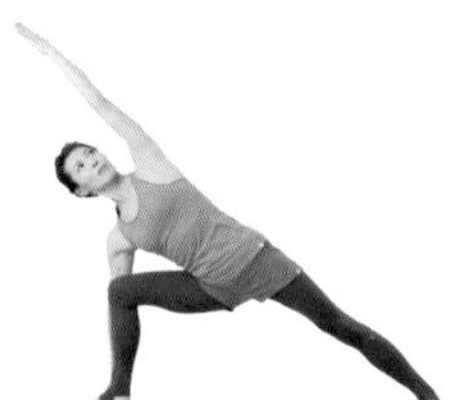
伸展斜三角式
➡P.94

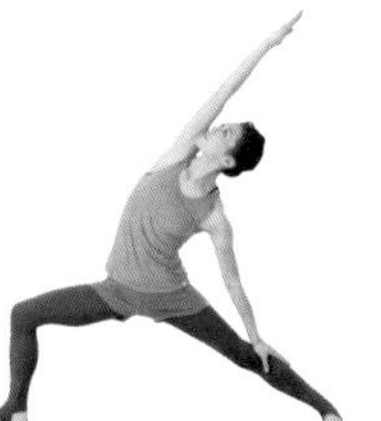
反轉英雄式
➡P.93

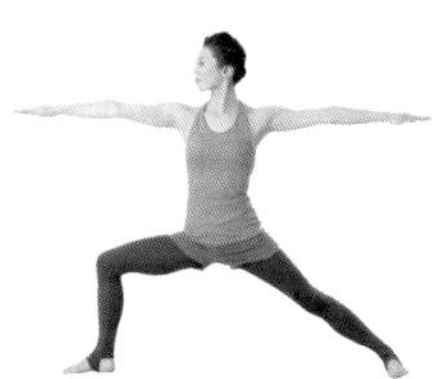
英雄式 II
➡P.92

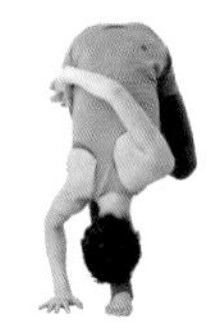
半蓮花前彎式
➡P.106

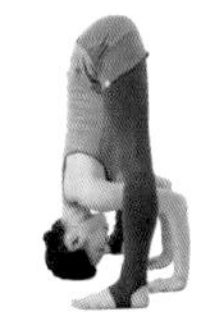
分腿前彎
➡P.104

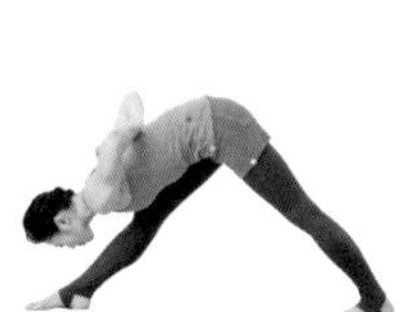
深度側邊延展式
➡P.102

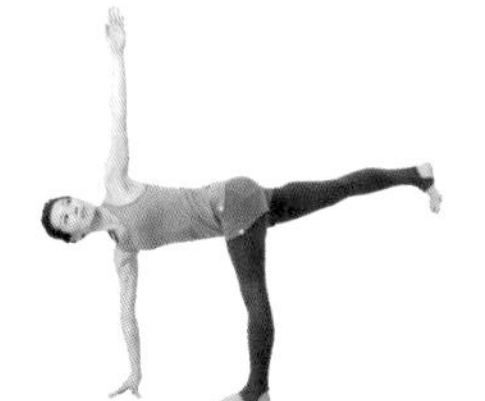
扭轉半月式
➡P.100

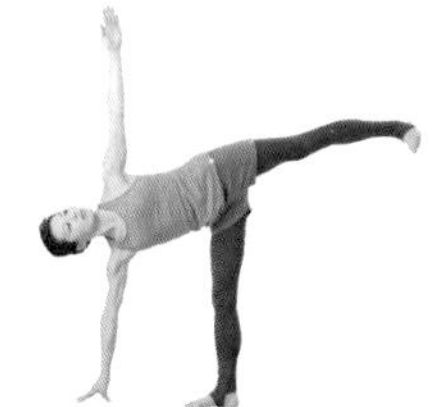
半月式
➡P.98

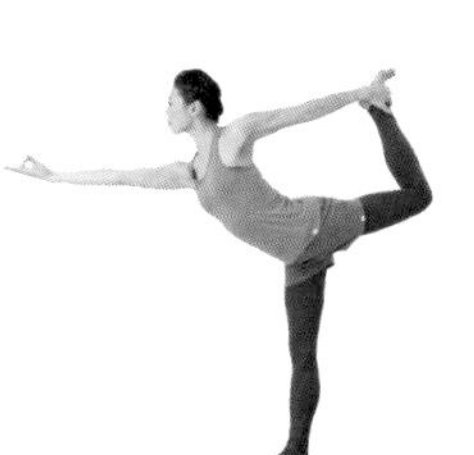
舞王式
➡P.114

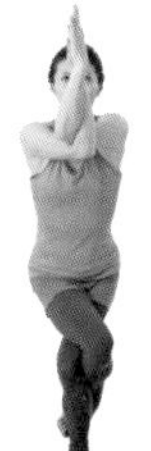
鷹式
➡P.112

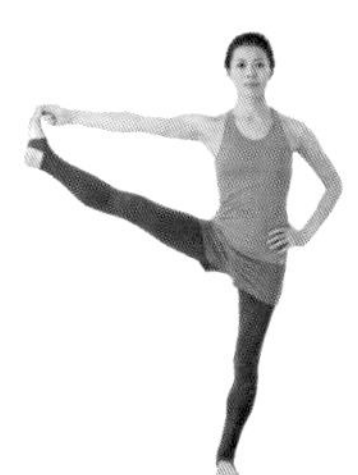
手抓腳趾單腿站立式
➡P.110

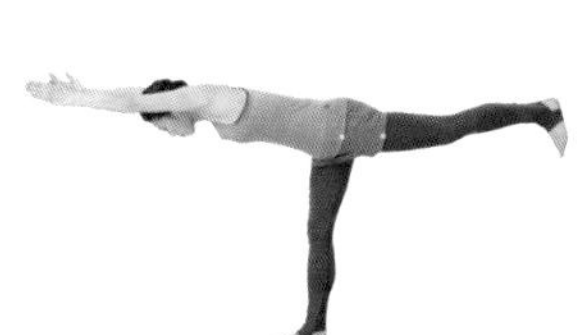
英雄式 III
➡P.108

坐姿

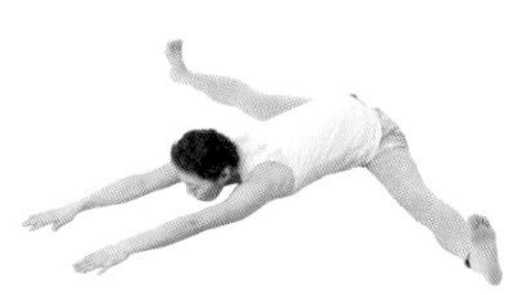
直角式
➡P.119

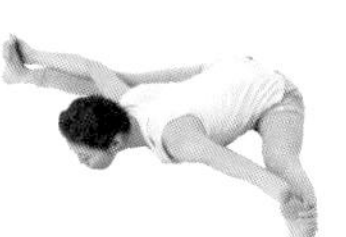
坐角式
➡P.118

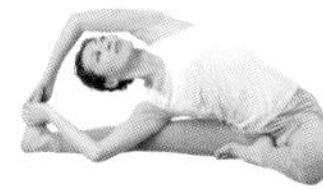
反轉頭碰膝式
➡P.117

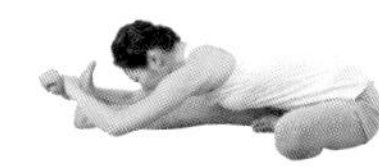
頭碰膝式
➡P.116

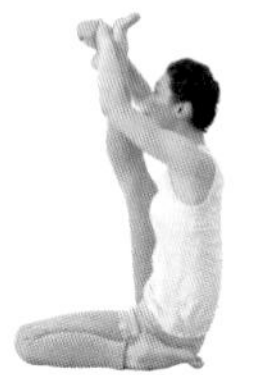
鴛鴦式
➡P.125

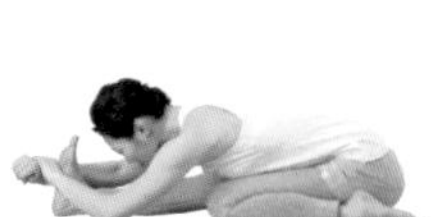
單跪伸展式
➡P.124

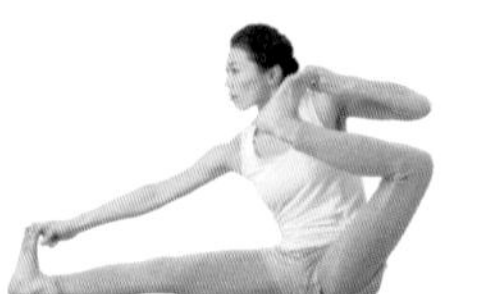
拉弓式
➡P.122

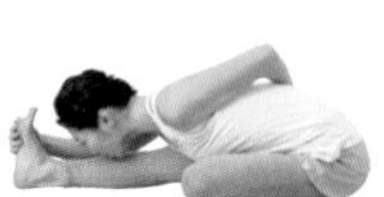
半蓮花背部伸展式
➡P.120

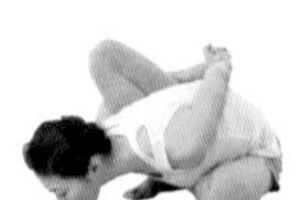
聖哲馬里奇式 II
➡P.131

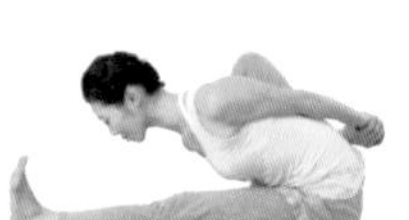
聖哲馬里奇式 I
➡P.130

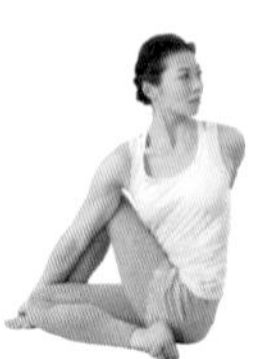
半魚王式
➡P.128

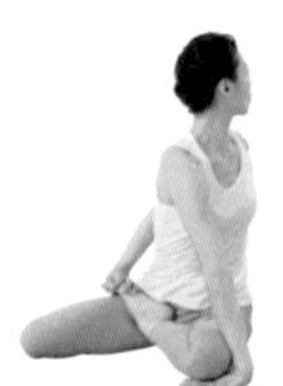
巴拉瓦伽式
➡P.126

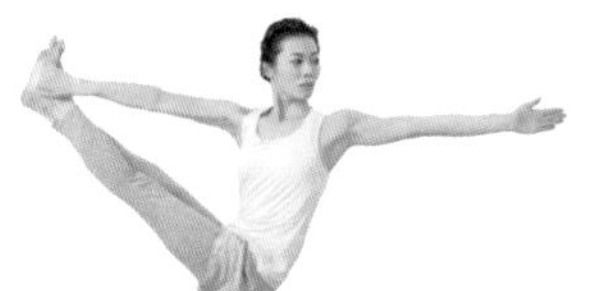
扭轉船式
➡P.135

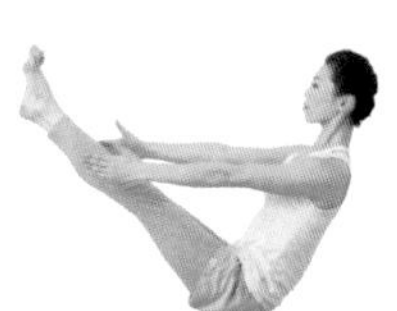
船式
➡P.134

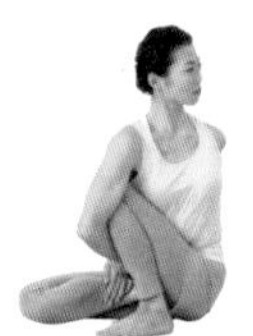
聖哲馬里奇式 IV
➡P.133

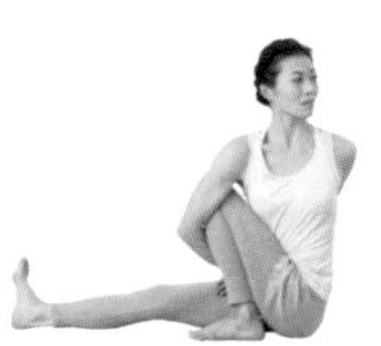
聖哲馬里奇式 III
➡P.132

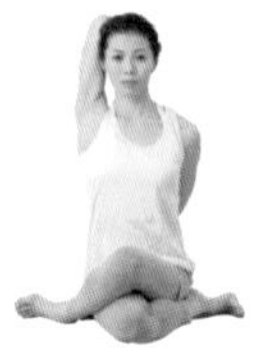
牛臉式
➡P.140

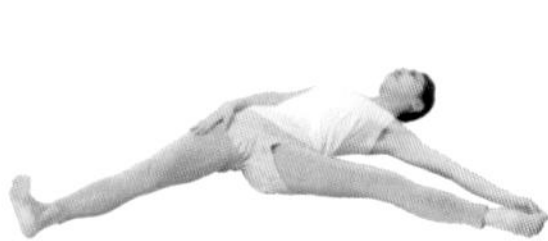
仰臥手抓拇趾伸展式
➡P.138

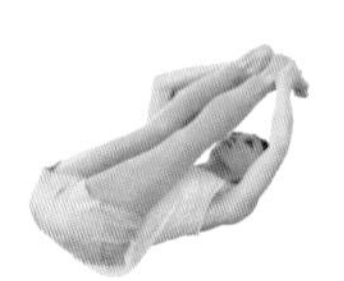
臉朝上背部伸展式 II
➡P.137

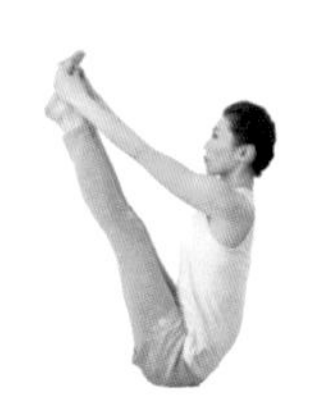
臉朝上背部伸展式 I
➡P.136

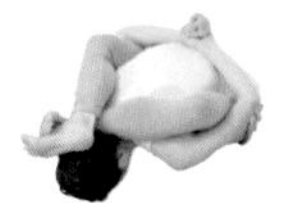

睡龜式
➡P.147

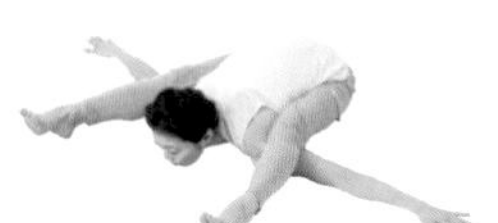

龜式
➡P.146

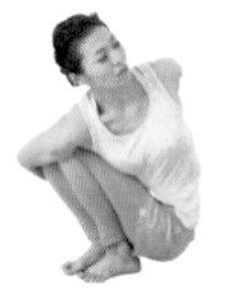

套索扭轉式
➡P.145

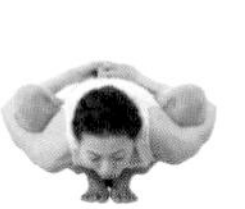

花圈式
➡P.144

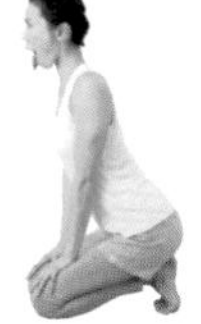

獅式
➡P.142

手臂平衡

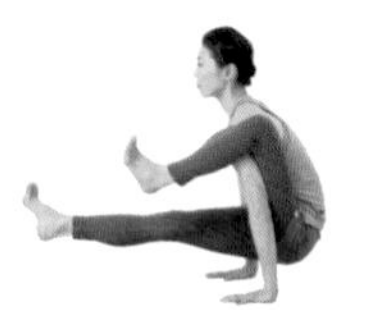

單腿掛肩壓力式
➡P.150

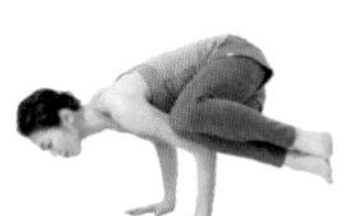

側鶴式
➡P.149

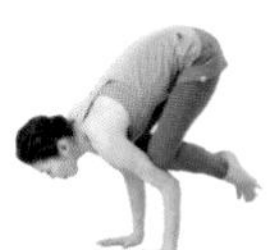

烏鴉式
➡P.149

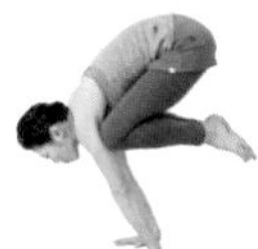

鶴式
➡P.148

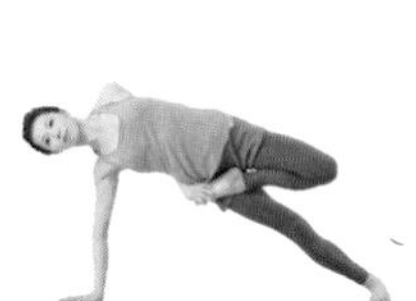

聖哲卡西雅伯式
➡P.155

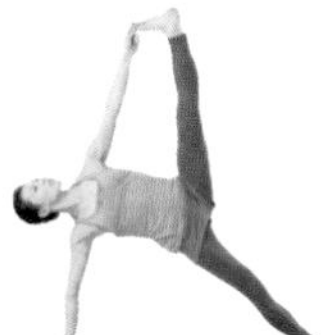

側平板式
➡P.154

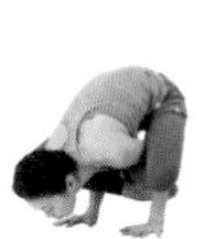

夾上臂式
➡P.153

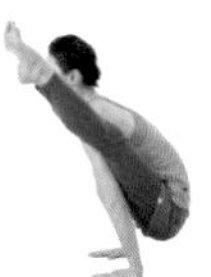

螢火蟲式
➡P.152

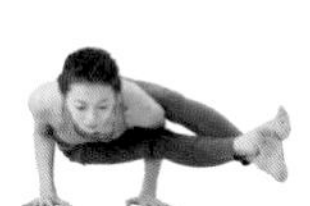

八角平衡式
➡P.151

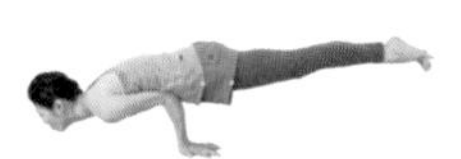

孔雀式
➡P.162

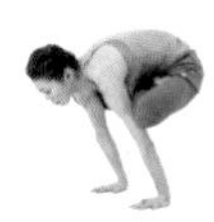

上公雞式
➡P.161

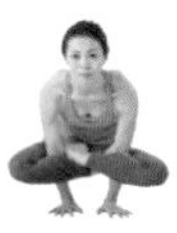

公雞式
➡P.160

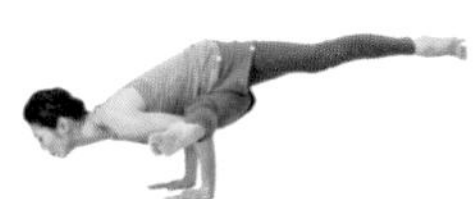

聖哲康迪亞式 II
➡P.158

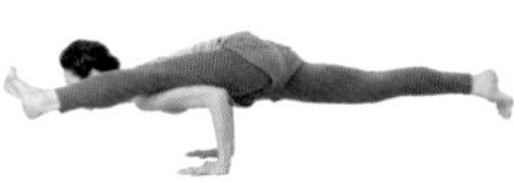

聖哲康迪亞式 I
➡P.156

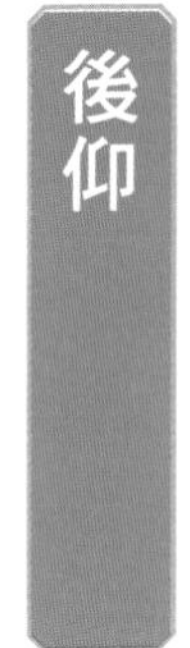
後仰

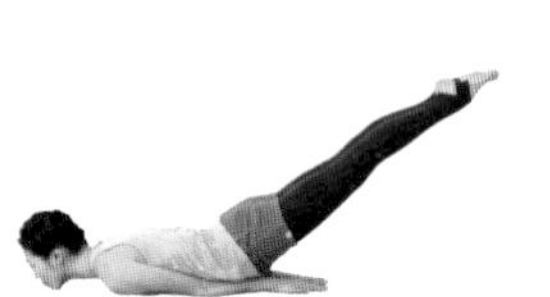
蝗蟲式
➡P.166

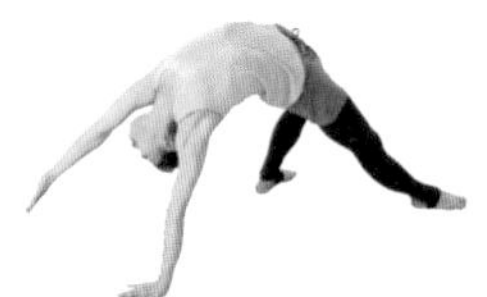
單手上弓式
➡P.165

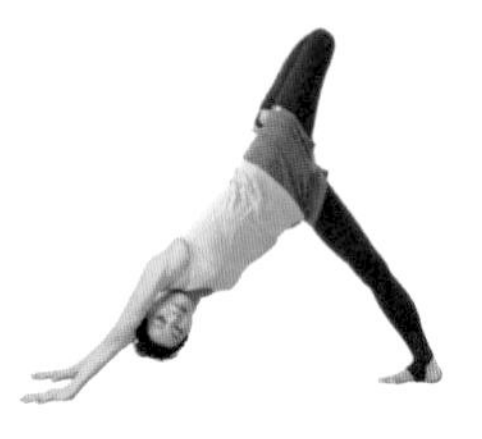
單腿下犬式
➡P.164

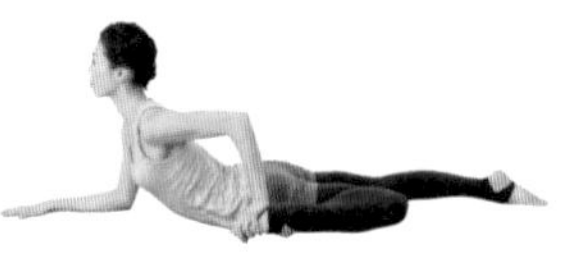
半蛙式
➡P.171

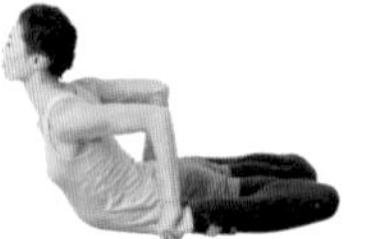
蛙式
➡P.170

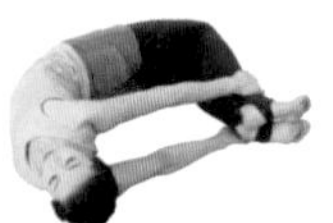
側弓式
➡P.169

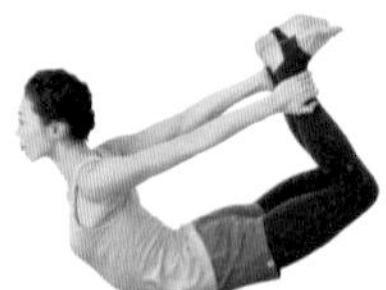
弓式
➡P.168

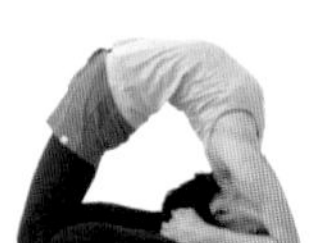
鴿式
➡P.176

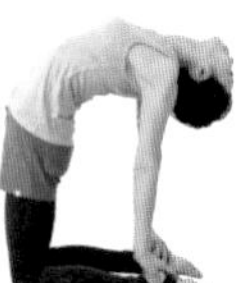
駱駝式
➡P.174

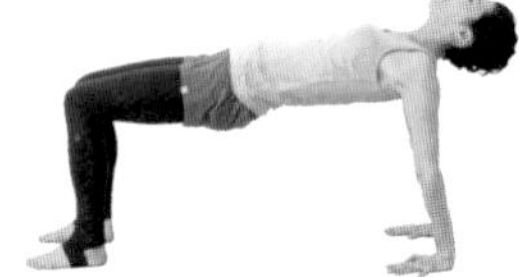
桌式
➡P.173

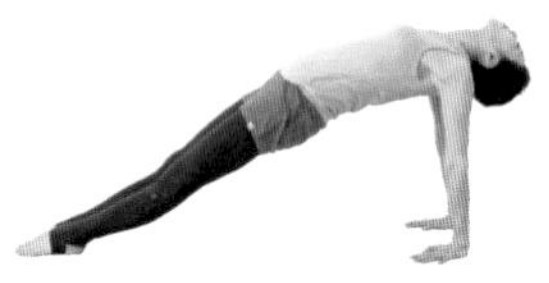
反向棒式
➡P.172

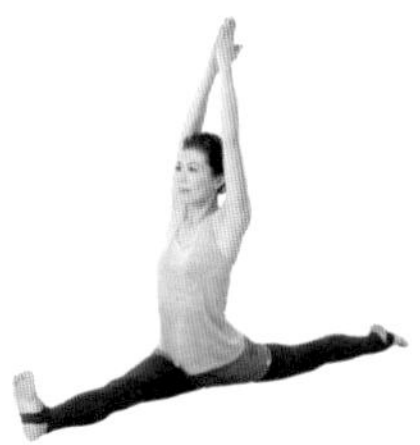
神猴哈努曼式
➡P.181

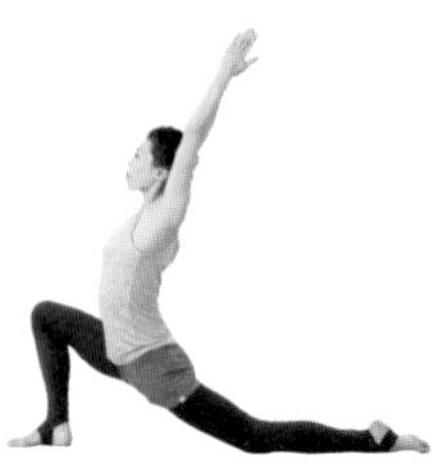
天鵝式
➡P.180

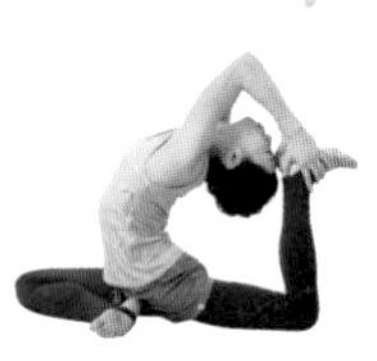
鴿王式
➡P.179

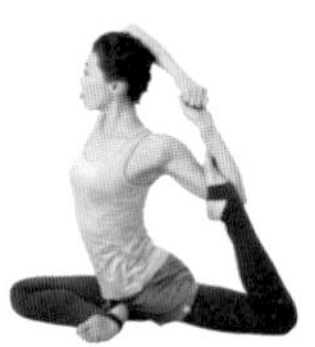
單腿鴿式
➡P.178

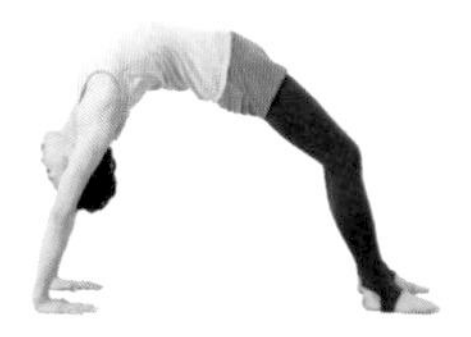
上弓式
➡P.186

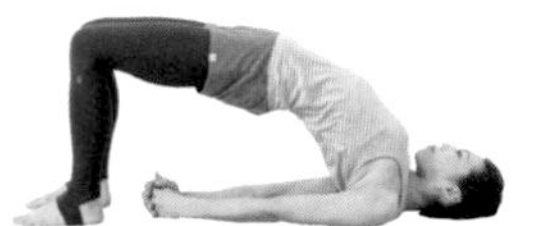
橋式
➡P.184

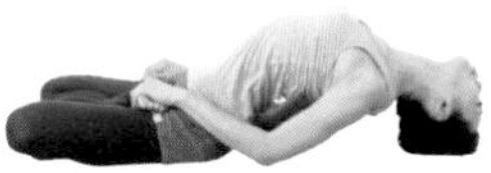
魚式
➡P.182

倒立

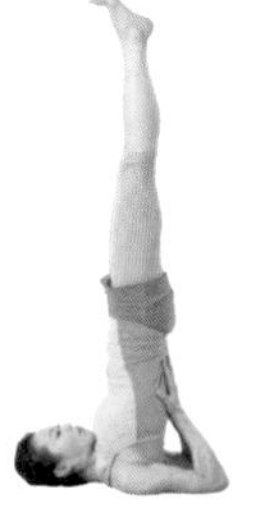
肩立式
➡P.190

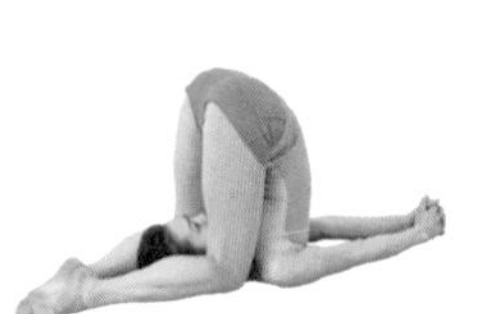
膝碰耳犁式
➡P.189

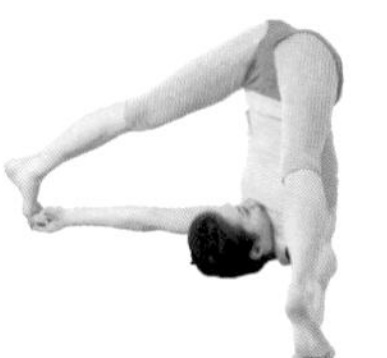
雙角犛式
➡P.189

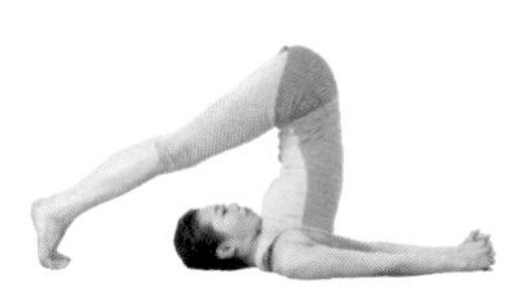
犛式
➡P.188

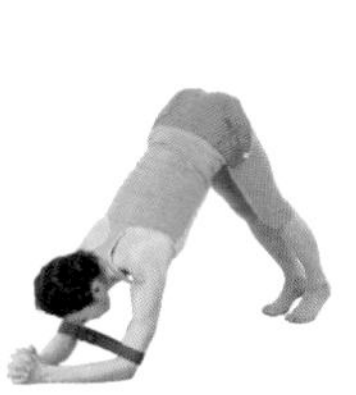
海豚式
➡P.195

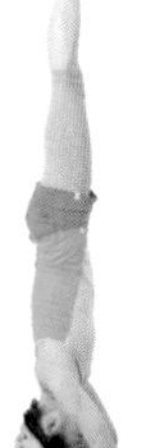
頭立式
➡P.194

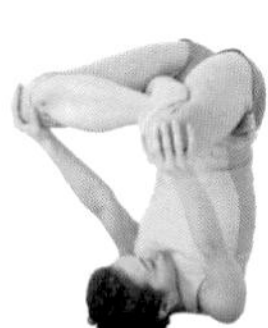
上蓮花式
➡P.193

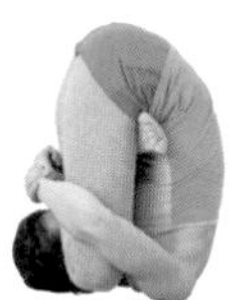
胎兒式
➡P.192

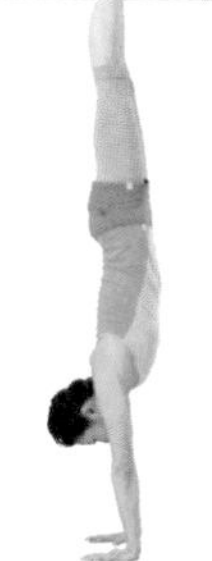
手倒立式
➡P.200

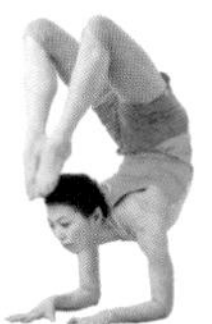
蠍子式
➡P.199

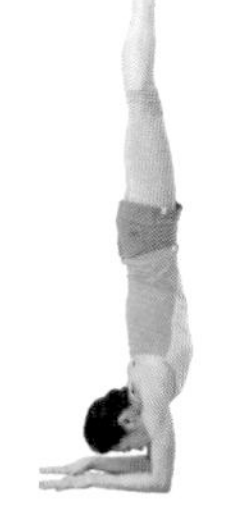
孔雀起舞式
➡P.198

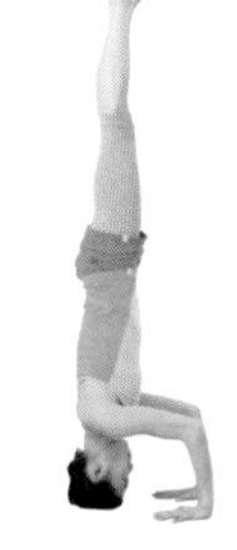
三點倒立
➡P.196

About YOGA

關於瑜伽

瑜伽的歷史非常悠久，其思想與哲學起源於數千年前的印度，經由代代相傳，來到生活在現代的我們手中。

我們常說瑜伽能提高肉體、心靈、精神的能量，但它到底是什麼呢？

YOGA's 5 points

瑜伽的 5 大要領

瑜伽的本質是宗教，是哲學，也是生存之道。簡單統整起來，可以歸納出 5 大要領。

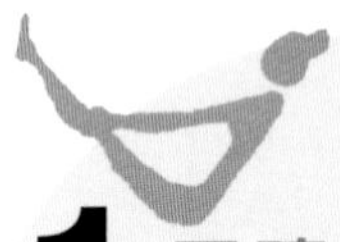

1 正確的運動

藉由活動身體，讓肌肉、關節、肌腱的動作變流暢，提高內臟機能，促進血液循環。培養出柔軟且平衡感佳的身體。

詳見 ➡ 體位法 P.20

2 正確的呼吸

透過呼吸法有效率地控制體內的能量。提高能量使之循環，身心就會充滿活力。

詳見 ➡ 調息 P.206

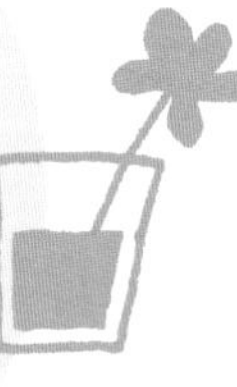

3 正確的休息

讓身體、頭腦、心靈完全放鬆，充飽能量。深層的休息能徹底消除疲勞，提高運動表現。

詳見 ➡ 攤屍式 P.78

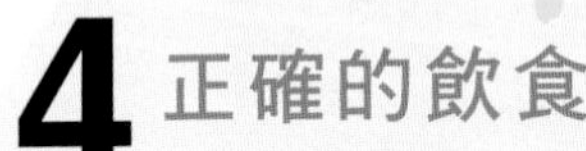

4 正確的飲食

瞭解每天吃進口中的食物都是為了滋養身體，僅攝取身體真正需要的養分，且不偏廢。打造充滿生命力的健康身體。

詳見 ➡ 飲食的 3 個「古納」P.44

5 正面的思考、冥想

養成正面思考的習慣，能淨化心靈，使心神穩定。冥想還能集中精神，幫助我們提高自制力。

詳見 ➡ 冥想 P.212

透過瑜伽，人們便能保持身心平衡，與環境互相調和。

瑜伽雖然被稱為神聖的生命科學，但其實不必想得太複雜，先去體會那種舒服的感覺，就是加深對瑜伽瞭解的第一步。瑜伽的美好，必須在重複實踐、體驗後才會顯現。它沒有年齡、性別、健康狀態的限制，也不需要特殊的道具，只要持續下去，身心就會從內部開始潔淨，意識便能舒服地集中在肉體與精神上。

在這老是被時間追著跑、充滿壓力的社會，人們很需要一段能停下來安靜檢視自己的時光。而瑜伽就是最適合忙碌現代人的方法。它具有無限的可能性與難以測量的魅力，因此備受矚目。

Effects and Benefits

瑜伽的效果與魅力？

瑜伽能為我們帶來各種好處,
根據組合方式及潛在能力的不同, 能感受到的效果也不一樣。
除了肉體與精神以外, 連潛意識的自我都能變得更加協調。

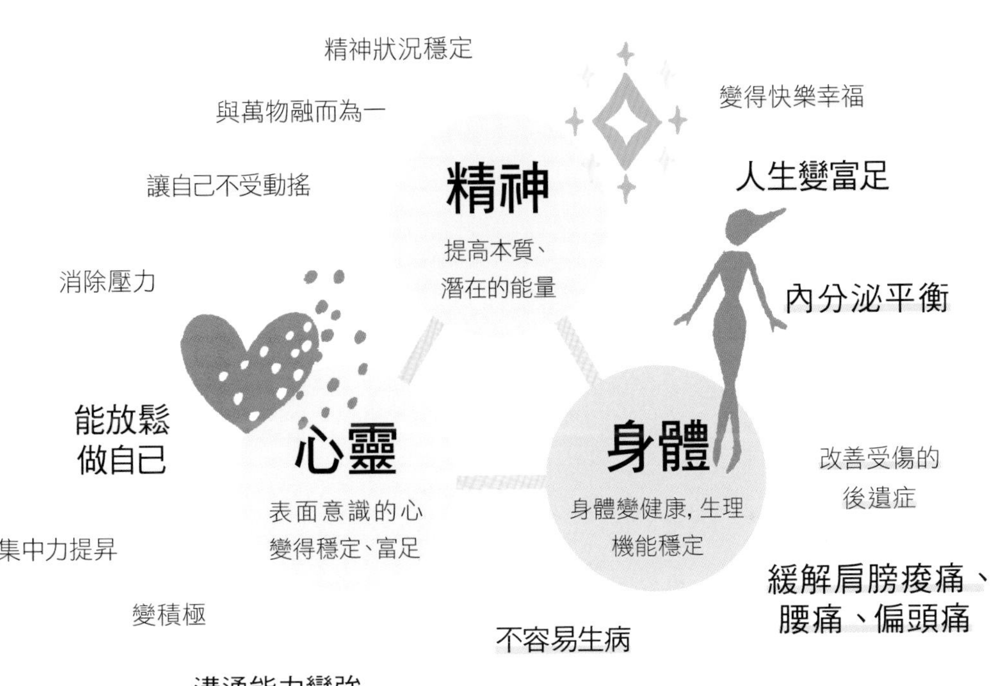

精神狀況穩定
變得快樂幸福
與萬物融而為一
精神
提高本質、
潛在的能量
讓自己不受動搖
人生變富足
消除壓力
內分泌平衡
能放鬆
做自己
心靈
表面意識的心
變得穩定、富足
身體
身體變健康, 生理
機能穩定
改善受傷的
後遺症
集中力提昇
緩解肩膀痠痛、
腰痛、偏頭痛
變積極
不容易生病
溝通能力變強
打造理想的曲線
工作更得心應手
運動表現提昇

Classification and Features

流派與特徵？

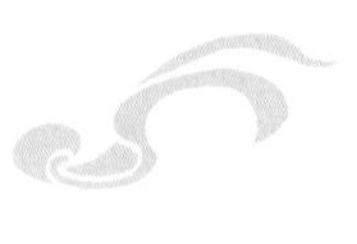
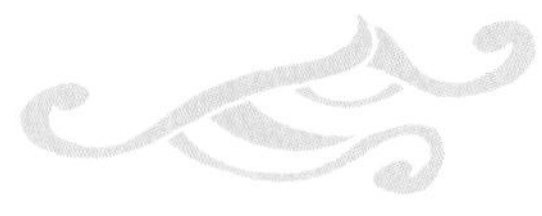

瑜伽的四大派別

印度自古流傳的瑜伽，大致可分為四種，分別為行動瑜伽（Karma Yoga）、虔誠瑜伽（Bhakti Yoga）、勝王瑜伽（Ra'ja Yoga）、知識瑜伽（Jina'na Yoga）。

這四種瑜伽都是現代分支眾多的「哈達瑜伽」（Hatha yoga）的根源。根源不同，造成了派別的差異。

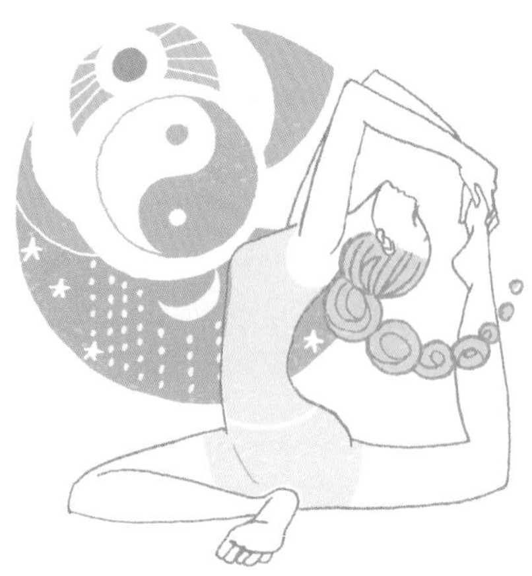

太極圖是哈達瑜伽的象徵。陰與陽彼此融合，形成完整的圓，代表陰陽調和。

哈達瑜伽的六個分類

在瑜伽教室學習的內容，主要分為體位法、呼吸法與冥想。而在這三種要素中，特別著重體位法與呼吸法的瑜伽，稱為哈達瑜伽。現在大家在多數教室所接觸到的瑜伽，在廣義上而言都屬於哈達瑜伽。

哈達瑜伽的「哈」（ha）有「太陽、吸氣、凝縮」的意思，「達」（ta）則有「月亮、吐氣、擴張」的意思。透過體位法與呼吸，進行陰陽調和，提高體內潛在的能量，就是哈達瑜伽。

隨著瑜伽人口增加，流派也愈來愈多樣化。在下一頁的表格，筆者將介紹哈達瑜伽代表性的派別。

【四個派別】

現代瑜伽派別的根源

行動瑜伽 Karma Yoga	又稱奉獻瑜伽。不看結果，不計較得失，僅以無私的心來行動，消除利己之心。「Karma」的意思是「業」，也就是「行為與結果」。人只要活著，就有業力，而活著本身就是一種瑜伽。
虔誠瑜伽 Bhakti Yoga	愛與皈依的瑜伽，代表對神的敬愛，主要在祈禱時及儀式中進行。以「對神的愛應不求回報、沒有恐懼、不具競爭性」為原則。重視詠唱梵咒（P.80）。
勝王瑜伽 Ra'ja Yoga	「Ra'ja」是國王的意思。又稱「Maha Yoga」（偉大的瑜伽）。瑜伽的八種練習方法「八支」（P.210）就是源於此。主要用來練習智慧的冥想。是哈達瑜伽的根源。
知識瑜伽 Jina'na Yoga	這裡的知識指的不只是透過閱讀所獲得的知識，還包括了以深思、冥想等方式來探求的真我。一般會在學過其它三派瑜伽後才接觸。

【現代哈達瑜伽的主流派】

各流派的特徵依吸收上述不同流派的要素而有所區別

克里帕魯瑜伽 Kripalu Yoga	由印度瑜伽大師史瓦密・克里帕魯（Swami Kripalu）所創，西元 1960 年代於美國普及。比起手法與形式，更重視個人體驗與感受。具有強烈的治療元素，過程很溫和。
阿斯坦加瑜伽 Ashtanga Yoga	由印度瑜伽大師帕塔比・喬伊斯（Sri Krishna Pattabhi Jois）於南印度所創。以獨特的流程與不斷挑戰新姿勢的練習法為特色。大師的名言是「瑜伽需要 99% 的練習與 1% 的理論。」
艾楊格瑜伽 Iyengar Yoga	由印度瑜伽大師拜魯爾・克里希那馬查爾・桑達拉拉亞・艾揚格（Bellur Krishnamachar Sundararaja Iyengar）所創。練習時會輔以大量的道具，來準確、小心地進行每個等級的姿勢。現在使用的瑜伽輔具（P.23）幾乎都是由艾楊格發明的。
希瓦難陀瑜伽 Sivananda Yoga	以印度瑜伽大師史瓦密・希瓦難陀（Swami Sivananda）的教學為基礎，由弟子史瓦密・維希紐特瓦難陀（Swami Vishnudevananda）所創。主要由十二個基本姿勢構成，練習到一半會進入多次的休息。重視呼吸與冥想。
昆達里尼瑜伽 Kundalini Yoga	由印度瑜伽大師尤基・巴罕（Yogi Bhajan）所創，自西元 1970 年代起以美國為中心擴展。透過獨特的動作與呼吸法「火呼吸」，讓沉睡在尾骨附近的昆達里尼能量上升，藉此活化脈輪。
奎師那阿闍梨瑜伽 Krishnamacharya Yoga	由艾楊格與帕塔比・喬伊斯的師傅奎師那阿闍梨（Tirumalai Krishnamacharya）所創，兒子德悉卡恰（TKV Desikachar）繼承。以為每個人量身打造的私人課程為基礎。

關於體位法

Asana 是梵語，意思是「體位法」，種類多如繁星。
接下來就讓我們一起深入瞭解體位法吧。

體位法其實是為了讓冥想時的「坐姿」維持得更久、更舒適而存在的。要將雙腳架起來長時間冥想，關節一

Category of Asanas

體位法的分類

本書將體位法大致分成以下八類，
排列順序愈往後半，難度愈高，
建議從各分類中均衡挑出適合的體位法來練習。

＊想進一步確認體位法的性質，可以參考頁面左側的索引標籤。

【本書的體位法分類】

＊以下分類並不嚴謹，僅依照特色簡單劃分。

Set Menu

動作容易平衡，適合入門。

- **拜日式**：由膜拜神明的姿勢組合而成。

Beginner's Poses 基礎體位法

瑜伽的基本姿勢。適合初學者，以及想做基礎訓練的人。

- **坐式**：穩定的坐姿，用來加深冥想。
- **入門**：瑜伽的基礎體位法。

Basic to Advanced Poses 基礎～進階體位法

學會基礎體位法後，可以挑戰看看的中階至進階體位法。

- **站姿**：站著進行的體位法。
- **坐姿**：坐著進行的體位法。＊包含部份臥姿
- **手臂平衡**：用手支撐體重並取得平衡的體位法。
- **後仰**：強力伸展身體正面的體位法。
- **倒立**：頭朝下，將身體反過來的體位法。

定得很柔軟，於是人們便做起了體位法做為訓練。

規律地累積練習，讓身體保持在穩定、舒適的姿勢，能幫助我們控制身體與心靈。反覆緩慢地深呼吸，可使體內的能量流暢地循環，提昇身體機能。體位法就像潤滑油一樣，能讓身心功能順暢無阻。

想要在不勉強身體的情況下有效做好體位法，就得徹底瞭解體位法的特性及要注意的地方，並且累積訓練。以下舉出的姿勢分類及步驟，有些雖會因為派別不同而有差異，但各位還是可以將它當作目標來參考。

Category of Asanas

體位法的流程

體位法有三個步驟，分別是進入姿勢、保持姿勢、解除姿勢。
練習時可以配合實力與目的，來嘗試各種組合。

※初學者或上了年紀的人，可以用簡單的前彎及坐式來暖身。進階者則可用倒立的體位法當作緩和運動。

1 讓身體暖和起來 暖身

大幅度活動全身，讓身體變温暖的體位法。
練習前一定要做，以免受傷。

例如這些體位法⋯
・入門
・拜日式

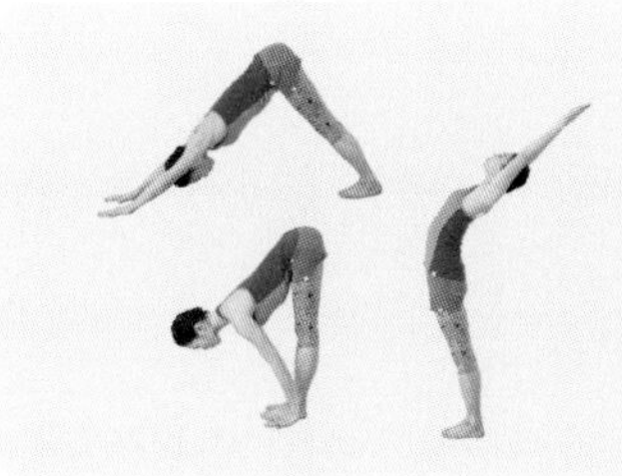

2 挑戰！ 各種體位法

運動強度高的體位法，包含具有挑戰性的姿勢。
進行時必須讓身體適度休息。

例如這些體位法⋯
・站姿・後仰
・手臂平衡
・倒立

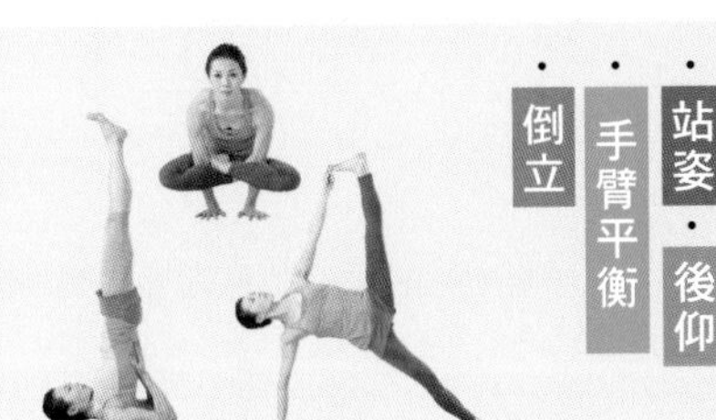

3 調整呼吸 緩和運動

讓呼吸慢下來，放鬆身心的體位法。
最後一定要調整呼吸。

例如這些體位法⋯
・難度低的坐式
・攤屍式 ⬇P.78

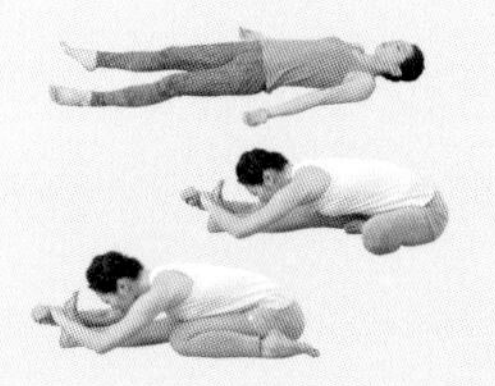

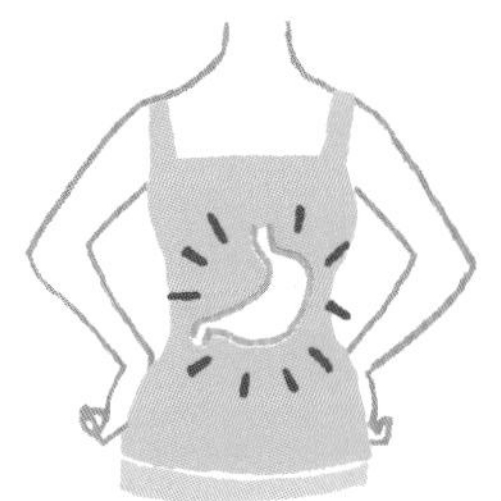

Information for practice

進行體位法時的注意事項

以下介紹進行體位法時的注意事項及必要的準備。
在這裡，筆者會透過基礎問答，幫助大家在
不造成身體負擔的情況下，長長久久地享受瑜伽。
把這些事項記起來，練習時的效果會更好。

什麼時候進行？

吃飽的時候不能練瑜伽，所以最好在早餐前，或者午餐及晚餐之間進行。早上隨日出一起練習是最理想的。一天內也可以練習多次，時間長短則依身體的狀況和集中力而定。可以的話最好每天都在同一時間進行。發燒或受傷時必須休息，看身體的狀況而定。

用餐要怎麼辦呢？

活動身體最好在接近空腹時，或至少在用餐後2～4小時，等胃中的食物消化過後再進行。另外，練完瑜伽還要注意不能馬上進食。想提高練習的效果，練完後的30分鐘內要避免用餐。

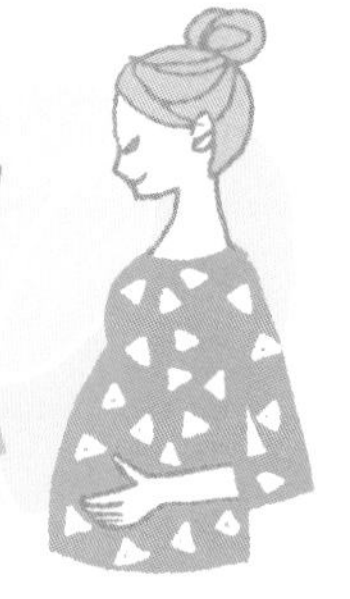

生理期時

不要做會覺得不舒服的體位法。避免倒立，以及會對腹部造成負擔的姿勢。

懷孕時

瑜伽對於控制體重很有效果，能減少產生妊娠紋，並且緩和腰痛。但要在專家的指導下進行。

小孩

兒童的骨骼、肌肉都還在成長階段，因此練習時要避免施加蠻力。孩子的柔軟度高，動作會進步得比較快。

老人

銀髮族可以選擇對身體負擔較小的姿勢，來緩慢、穩定地進行。記得在舒適的範圍內練習就好。

任何人都能做嗎？

小孩、孕婦、老人……任何人都可以練瑜伽。就算是生病的人，只要選擇不會對身體造成負擔的體位法就可以了。請務必配合身體的狀況、能力、年齡層，進行適當的自我管理。

要在哪裡進行？

選擇安靜、舒適、容易集中精神的環境。建議在通風、明亮、氣溫與濕度都洽到好處的地方進行，再依照喜好，搭配音樂或芳療。

需要哪些道具？

練瑜伽時，要穿著不過度緊身，容易活動的衣服。建議穿著彈性佳、吸濕排汗的瑜伽服。最好還能準備一張瑜伽墊。雖然少了墊子，也可以做動作，但利用墊子的止滑功能，讓手腳牢牢地抓在地板上，就能更安全地進行。

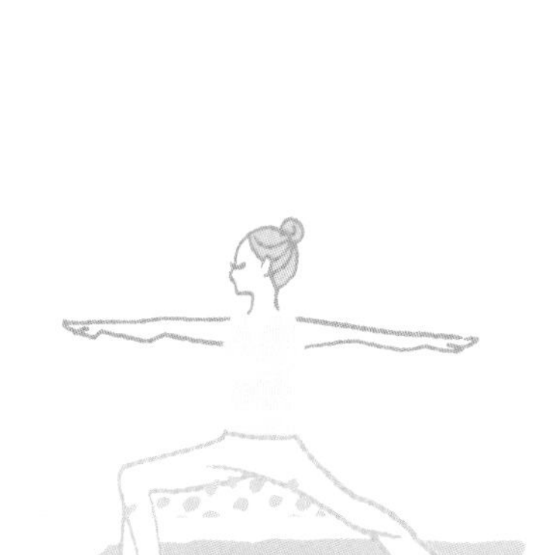

快來用用看！＋ 體位法的輔助道具

輔助體位法的道具稱為瑜伽輔具。它們能彌補身體的柔軟度、手腳的長度等進行體位法時所需要的元素。本書介紹的輔具如左圖。

瑜伽磚

有長、寬、高3種不同高度的面可以運用，還可以將多個瑜伽磚組合起來使用。

瑜伽毯

可以捲起來、折起來、夾起來、鋪在身體下等等，藉由改變形狀來輔助各種動作。

瑜伽繩

可以用扣環調整長度。能協助伸展、保持平衡。

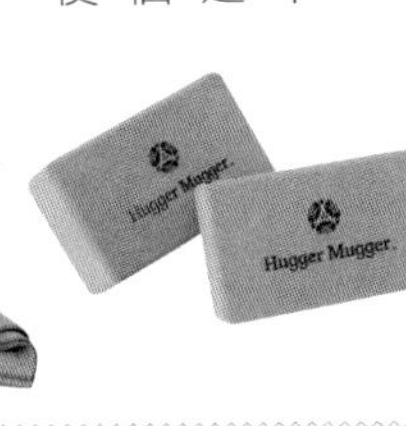
Hugger Mugger.
Hugger Mugger.

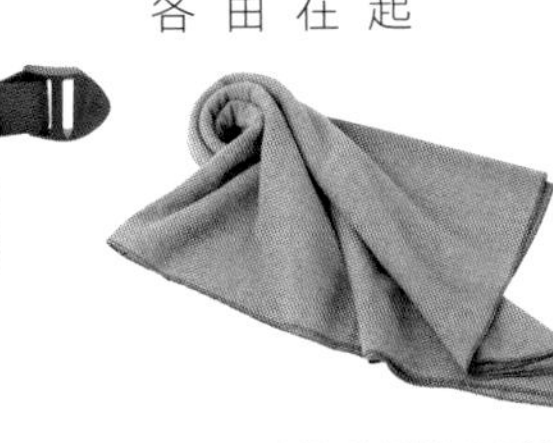

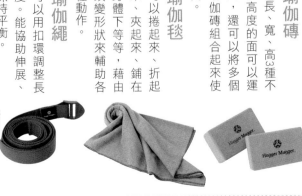

關於身體

練瑜伽時，一定要時時關注自己的身體。
請先確認主要的肌肉、骨骼的位置。

肌肉

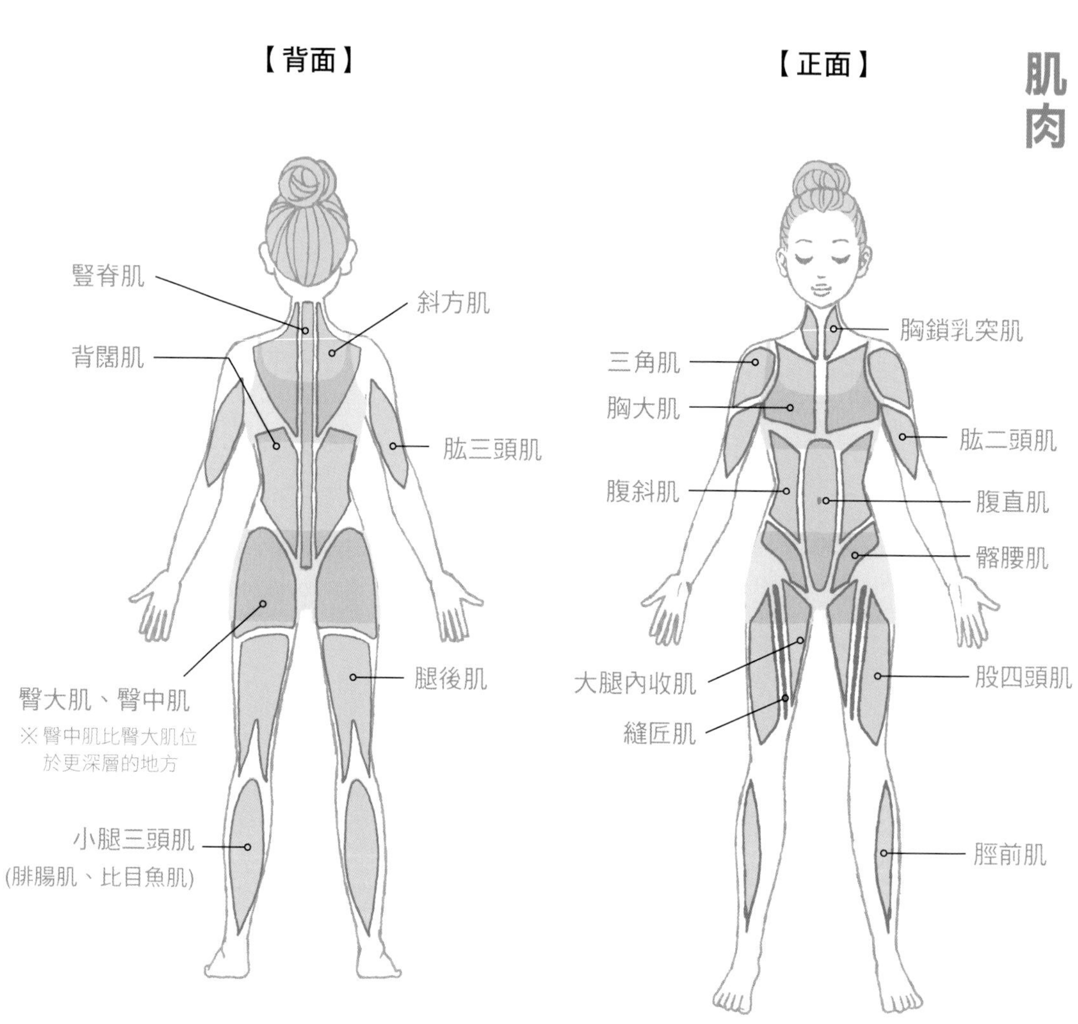
【背面】
【正面】
豎脊肌
斜方肌
背闊肌
肱三頭肌
臀大肌、臀中肌
※臀中肌比臀大肌位於更深層的地方
腿後肌
小腿三頭肌
(腓腸肌、比目魚肌)
胸鎖乳突肌
三角肌
胸大肌
肱二頭肌
腹斜肌
腹直肌
髂腰肌
大腿內收肌
股四頭肌
縫匠肌
脛前肌

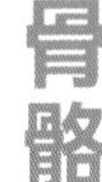
骨骼

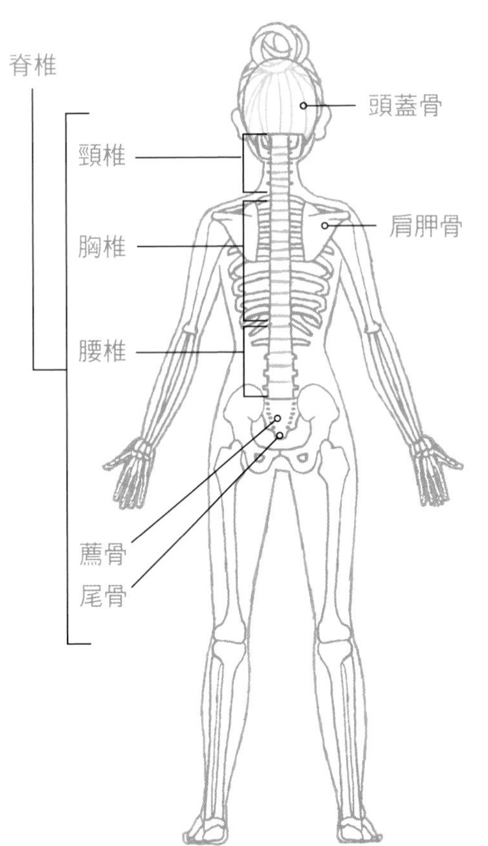
【背面】
脊椎
頸椎
胸椎
腰椎
薦骨
尾骨
頭蓋骨
肩胛骨

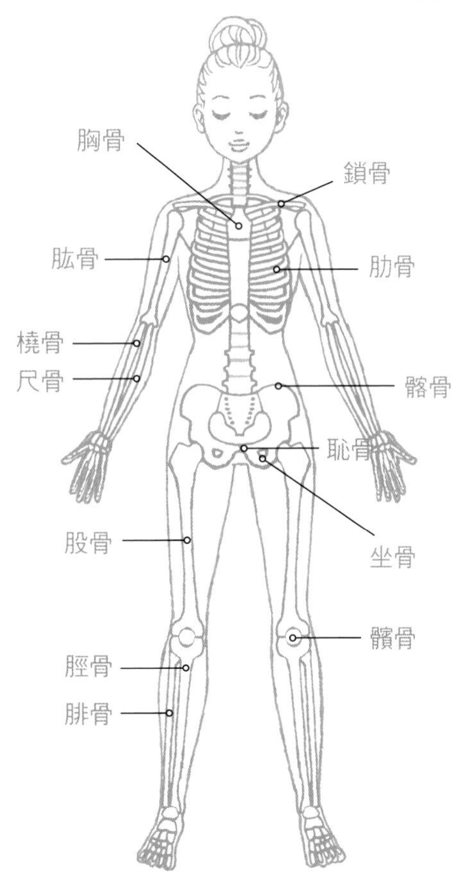
【正面】
胸骨
鎖骨
肱骨
肋骨
橈骨
尺骨
髂骨
恥骨
坐骨
股骨
髕骨
脛骨
腓骨

腳底

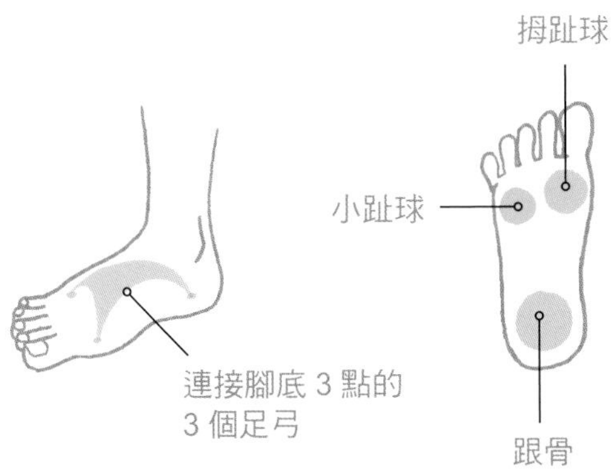
連接腳底 3 點的
3 個足弓
拇趾球
小趾球
跟骨

專欄

瑜伽與阿育吠陀 1

～三種生命能量與平衡～

阿育吠陀與瑜伽同樣發祥自印度，都是為了提高潛在的自然治癒力，讓身心恢復原本的健康狀態的理論。它被視為讓人們幸福生活的「生命智慧」，將其思想導入日常生活中，就能讓身心富足。

在阿育吠陀的概念中，宇宙所有的物質都是由「土、水、火、風、空」這 5 大元素構成的，並由稱為「Dosha」的生命能量來主宰。「Dosha」又可分為象徵風的「Vata」、象徵火的「Pitta」、象徵水的「Kapha」。這 3 種屬性的增減，能保持「Dosha」的平衡，讓宇宙萬物相連，維持和平。

這些平衡同樣存在於你我體內。當 3 種「Dosha」相互平衡，身體就能正常運作，肉體與精神都會健康。「Dosha」的平衡因人而異，用中文來表達就稱為「體質」，包含體格、性情、喜歡的食物、身體哪裡柔弱，以及行動和思考的模式。阿育吠陀會尊重每個人的性格，依照體質補充不足的部份，並壓抑增幅過多的部份，來讓「Dosha」逐漸平衡。

「萬事萬物都是彼此相連、互相調和的。瞭解這點，省視自己，調整體內的平衡來與外在協調，就是養生之道。」這種思考模式是瑜伽和阿育吠陀共通的特點，也是讓許多人產生共鳴的魅力所在。

拜日式

Surya Namaskara

拜日式是從早起禮拜的動作產生的,
它包含的體位法相當均衡, 很適合初學者。
以下會介紹「八肢禮拜」、「四肢禮拜」這 2 種類型。

POINT

- 藉由呼吸帶領身體, 讓吐納與動作的節奏同步, 使動作柔軟流暢。
- 感受能量充滿身體的每個角落, 讓身心機能漸漸活絡起來。
- 早上起床後伴隨日出, 朝著太陽的方向 (東方) 練習最理想。

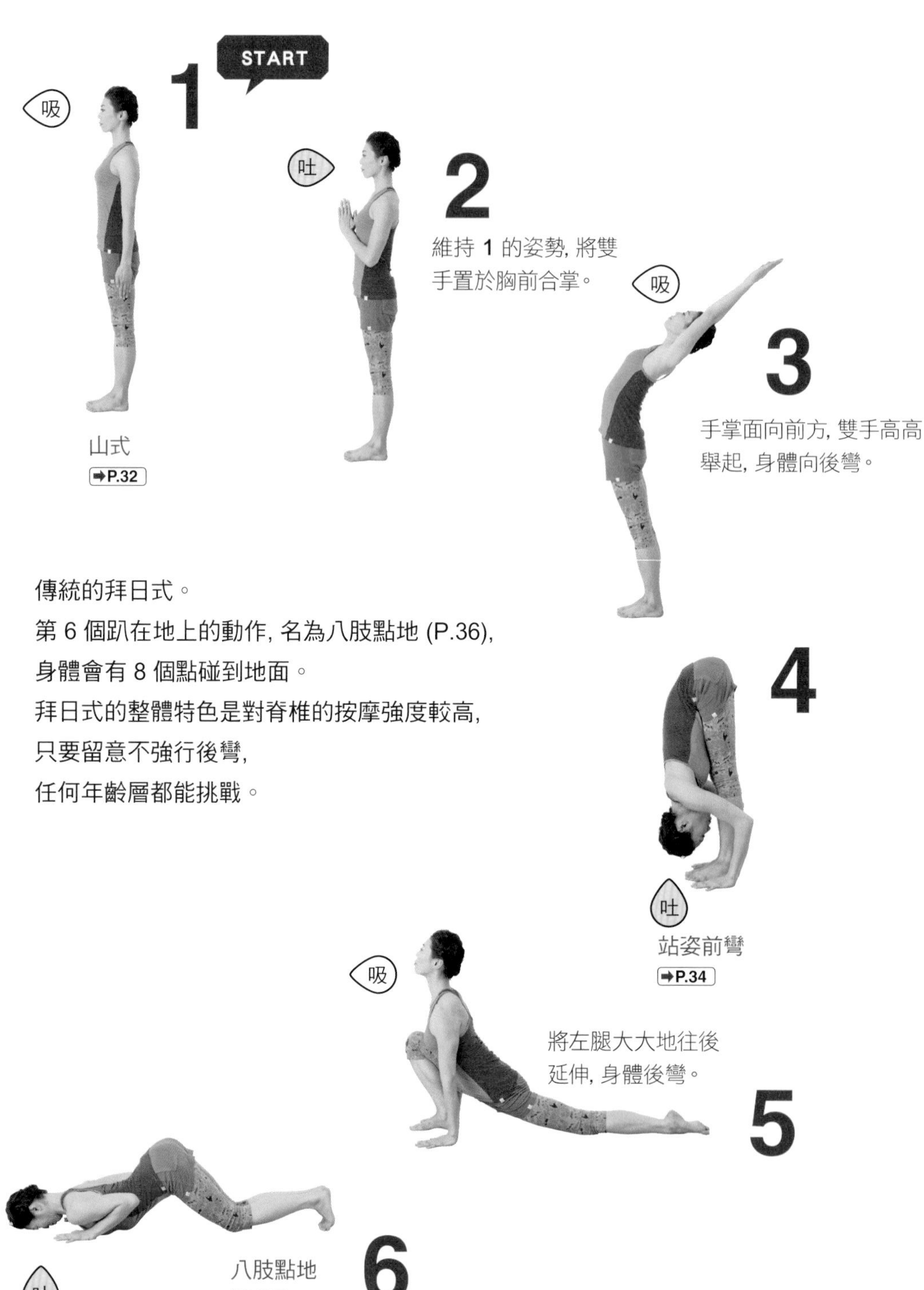
START
1
吸
山式
➡P.32
2
吐
維持 1 的姿勢, 將雙
手置於胸前合掌。
3
吸
手掌面向前方, 雙手高高
舉起, 身體向後彎。
4
吐
站姿前彎
➡P.34
5
吸
將左腿大大地往後
延伸, 身體後彎。
6
吐
八肢點地
➡P.36

傳統的拜日式。
第 6 個趴在地上的動作, 名為八肢點地 (P.36),
身體會有 8 個點碰到地面。
拜日式的整體特色是對脊椎的按摩強度較高,
只要留意不強行後彎,
任何年齡層都能挑戰。

八肢禮拜

["8 point "surya namaskara]

目標次數

3 ～ 6 次

12

吐

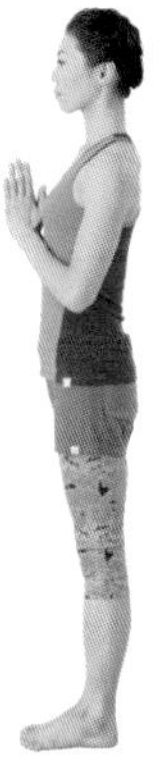

雙手置於胸前合掌。

11

吸

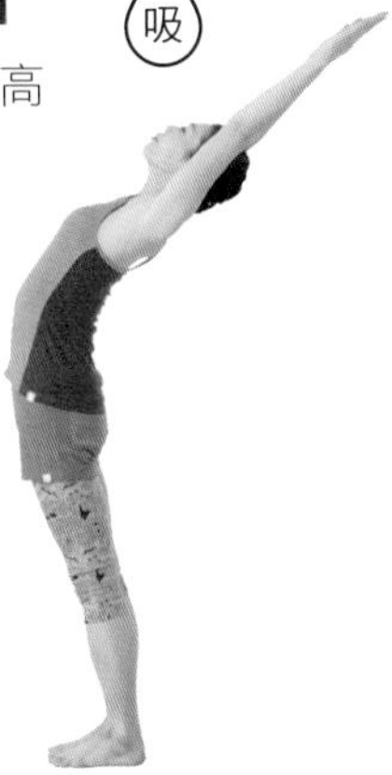

手掌面向前方，雙手高高舉起，身體向後彎。

10

吐

站姿前彎

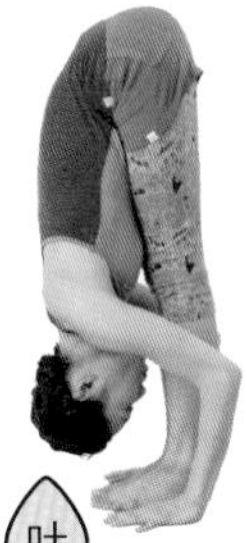

➡P.34

9

吸

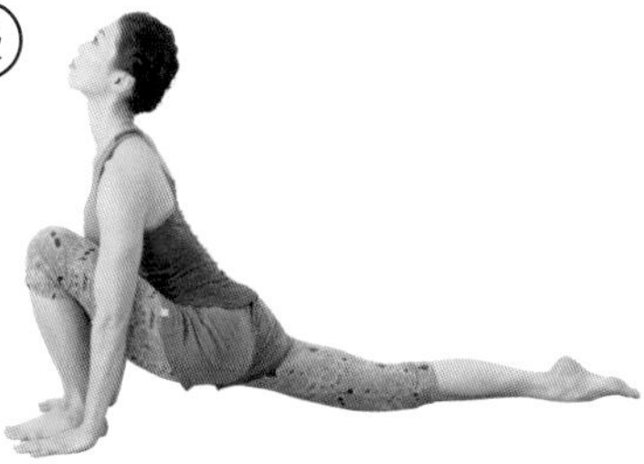

左腳向前大步踏出，身體向後彎。

8

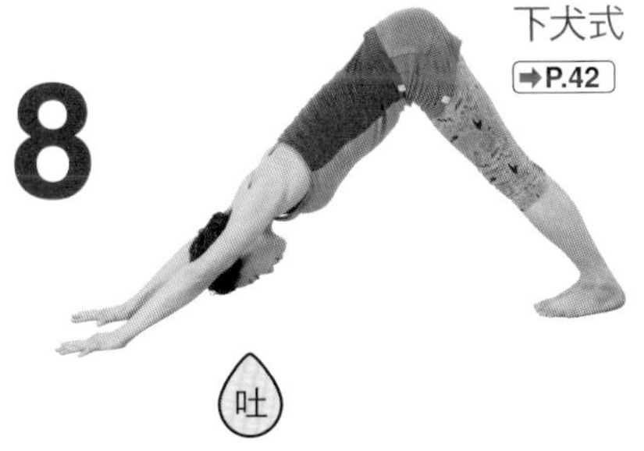

吐

下犬式

➡P.42

7

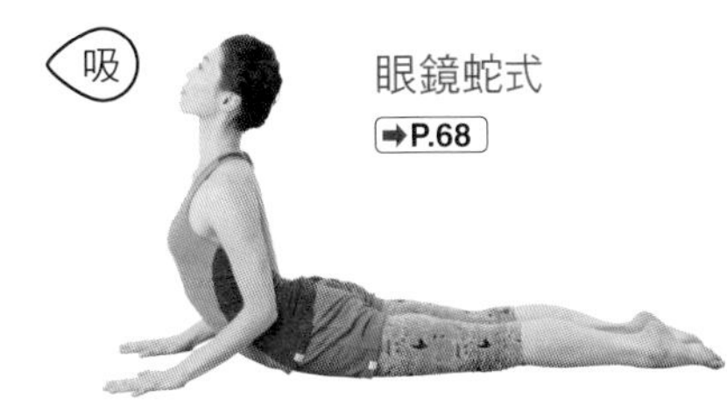

吸

眼鏡蛇式

➡P.68

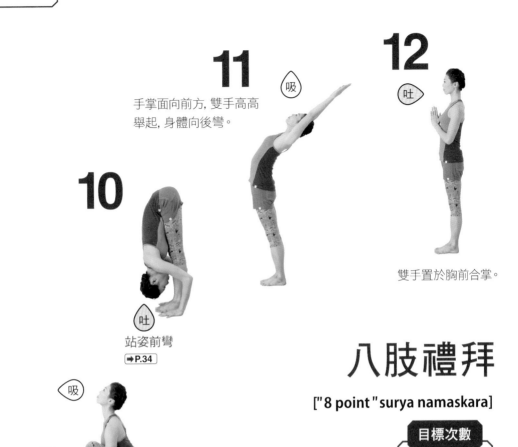

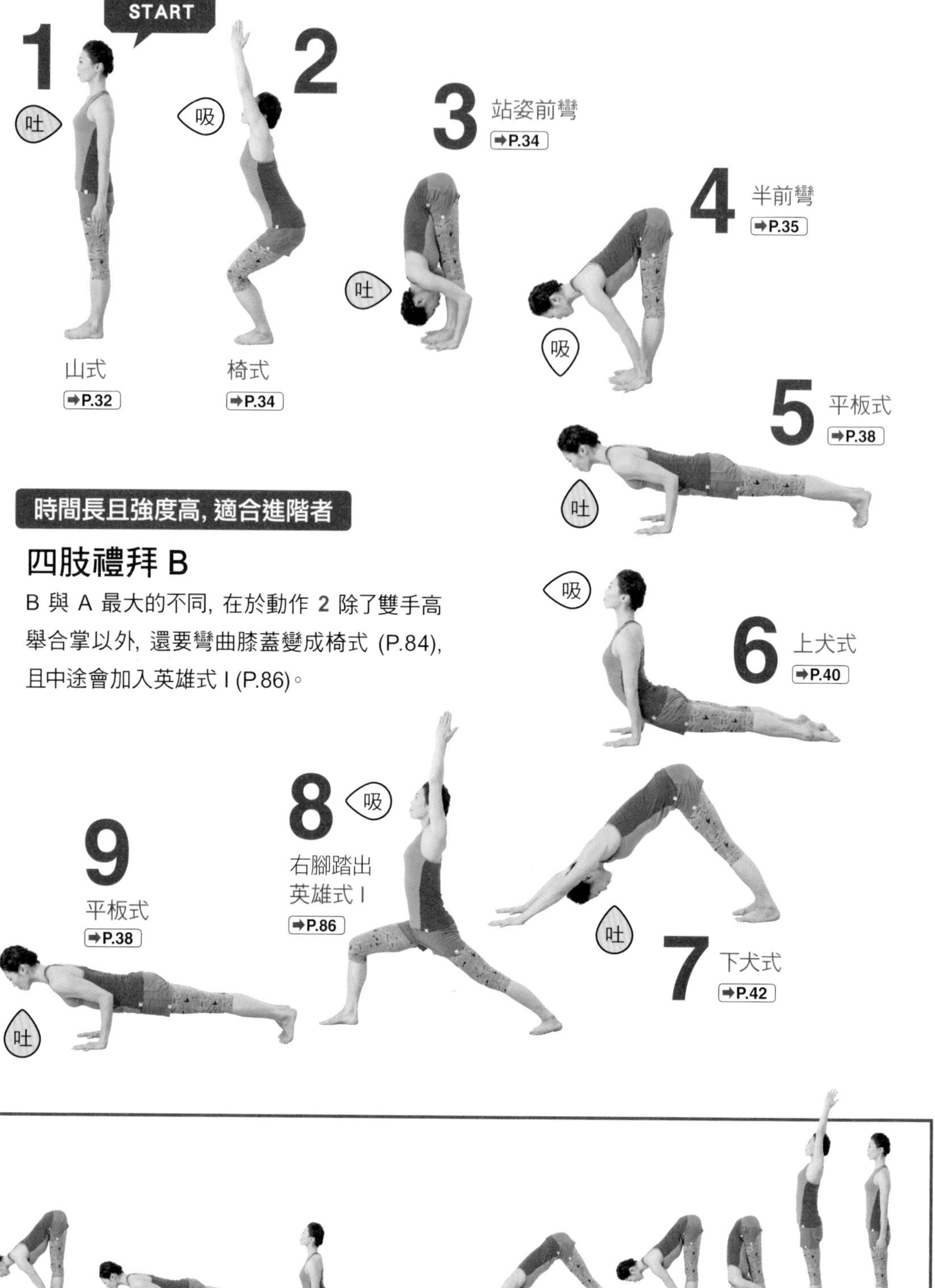
START
1
吐
2
吸
3
站姿前彎
➡P.34
吐
4
半前彎
➡P.35
吸
山式
➡P.32
椅式
➡P.34
5
平板式
➡P.38
吐
吸
6
上犬式
➡P.40
8
吸
右腳踏出
英雄式 I
➡P.86
9
平板式
➡P.38
吐
吐
7
下犬式
➡P.42
4
5
6
7
8
9
10
11

時間長且強度高，適合進階者

四肢禮拜 B

B 與 A 最大的不同，在於動作 **2** 除了雙手高舉合掌以外，還要彎曲膝蓋變成椅式 (P.84)，且中途會加入英雄式 I (P.86)。

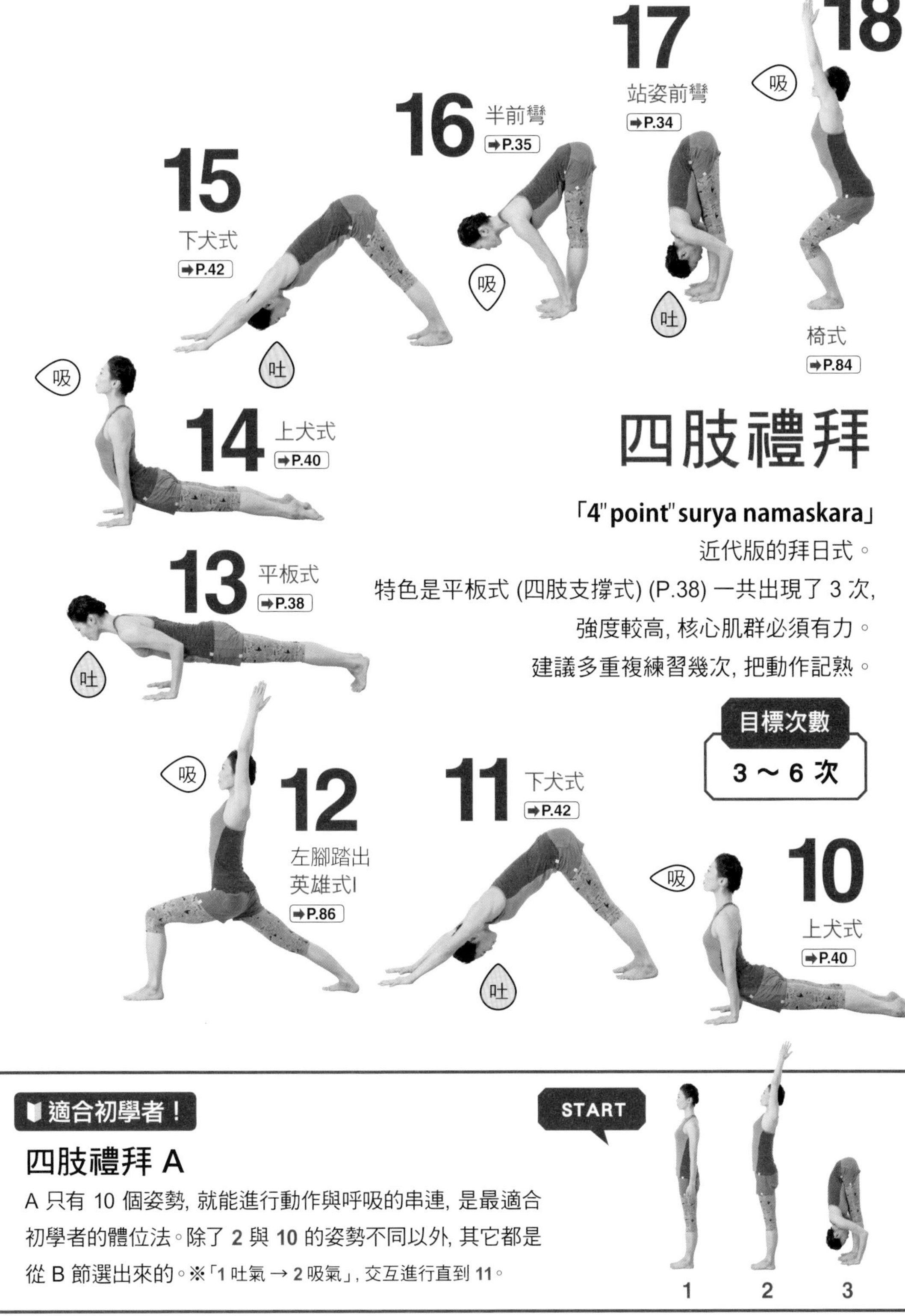

18
吸
椅式
➡P.84
17
站姿前彎
➡P.34
吐
16
半前彎
➡P.35
吸
15
下犬式
➡P.42
吐
14
上犬式
➡P.40
吸
13
平板式
➡P.38
吐
12
左腳踏出
英雄式I
➡P.86
吸
11
下犬式
➡P.42
吐
10
上犬式
➡P.40
吸

四肢禮拜

「4" point" surya namaskara」

近代版的拜日式。
特色是平板式 (四肢支撐式) (P.38) 一共出現了 3 次,
強度較高, 核心肌群必須有力。
建議多重複練習幾次, 把動作記熟。

目標次數

3 ～ 6 次

適合初學者!

四肢禮拜 A

A 只有 10 個姿勢, 就能進行動作與呼吸的串連, 是最適合初學者的體位法。除了 2 與 10 的姿勢不同以外, 其它都是從 B 節選出來的。※「1 吐氣 → 2 吸氣」, 交互進行直到 11。

START
1
2
3

基本的站姿, 別名「Samasthiti」。
「Tada」是「山」的意思,「Sama」是「維持不動」。
這是一個將身體脊椎打直的體位法, 如同一座屹立不搖的山,
不偏前後左右, 立正站好。

效果

- 矯正姿勢
- 強化核心肌群
- 使心情平穩

易 ★☆☆☆☆ 難

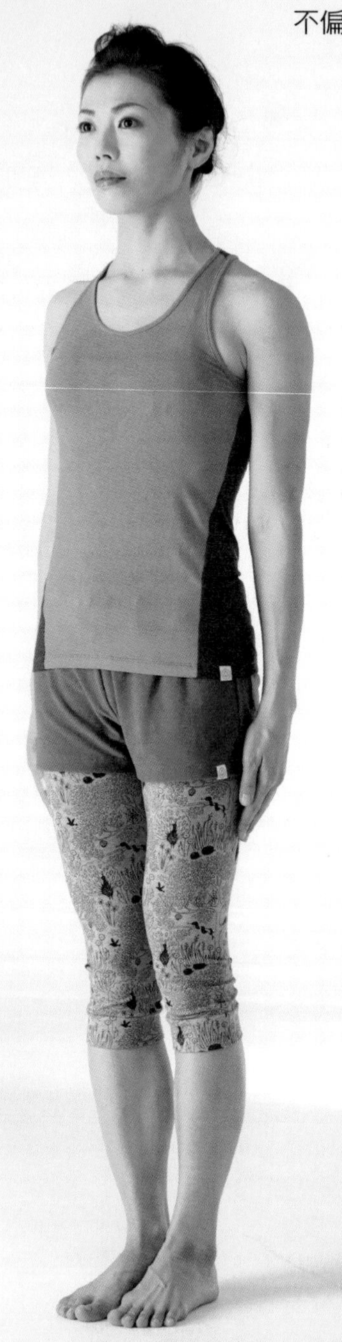

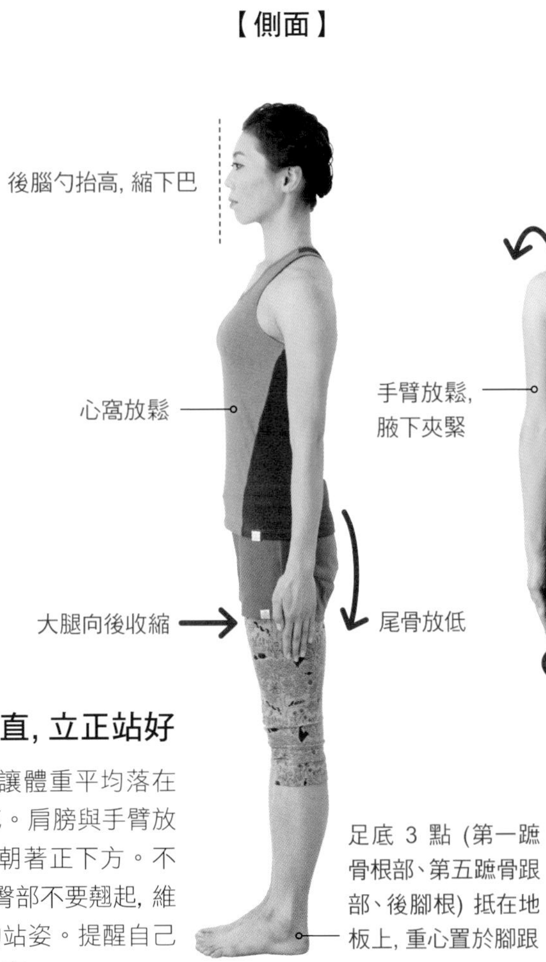

【側面】

後腦勺抬高，縮下巴

心窩放鬆

大腿向後收縮

尾骨放低

足底 3 點（第一蹠骨根部、第五蹠骨跟部、後腳根）抵在地板上，重心置於腳跟

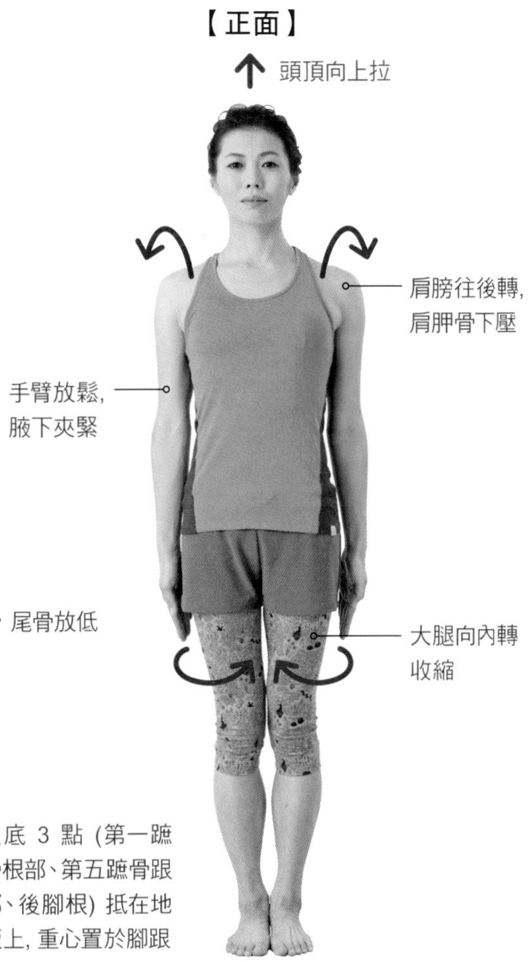

【正面】

頭頂向上拉

肩膀往後轉，肩胛骨下壓

手臂放鬆，腋下夾緊

大腿向內轉收縮

背部打直，立正站好

站好後，讓體重平均落在整個腳底。肩膀與手臂放鬆，指尖朝著正下方。不要駝背，臀部不要翹起，維持筆直的站姿。提醒自己將足弓抬高。

變化型

展臂山式

Urdhva Hastasana

從山式將雙手舉高。「Urdhva」的意思是「上」、「Hasta」的意思是「手」。

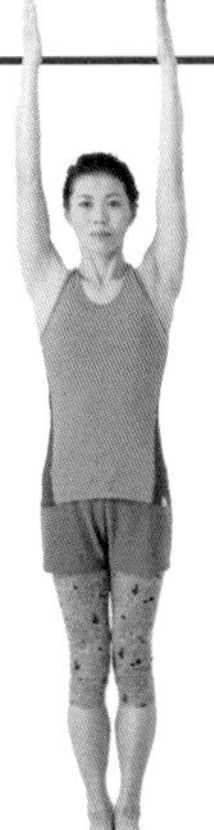

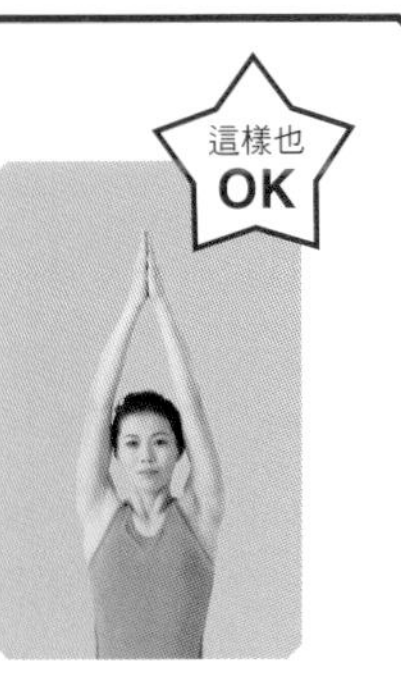
這樣也
OK

也可以在頭頂合掌。

站姿前彎 02

Uttanasana

「Ut」是「謹慎、用力」的字首,「tana」是「伸展」的意思。
這是一個小心但用力伸展脊椎與臀部後側的體位法,
能舒服地刺激腹部,改善婦科的種種不適。
還可以把它當作練習倒立的前導姿勢。

效果

- 提高背部柔軟度
- 提昇內臟機能
- 改善鼻炎
- 使心情平穩

易 ☆★☆☆☆ 難

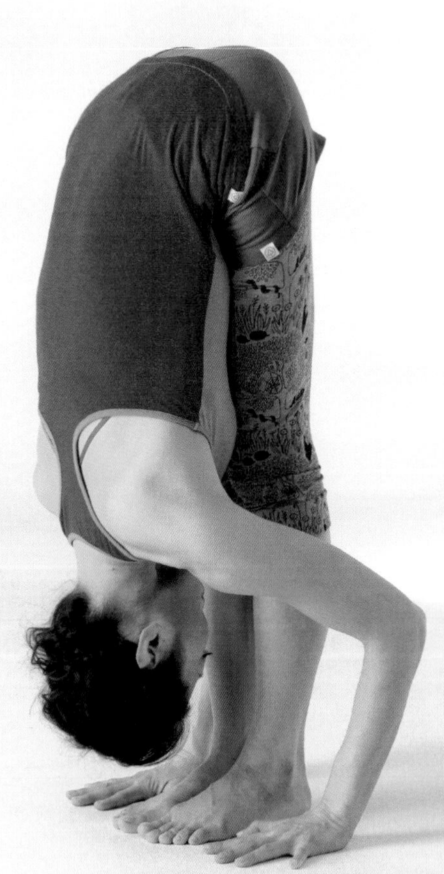

背部伸展, 前彎

先用山式 (P.32) 站好, 然後一邊吐氣, 一邊將上半身往前倒。伸展背部的同時, 讓頭頂靠近地板, 將身體折起來。

【側面】

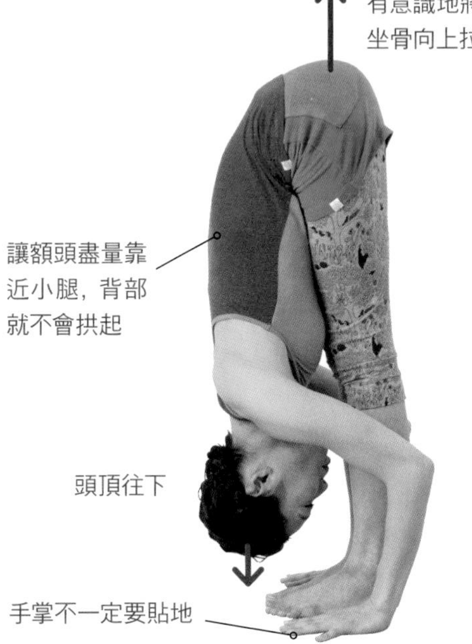
有意識地將
坐骨向上拉
讓額頭盡量靠
近小腿, 背部
就不會拱起
頭頂往下
手掌不一定要貼地

【正面】

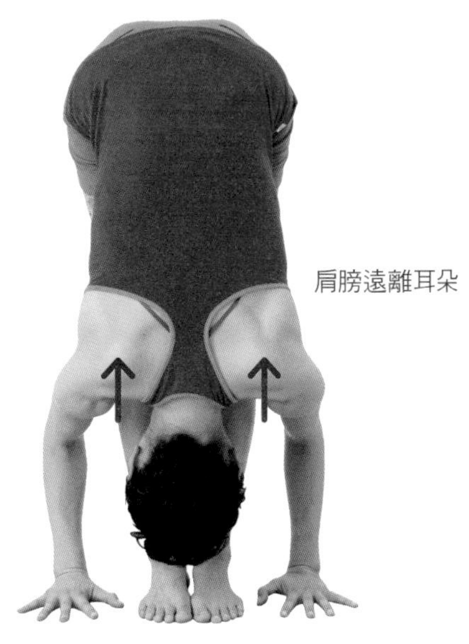
肩膀遠離耳朵

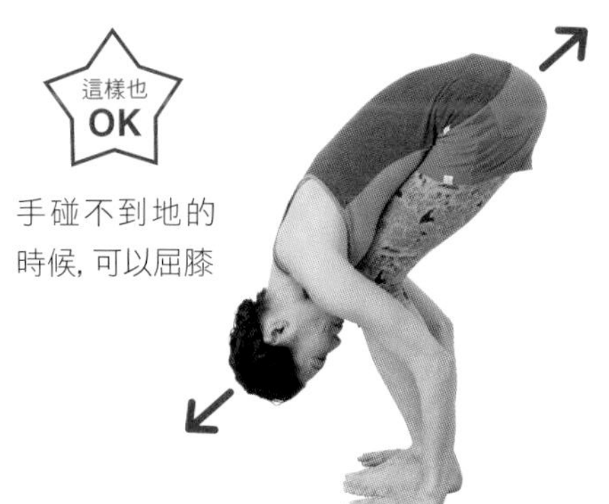
這樣也
OK
手碰不到地的
時候, 可以屈膝

變化型

半前彎

Ardha Uttanasana

「Ardha」是「一半」的意思。雙臂伸直、身體向前傾。注意背部不要彎曲。

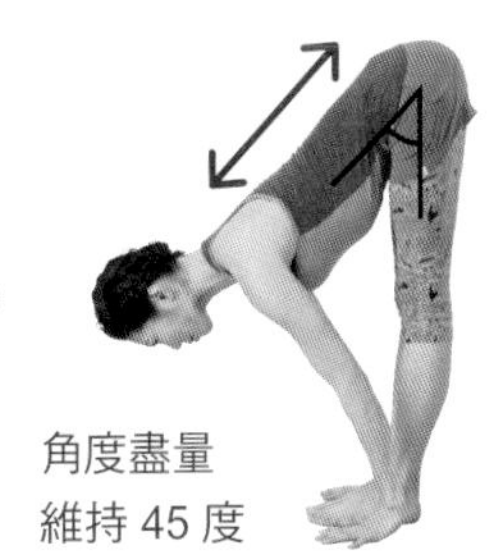
角度盡量
維持 45 度

八肢點地 03

Astanga Dandasana

「Asta」是「八」的意思,「anga」是部份,「Danda」是「杖、棒」。
這是一個讓雙手像拐杖一樣撐住身體的體位法, 額頭 (或下顎)、胸口、
左右手、左右膝、左右腳尖這 8 個地方分別抵在地上。
是拜日式八肢禮拜 (P.28) 的姿勢之一。

效果
- 強化背肌
- 使上臂緊實
- 使心情穩定

易 ☆★☆☆☆ 難

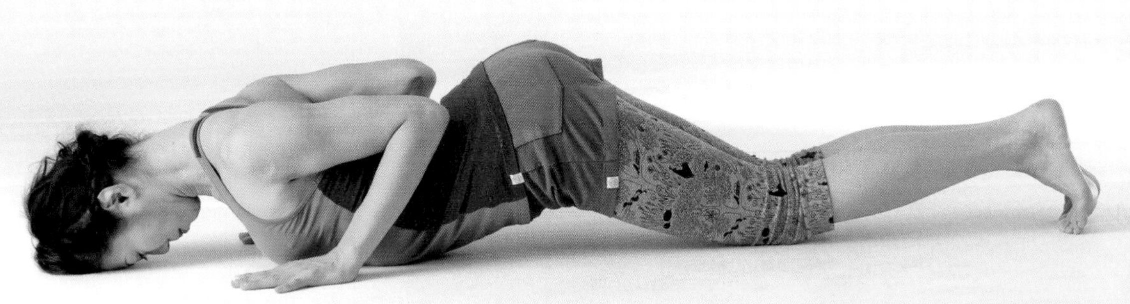

1

四肢著地

雙膝併攏, 雙手打開與肩同寬, 四肢著地。

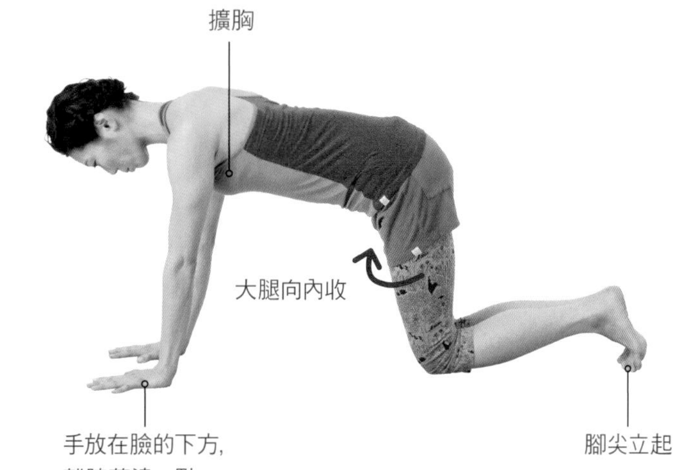
擴胸
大腿向內收
手放在臉的下方,
離膝蓋遠一點
腳尖立起

2

膝蓋彎曲,
額頭貼在地上

手肘彎曲, 貼緊身體, 將上半身往下倒, 讓胸部落在雙手之間。接著低頭, 把額頭靠在地上。

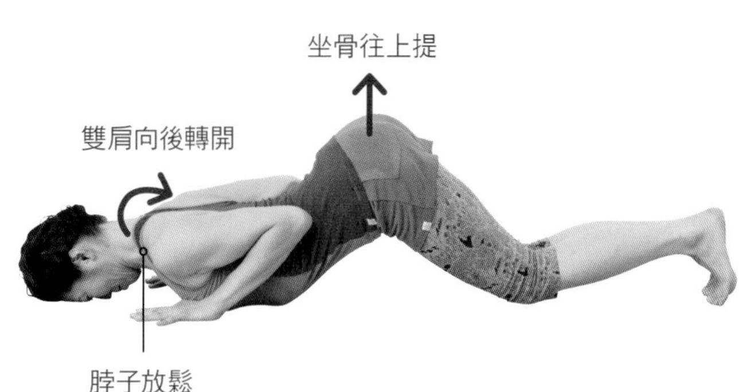
坐骨往上提
雙肩向後轉開
脖子放鬆

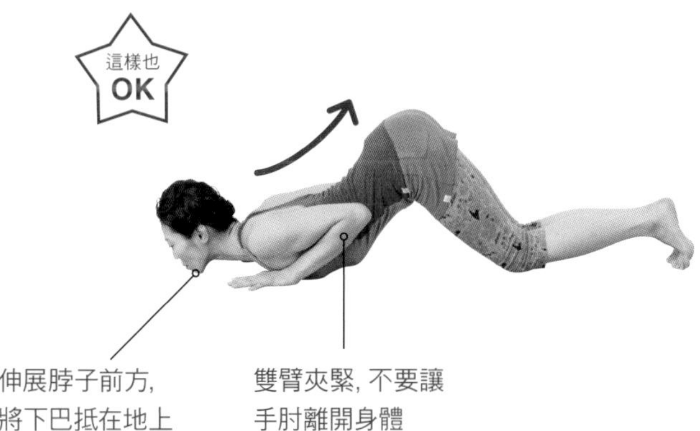
這樣也
OK
伸展脖子前方,
將下巴抵在地上
雙臂夾緊, 不要讓
手肘離開身體

平板式（四肢支撐式） 04

Chaturanga Dandasana

「Chatur」是「四」的意思,「anga」是部份,「Danda」是「杖、棒」。
這是一個讓雙手與雙腳 4 點著地, 撐住身體的體位法,
需要強而有力的核心肌群, 身體才能維持一直線。
訣竅在於有意識地將腹部、臀部往上提, 並且夾緊雙臂。

效果
- 鍛鍊手臂
- 強化核心肌群
- 矯正姿勢
- 變得樂觀、積極

易 ☆☆★☆☆ 難

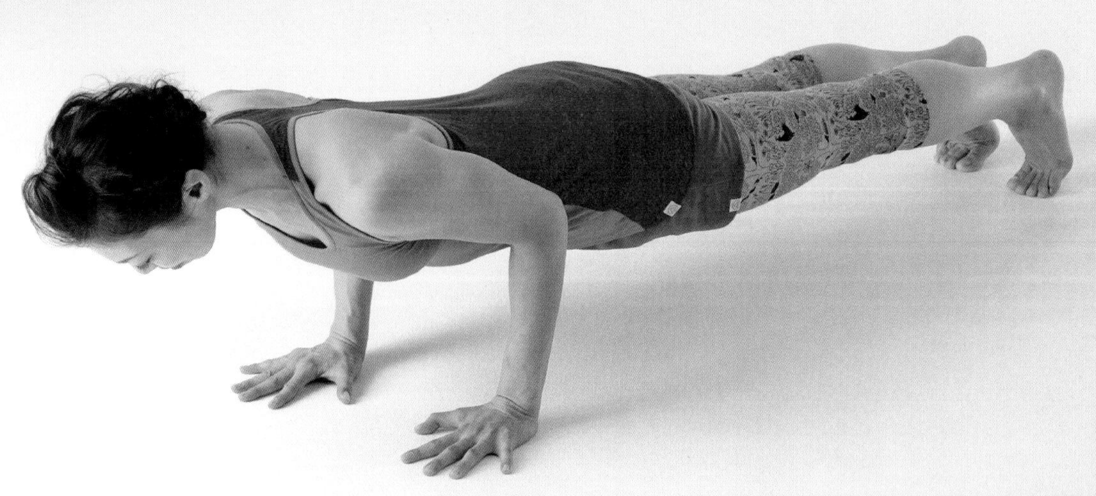

1 身體維持一直線，用雙手支撐

四肢著地後，將雙腿逐一往後伸直。讓腳跟到頭頂像山式 (P.32) 一樣保持一直線，只用雙手雙腳抵住地板。

初學者到這裡就好

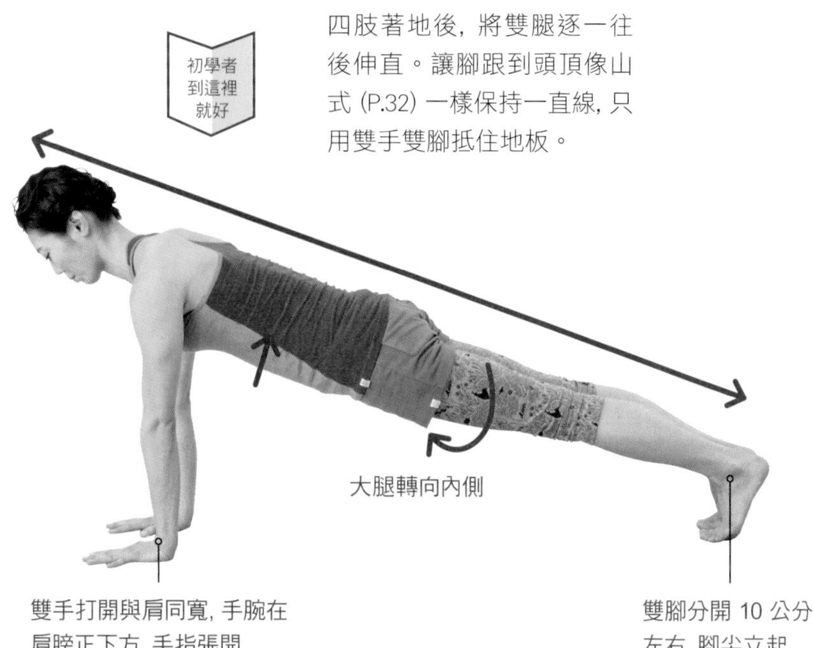
大腿轉向內側
雙手打開與肩同寬，手腕在肩膀正下方，手指張開
雙腳分開 10 公分左右，腳尖立起

2 手肘彎曲，讓身體與地板維持水平

手臂夾緊，手肘彎曲，讓身體靠近地板。持續彎曲手肘，直到身體與地板平行。

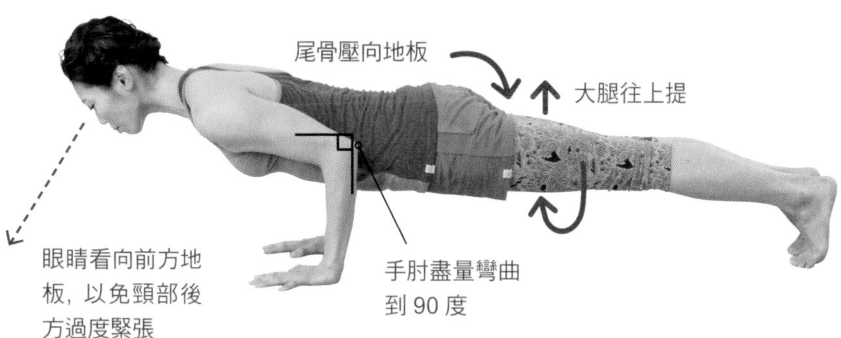
尾骨壓向地板
大腿往上提
眼睛看向前方地板，以免頸部後方過度緊張
手肘盡量彎曲到 90 度

上犬式 05

Urdhva Mukha Svanasana

「Urdhva」是「上」的意思,「Mukha」是「面向」,「Svanasana」是「犬」。
這是一個面向上方, 模仿狗狗伸展姿勢的體位法, 必須大幅後彎。
除了能鍛鍊身體正面的肌肉以外, 還能讓身心活絡起來。
由於胸口大幅擴張, 還能舒緩呼吸方面的不順。

效果

- 提高呼吸機能
- 強化核心肌群
- 讓心情積極樂觀
- 提高腹部的柔軟度

易 ☆☆★☆☆ 難

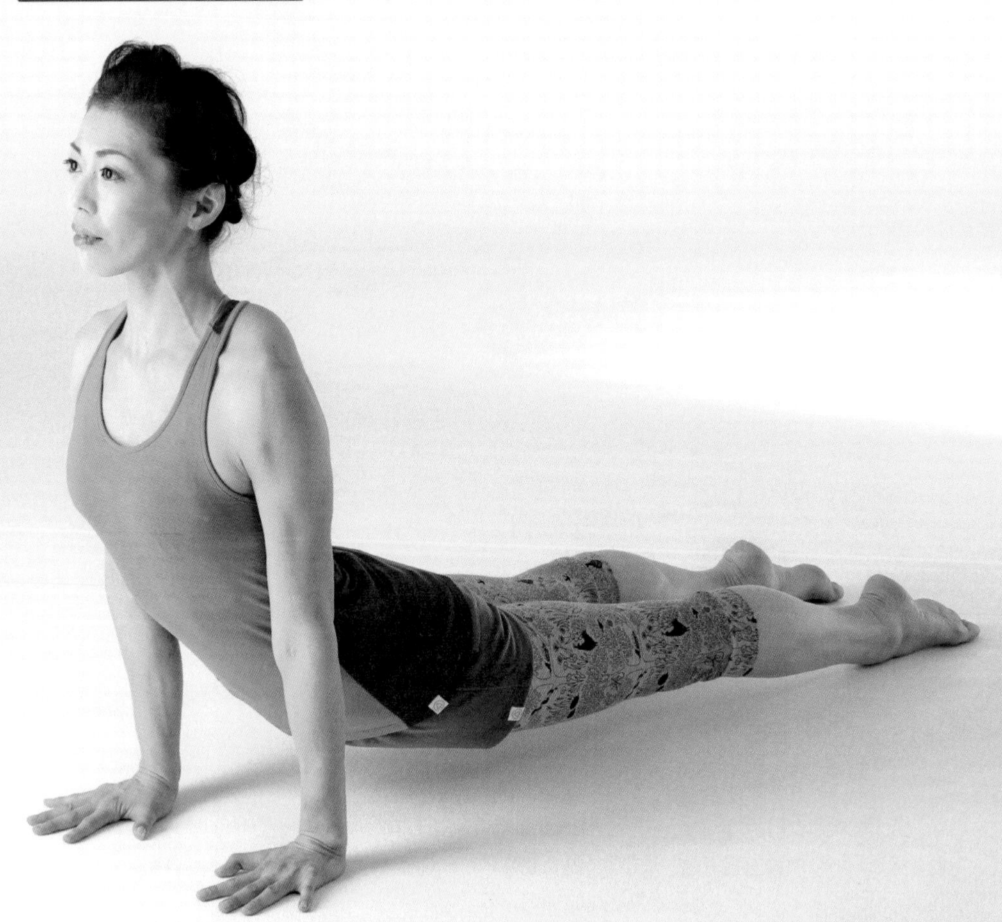

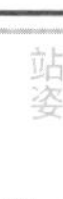

1 平板式 (四肢支撐式)

先擺出平板式 (P.38)。

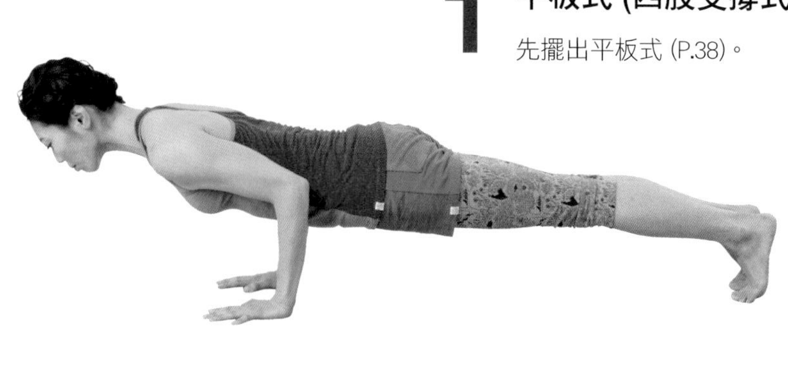

2 伸直手臂, 將身體重心挪到前方

一邊將手臂打直, 一邊將身體重心移到前方, 並把腳尖伸直, 抵在地板上。

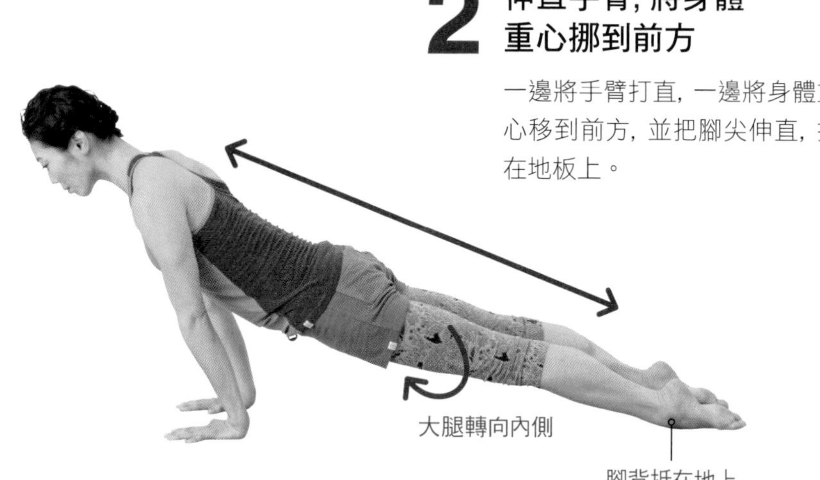
大腿轉向內側
腳背抵在地上

3 上半身抬起, 擴胸

將尾骨拉向地板, 身體向後彎。頭頂向正上方延伸, 擴胸。與地板碰觸的部份只有手和腳背。

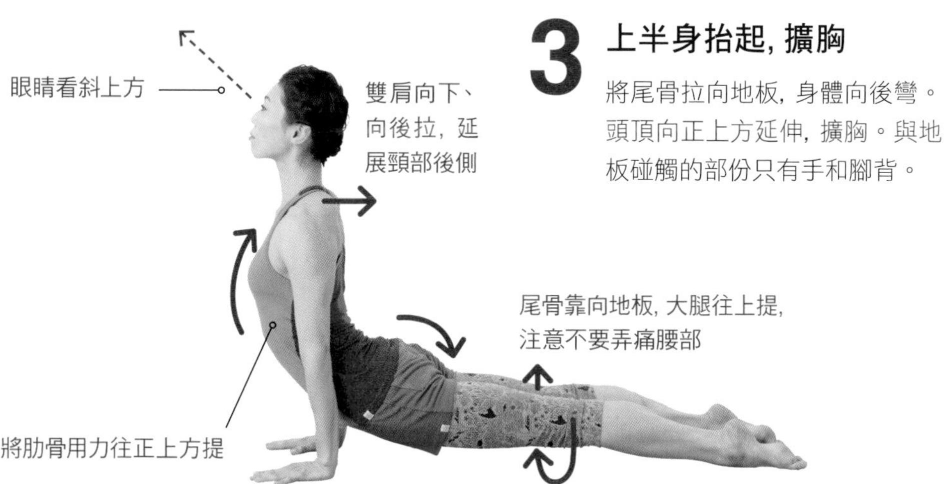
眼睛看斜上方
雙肩向下、向後拉, 延展頸部後側
尾骨靠向地板, 大腿往上提, 注意不要弄痛腰部
將肋骨用力往正上方提

下犬式 06

Adho Mukha Svanasana

「Adho」是「下」的意思,「Mukha」是「面向」,
「Svanasana」是「犬」。別名「Down Dog」。
這個動作與上犬式 (P.40) 是配套的,
都是在模仿狗狗伸展的模樣, 會大幅使用到全身的肌肉。

效果

- 舒緩肩膀痠痛
- 讓腿部變緊實
- 強化核心肌群
- 矯正脊椎

易 ☆☆★☆☆ 難

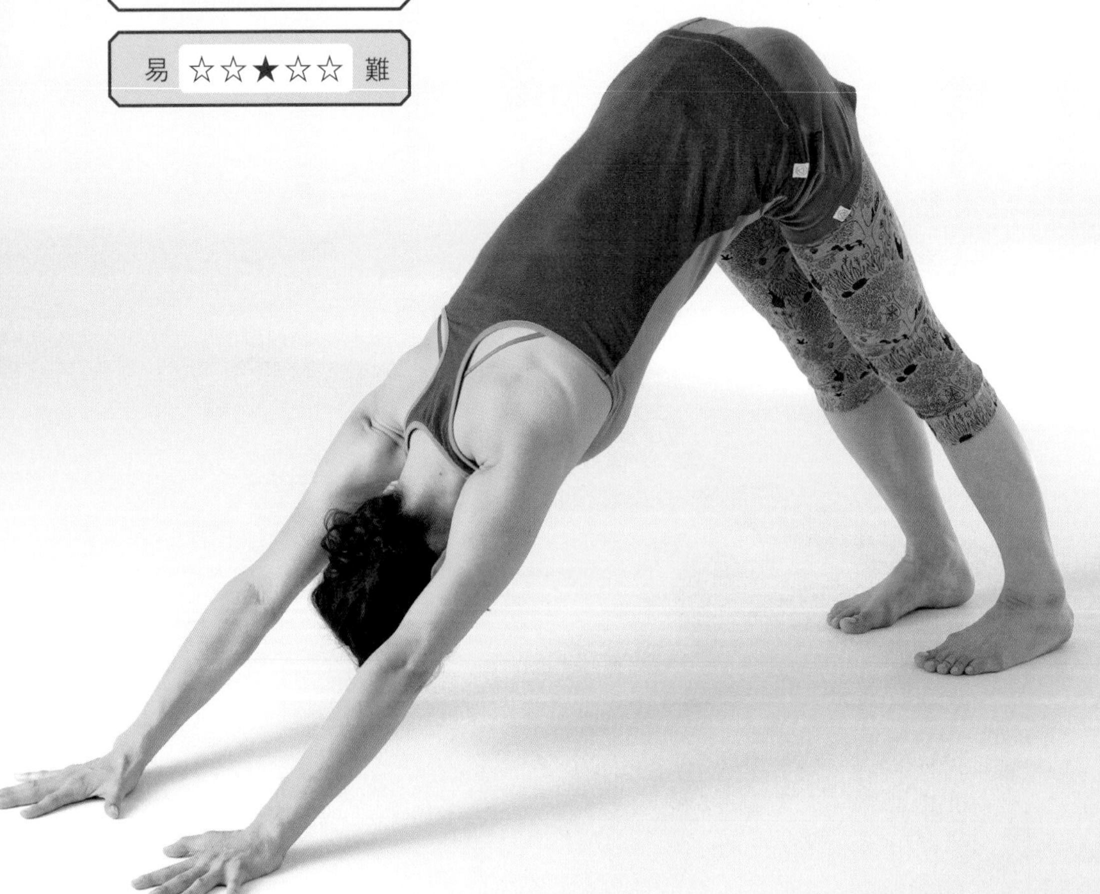

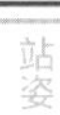

1 四肢著地後臀部坐下，延展上半身

四肢著地後，臀部坐到腳跟上。腳趾踮起來，雙臂充分伸展。

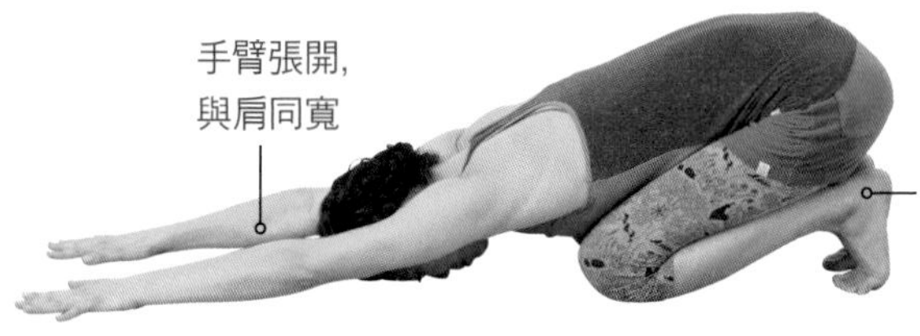
手臂張開，
與肩同寬
坐骨下方
抵住腳跟

2 腰部抬高，伸展膝蓋

將臀部從腳跟上抬高。邊伸展膝蓋，邊把腰往正上方抬。

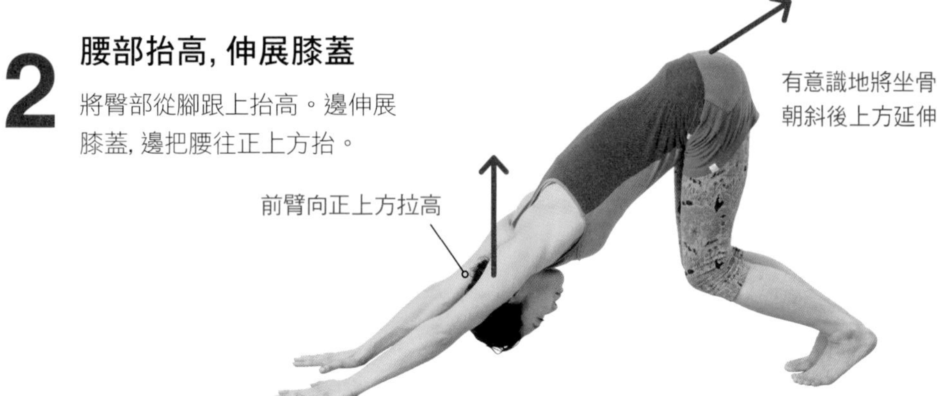
有意識地將坐骨
朝斜後上方延伸
前臂向正上方拉高

3 膝蓋伸直，把腰抬高

將膝蓋打直，背部也挺直，讓手腕到臀部呈一直線。

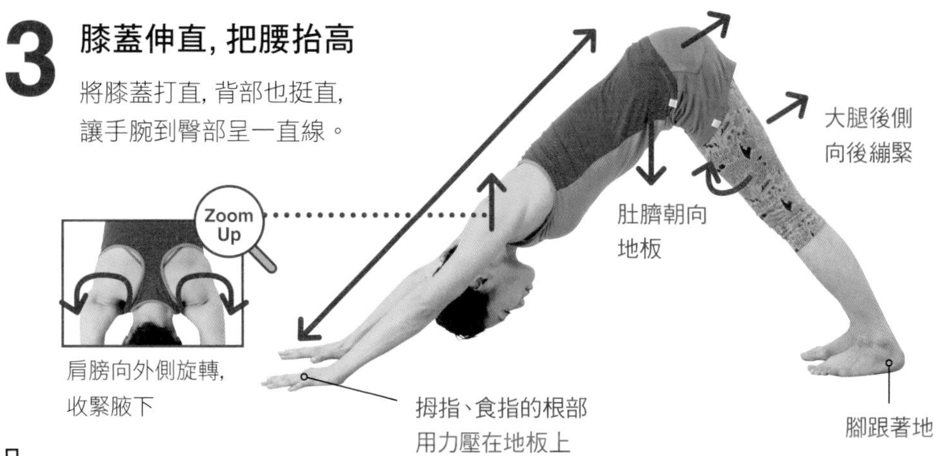
Zoom Up
大腿後側
向後繃緊
肚臍朝向
地板
肩膀向外側旋轉，
收緊腋下
拇指、食指的根部
用力壓在地板上
腳跟著地

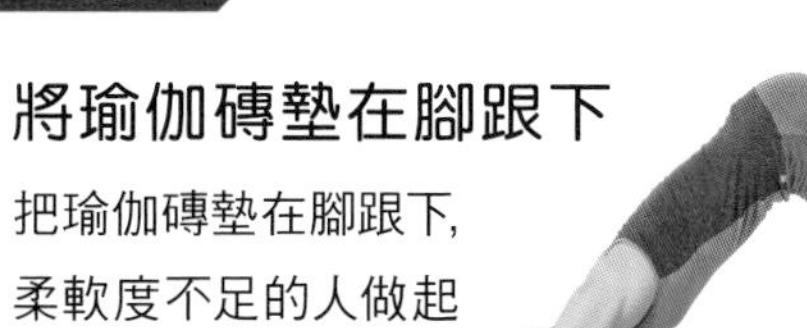
輔具

將瑜伽磚墊在腳跟下

把瑜伽磚墊在腳跟下，柔軟度不足的人做起來就會容易一些。

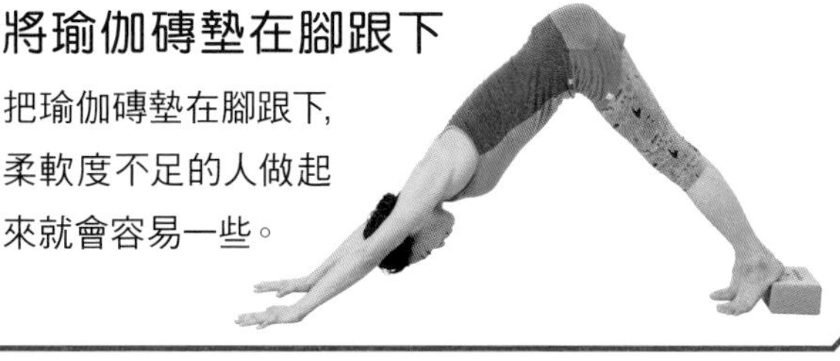

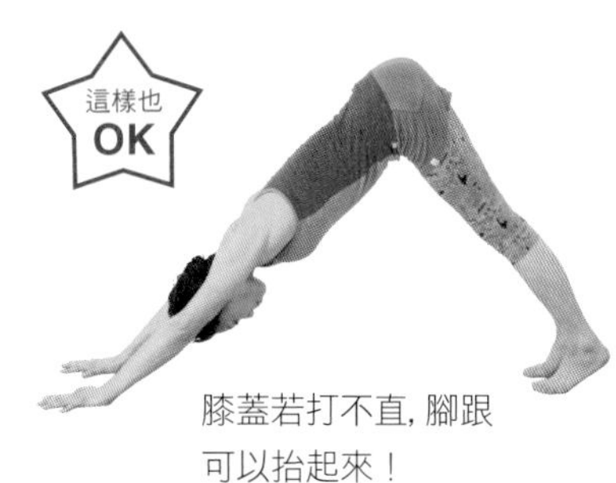
這樣也
OK

膝蓋若打不直，腳跟可以抬起來！

專欄

瑜伽與阿育吠陀 2

～飲食的 3 個「古納」～

在瑜伽的世界裡還有一個名詞，用來表達與「Dosha」(P.26) 不同的能量狀態，那就是「Guna (古納)」。「Guna」可分為「Rajas (變性、活動性)」、「Tamas (惰性、停滯性)」與「Sattwa (悅性、純粹性)」這 3 種屬性。

「變性」具有攻擊性，代表難以平靜的狀態；「惰性」則是無力、陰暗的；「悅性」是純粹的，代表和諧、滿足。這些變化可以用水的型態來比喻。惰性若是冰，變性就是水，悅性就是水蒸氣了。水會因為外在因素反覆凝固 (停滯)、溶化 (活動)、汽化 (純粹)。「變性」讓冰溶化，賦予其活動性，「惰性」將水蒸氣變成水，使其穩定，這兩者是互補的。當「Guna」呈現「悅性」時，心就會安定，覺得滿足、平靜。

飲食是提高悅性、調整古納的重要習慣之一。刺激性強，味道濃郁的食物會增加變性，然而這種食物雖能帶來能量，吃過多卻容易使心情煩躁；做好後放置一段時間的餐點，以及罐頭與調理包，會增加惰性，若攝取過多，身心都會感到沈重乏力；要增加悅性，則建議多吃用新鮮食材製作的料理，還有剛煮好、熱騰騰的食物。

每天攝取的飲食，會對我們的身心帶來莫大的影響。若平日就能注意自己的身體渴望什麼，留意內心該處在什麼狀態，並且好好管理飲食，相信就能逐漸提高悅性，讓身心處在寬容、滿足的狀態。

Beginner's Poses

基礎體位法

基礎體位法分為「坐式」與「入門」兩類。

適合用來奠定基礎, 幫助身體做好準備, 以進入更高階的姿勢。

初學者必須確實練好這些體位法, 才能朝下一個階段邁進。

基本的坐式

坐式是一種能讓呼吸平穩順暢的體位法，
目的是要促進冥想。
為了讓坐式穩定、舒適又能持久，
瑜伽修行者會練習各種動作。
其中最基本也最重要的，就是體位法。

07 ～ 10 最好能輪流更換盤腿的順序，讓雙腿的施力平均。

效果

- 矯正姿勢
- 使心情穩定
- 消除壓力
- 促進自律神經協調

簡易坐 07
Sukhasana

Sukha 是「輕鬆簡單」的意思，在中文又稱「盤坐」。
是印度的傳統坐式之一。

易 ★☆☆☆☆ 難

輔具

將瑜伽毯墊在坐骨下

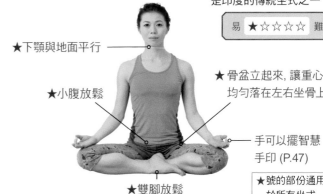

把重心提高，會更容易掌握骨盆立起來的感覺。

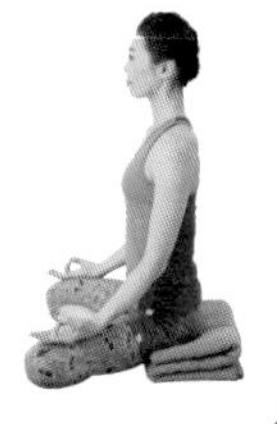

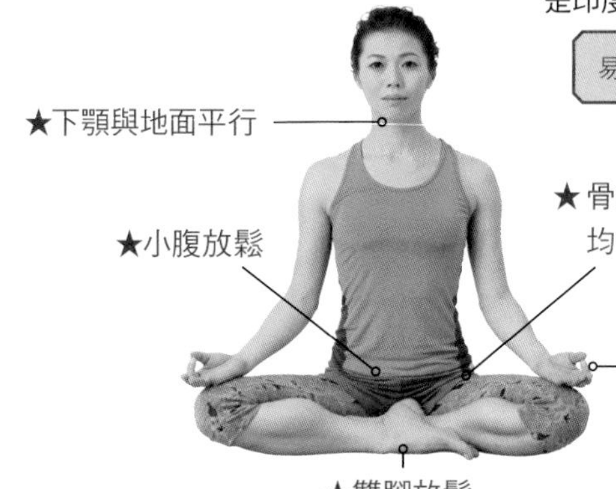

★下顎與地面平行
★骨盆立起來，讓重心均勻落在左右坐骨上
★小腹放鬆
手可以擺智慧手印 (P.47)
★雙腳放鬆

★號的部份通用於所有坐式

先從杖式 (P.48) 將雙腿屈起，接著讓腳跟並列在中央，置於地板。雙膝盡量敞開，哪一隻腳在前都可以。

蓮花坐 08
Padmasana

「Padma」是「蓮花」的意思，因此蓮花坐指的就是「蓮花的姿勢」。
這個動作需要柔軟的髖關節。

易 ☆☆★☆☆ 難

(!) 若膝蓋會痛，請勿進行

Zoom Up

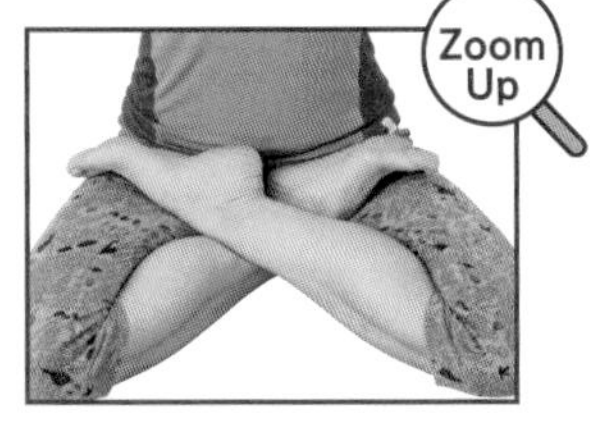

腳跟要靠近大腿根部。

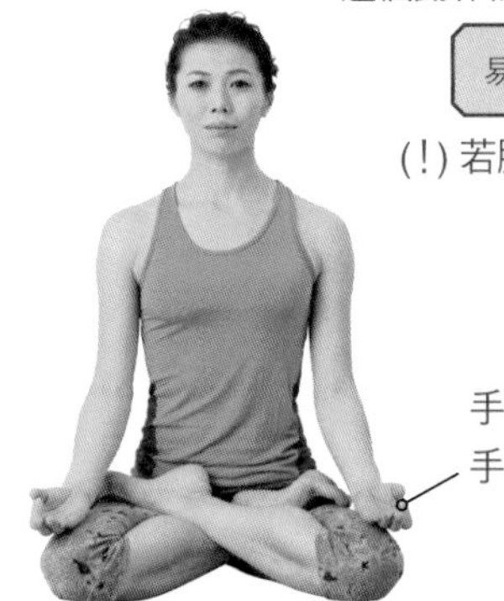

手可以擺智慧手印 (P.47)

先從杖式 (P.48) 將雙腿屈起，把右腳擺在左大腿上，再把左腳擺在右大腿上。

聖人坐 09
Siddhasana

Siddha是「聖人」的意思。
這個姿勢能刺激會陰 (陰部與肛門之間), 讓能量甦醒。

易 ☆★☆☆☆ 難

【背面】

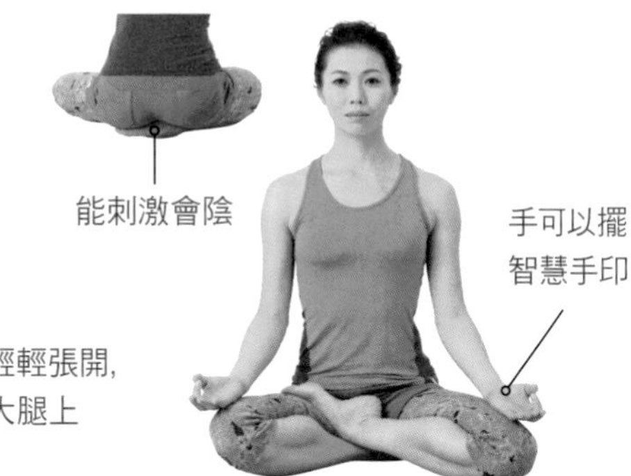

能刺激會陰

手可以擺智慧手印

先從杖式 (P.48) 將雙腿屈起, 接著把右腳跟置於會陰底部, 讓臀部坐在上面。再把左腳跟搬到右大腿上, 貼住恥骨。

吉祥坐 10
Svastikasana

「Svastika」是「吉祥印 (卍)」的意思。
因雙腳盤起的形狀類似卍而得名。

易 ☆☆★☆☆ 難

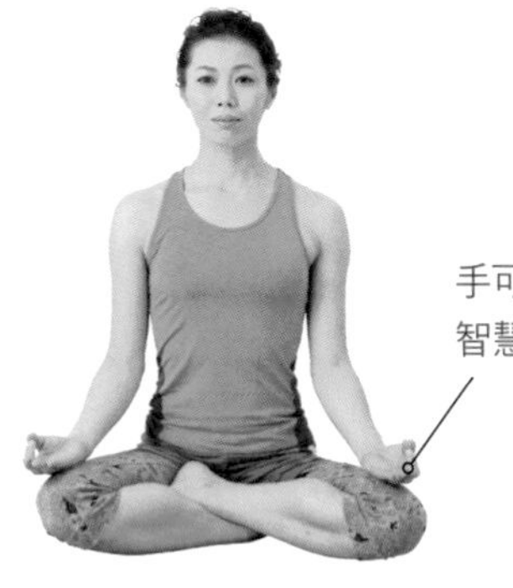

手可以擺智慧手印

先從杖式 (P.48) 將雙腿屈起, 接著將左右腳尖分別夾入另一側膝蓋的後方。

金剛坐 11
Vajrasana

「Vajra」是「金剛」的意思。
這是一種堅實穩固的坐姿, 在中文又稱「跪坐」。

易 ★☆☆☆☆ 難

【背面】

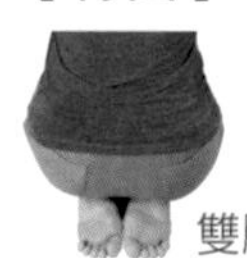

雙腳不重疊

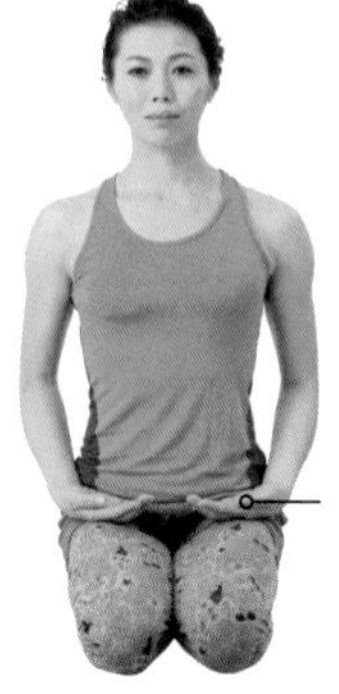

手掌輕輕張開, 放在大腿上

跪坐。雙腳置於肛門兩側, 腳跟自然分開即可。

輔具

將瑜伽磚墊在臀部下方

將瑜伽磚夾在雙腿之間坐下, 可以減輕膝蓋的負擔。

冥想的代表性手印 (Mudra)

「Mudra」是「印記、鑰匙、象徵」的意思。這裡指的是將手指或手結成手印, 來控制身體的能量。

智慧手印

將代表大宇宙的拇指, 與代表小宇宙的食指連結起來。能整合筋絡, 使能量循環。

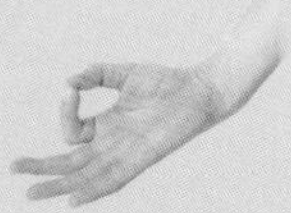

合十

將手掌合起來的手印, 在中文又稱合掌。能伸展頸部肌肉、擴胸, 使呼吸順暢。

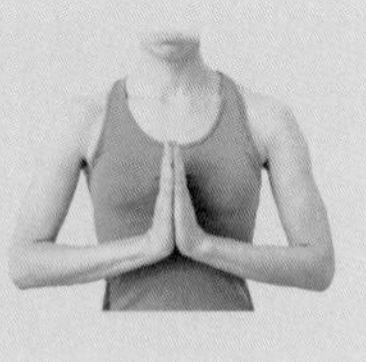

杖式 12

Dandasana

瑜伽的基本姿勢。坐下後雙腿打直，讓手掌貼住地板支撐身體。
「Danda」是杖的意思，因扶在地板上的手臂看起來像拐杖而得名。
練習的時候，要將背部伸展時肋骨朝四周擴張、
坐骨垂直立在地板上的感覺記下來。

效果

- 矯正姿勢
- 強化核心肌群
- 矯正骨盆
- 使心情穩定

易 ☆★☆☆☆ 難

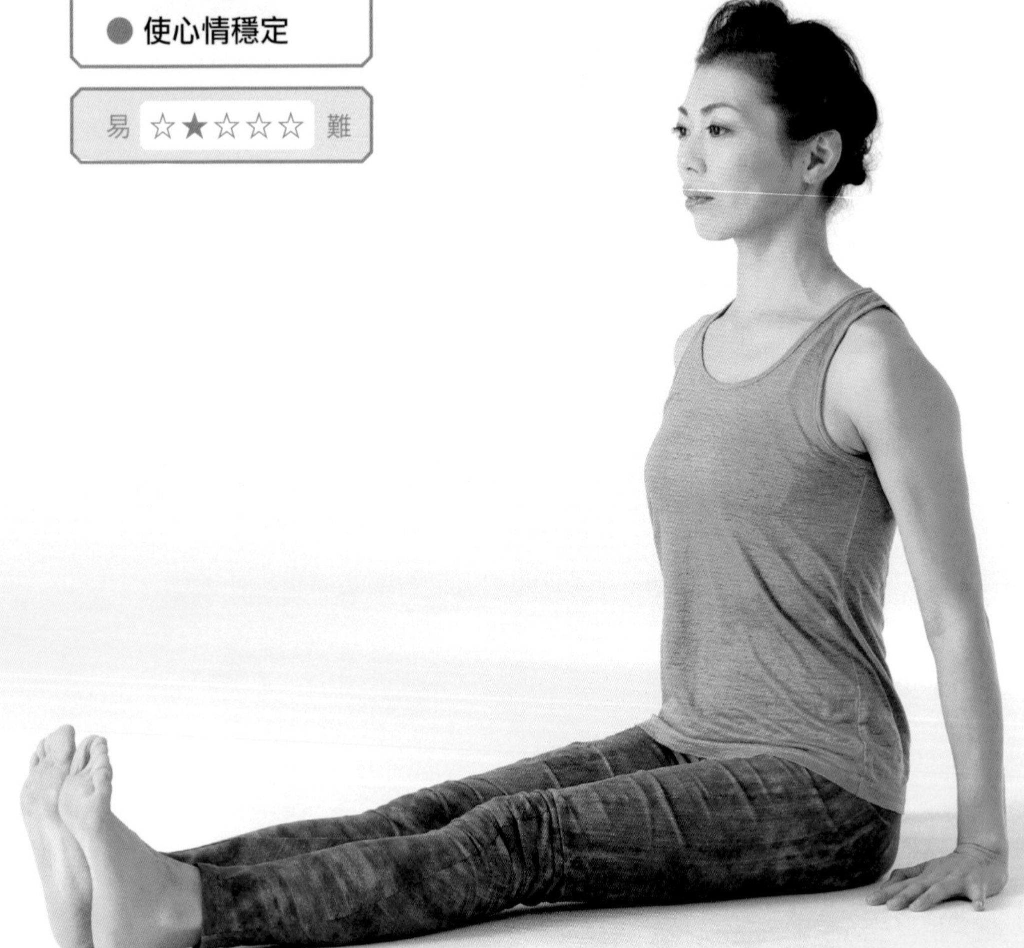

雙腿伸直坐下, 上半身立起

雙腿向前伸直坐下, 雙手貼在地上撐住身體。背部打直, 讓身體呈 L 型。注意骨盆要立起來, 腰不能彎, 重心必須擺在坐骨上。

【正面】

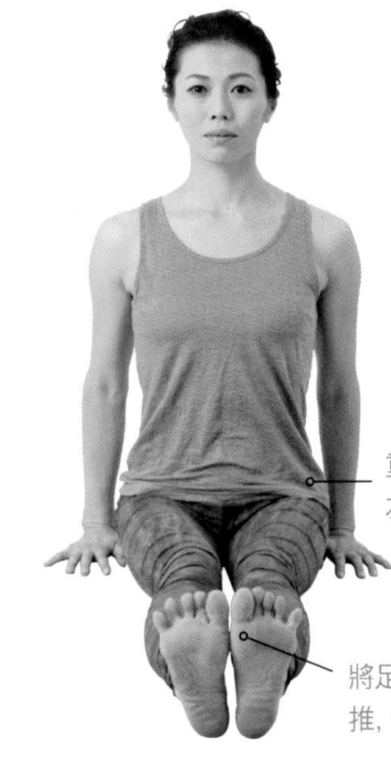
重心均勻落在
左右坐骨上
將足底 3 點往前
推, 使腳底擴張

【側面】

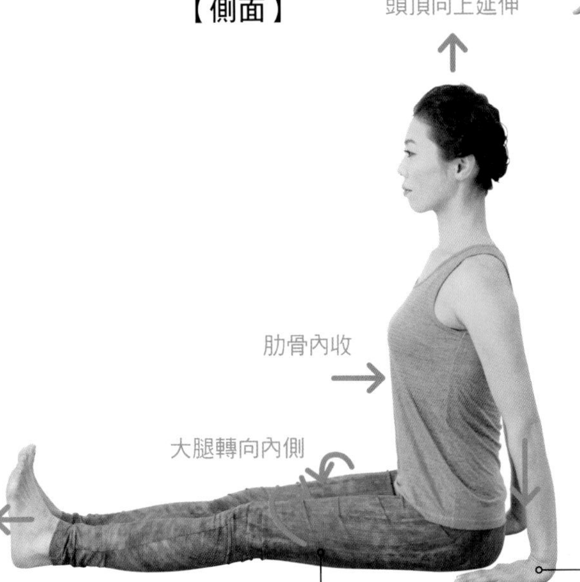
頭頂向上延伸
肋骨內收
大腿轉向內側
大腿後側壓向地板
手指也可以立起呈杯狀
(P.89), 手肘向後彎曲

輔具

使用瑜伽毯與瑜伽磚

將瑜伽毯墊在坐骨下方, 瑜伽磚一左一右放在掌心下。這樣做能提高重心, 幫助身體更快掌握骨盆立起的感覺。

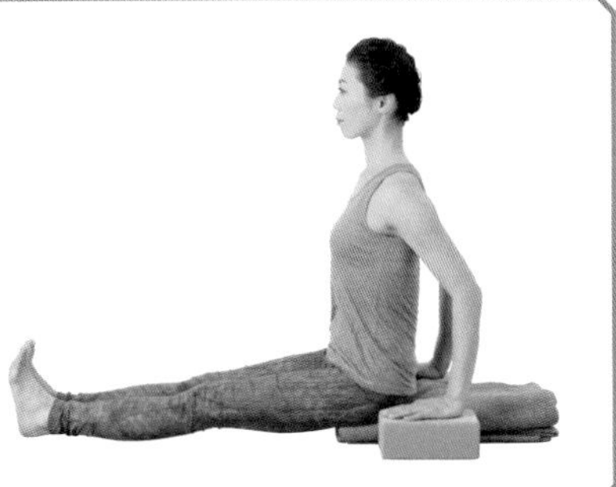

坐姿前彎 13

Paschimottanasana

「Paschim」是「背朝西方」的意思,「ottan」是「用力伸展」。
這是一個將雙腿伸直,透過坐姿前彎來伸展背部的體位法,
能喚醒整條脊椎,調節內臟機能,促進消化。

效果

- 提高背部的柔軟度
- 提昇內臟機能
- 改善鼻炎
- 改善婦科疾病等不適

易 ☆★☆☆☆ 難

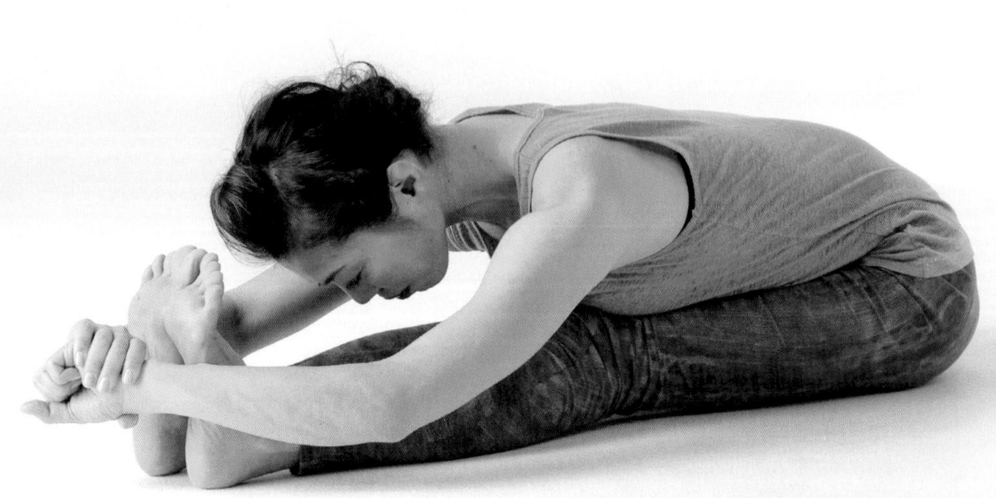

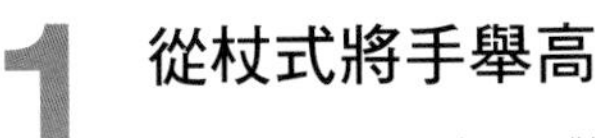

1 從杖式將手舉高

用杖式 (P.48) 坐下，雙手朝正上方舉高。

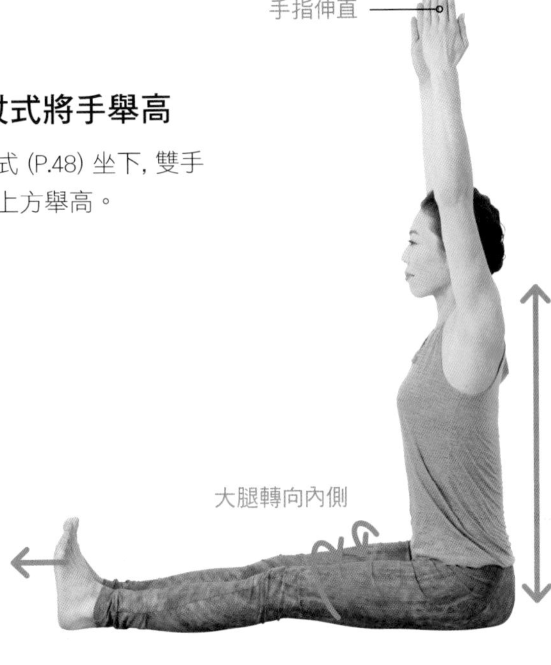
手指伸直
徹底伸展腰部
到後腦勺
大腿轉向內側

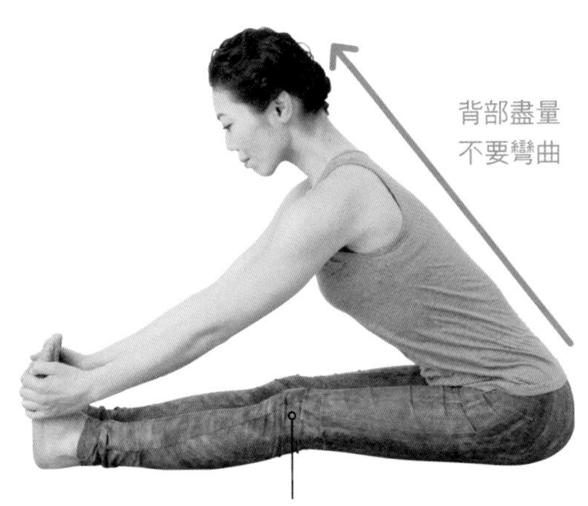
背部盡量
不要彎曲
膝蓋不要屈起

2 身體向前屈，握住雙腳

身體向前屈，背部維持挺直，雙手握住雙腳。

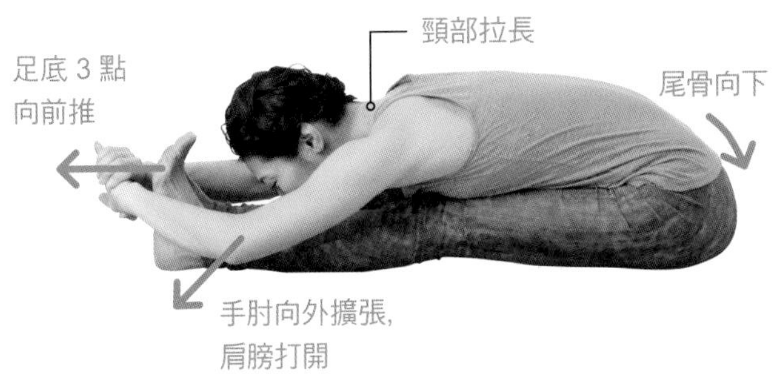
頸部拉長
足底 3 點
向前推
尾骨向下
手肘向外擴張,
肩膀打開

3 加深前屈

邊吐氣邊加深前屈。將手向前伸展超過腳尖，用一隻手將另一隻手握住，環繞雙腳。

英雄坐 14

Virasana

「Vira」是英雄的意思, 又稱「勇士坐」。
與基本坐姿 (P.46) 相同, 都適合放鬆、冥想。
覺得膝蓋或腳踝不舒服時, 切勿進行。

效果
- 提高髖關節、腳踝的柔軟度
- 矯正骨盆
- 使心情穩定

易 ☆★☆☆☆ 難

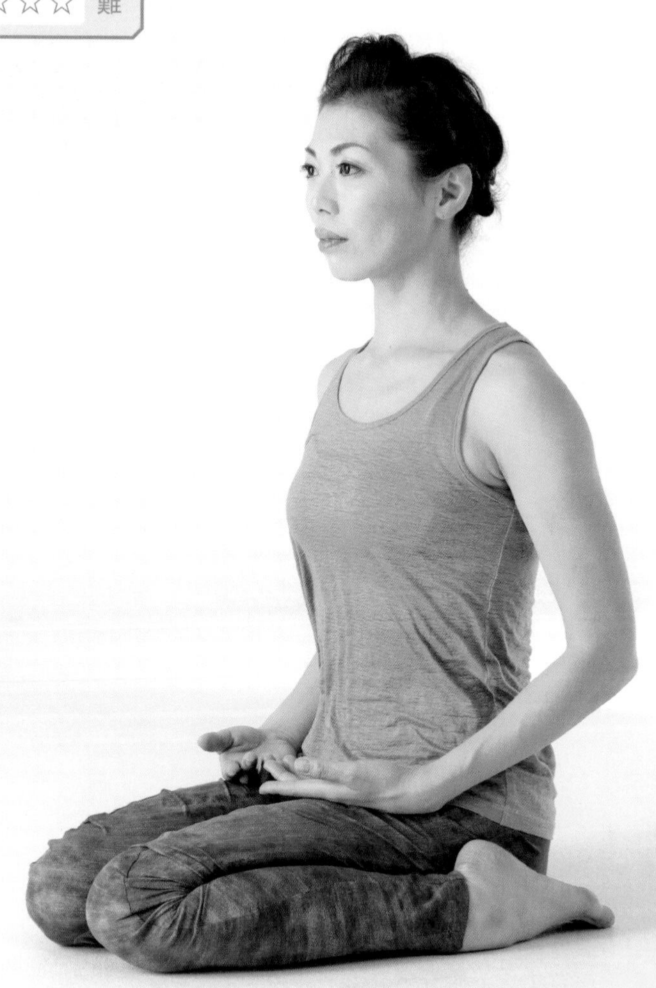

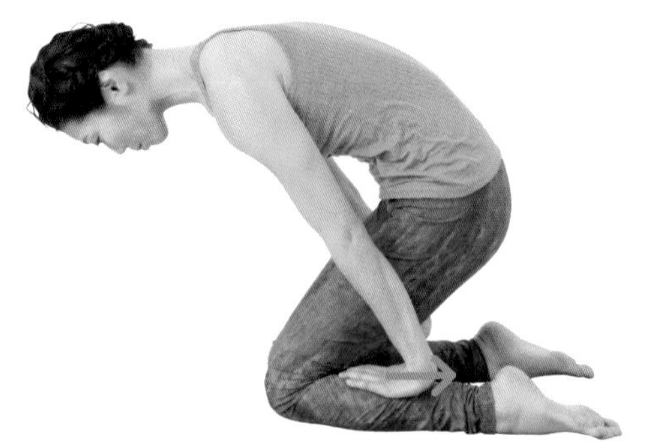

1 跪立，雙手壓在小腿肚上

跪好後雙腿打開與腰同寬，將手壓在小腿肚上，把小腿肉往腳跟的方向撥，邊撥邊坐下。

2 坐在腳跟之間

將雙手離開小腿肚，臀部坐在腳跟之間。背部挺直，手放在大腿上。將大腿轉向內側。

【背面】

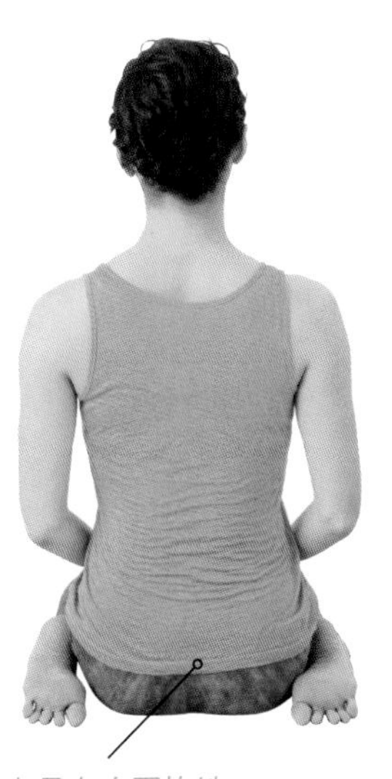
坐骨左右平均地
貼在地板上

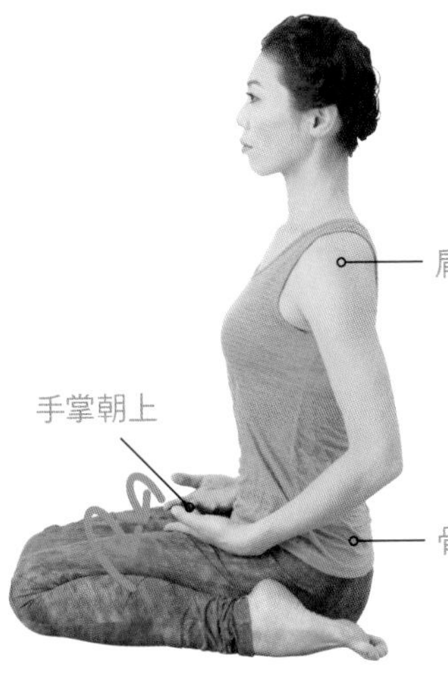
肩膀向後
手掌朝上
骨盆立起

變化型

臥英雄式
Supta Virasana

直接向後仰躺，雙手舉在頭頂上。「Supta」是「躺下」的意思。

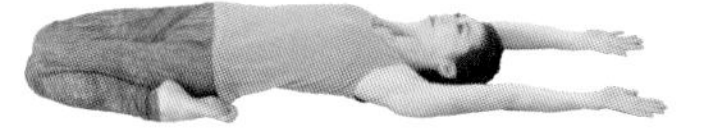

輔具

將瑜伽磚置於臀部下方

這樣會更容易掌握骨盆立起的感覺，能減輕膝蓋的負擔。

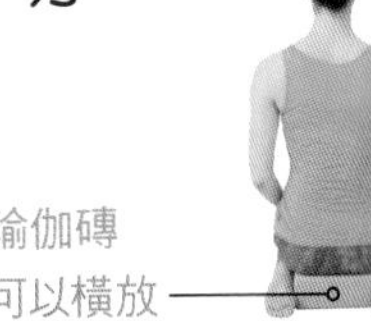
瑜伽磚
可以橫放

蝴蝶式 15

Baddha Konasana

「Baddha」是「抑制」,「Kona」是「角度」的意思。
腳掌對腳掌如同蝴蝶的模樣。
這個動作能打開髖關節, 調整骨盆左右的平衡。
用蝴蝶式安靜地反覆深呼吸, 還具有深層放鬆的功效。

效果

- 提高髖關節的柔軟度
- 舒緩腰酸背痛
- 讓心情平靜下來
- 改善婦科疾病等不適

易 ☆★☆☆☆ 難

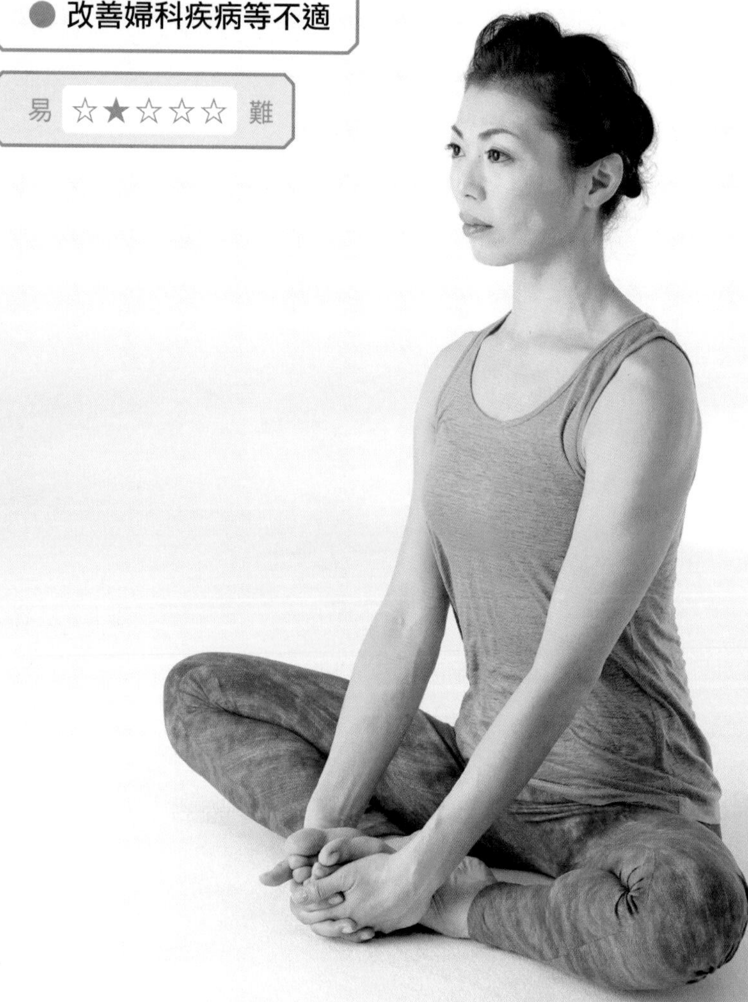

【正面】

腳底併攏坐下，握住雙腳

從杖式 (P.48) 屈起雙腿，腳底併攏。
雙手握住腳背，背部挺直。

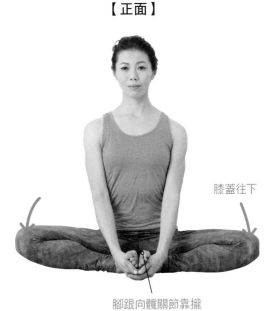

【側面】

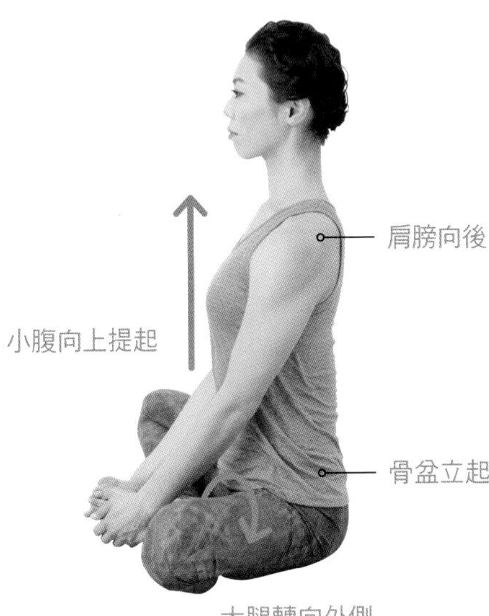
肩膀向後
小腹向上提起
骨盆立起
大腿轉向外側

膝蓋往下

腳跟向髖關節靠攏

進階挑戰

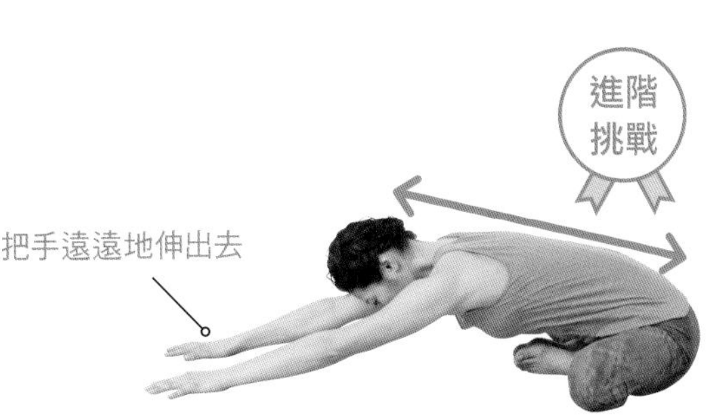
把手遠遠地伸出去

前屈後將手臂朝前方伸得愈遠愈好，能有效緩和腰痛。

變化型

臥蝴蝶式

Supta Baddha Konasana

腳底併攏後，上半身直接往後躺，手臂架在頭上。「Supta」是「躺下」的意思。

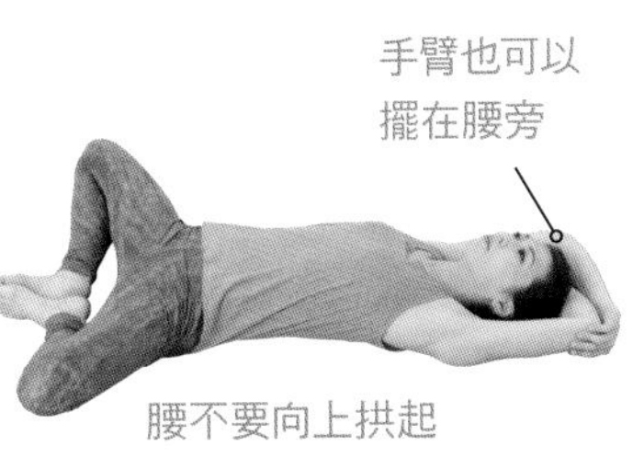
手臂也可以擺在腰旁
腰不要向上拱起

嬰兒式 16

Balasana

「Bala」是「嬰孩」的意思，一般又稱「孩童式」。
能促進背部、腰部、頸部舒緩放鬆。
在後仰的姿勢後及倒立前後，
都很適合用嬰兒式調整呼吸、休息。

效果
- 緩和腰痛
- 消除便秘
- 改善失眠
- 使心情穩定

易 ★☆☆☆☆ 難

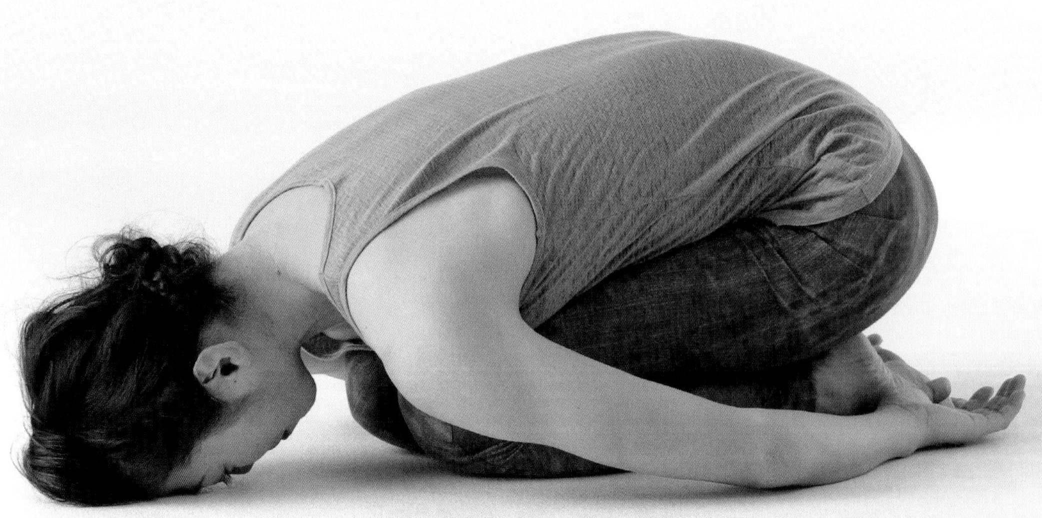

跪坐後將上半身往前倒，頭靠在地板上，全身放鬆

先四肢著地，接著將臀部坐到腳跟上跪坐。把上半身往前倒，手放在地板上，額頭點地，手臂放在身體兩旁放鬆。

【側面】

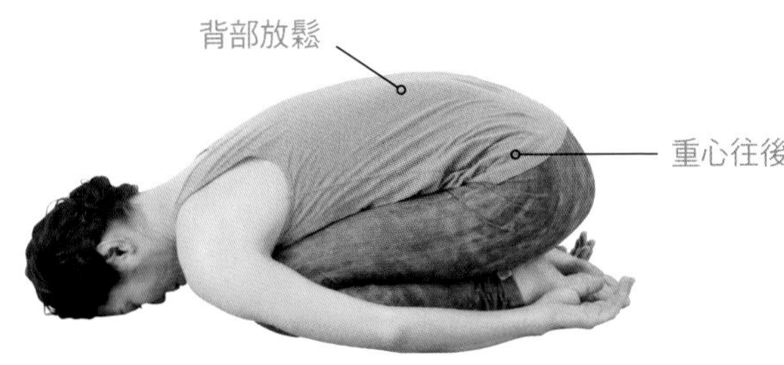
背部放鬆
重心往後

【背面】

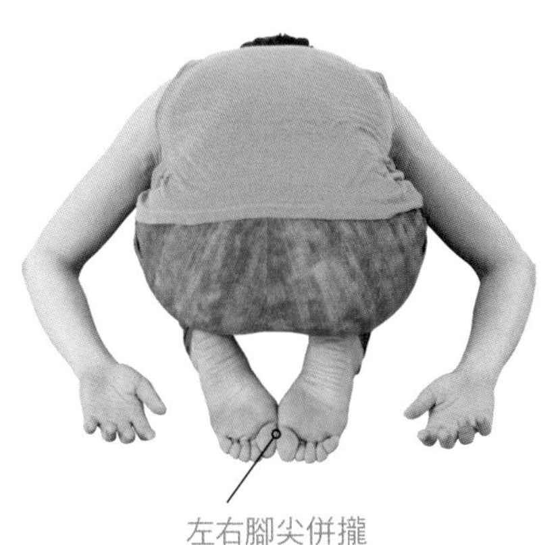
左右腳尖併攏

這樣也OK

雙手輕輕握拳，左右重疊，墊在額頭下方。這麼做能讓身體與地面平行，避免頭部充血。

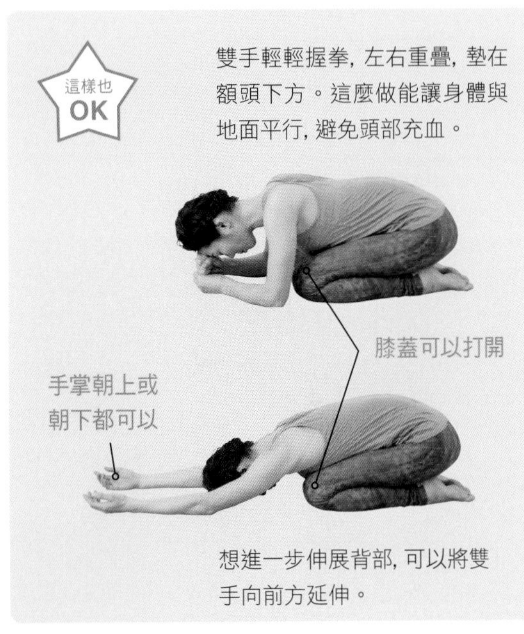
膝蓋可以打開
手掌朝上或
朝下都可以

想進一步伸展背部，可以將雙手向前方延伸。

變化型

兔式

Sasankasana

四肢著地後，頭頂抵在地板上，雙手於身後交扣，往正上方高高舉起。這個動作能有效改善頭痛與眼睛疲勞。

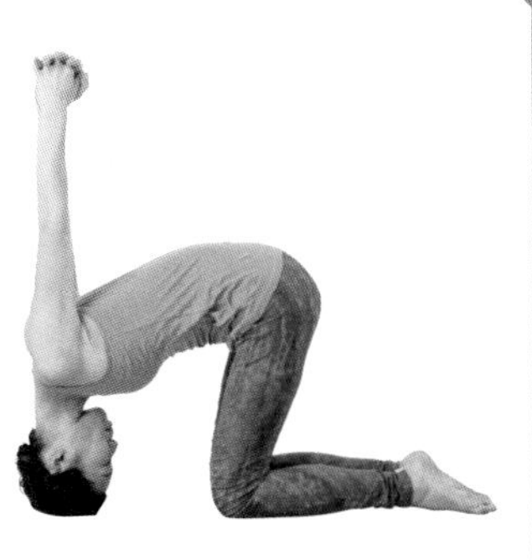

貓式（牛貓式） 17

Marjariasana

「Marjaria」是貓的意思。這是一個學貓四肢著地，讓背部反覆拱起、下凹的體位法。其實正確來說，背部下凹稱為牛式，拱起稱為貓式，但因為練習時會反覆進行上述動作，所以一般通稱「牛貓式」。

效果
- 提高呼吸機能
- 緩解肩膀痠痛
- 舒緩腰痛
- 消除便秘

易 ☆★☆☆☆ 難

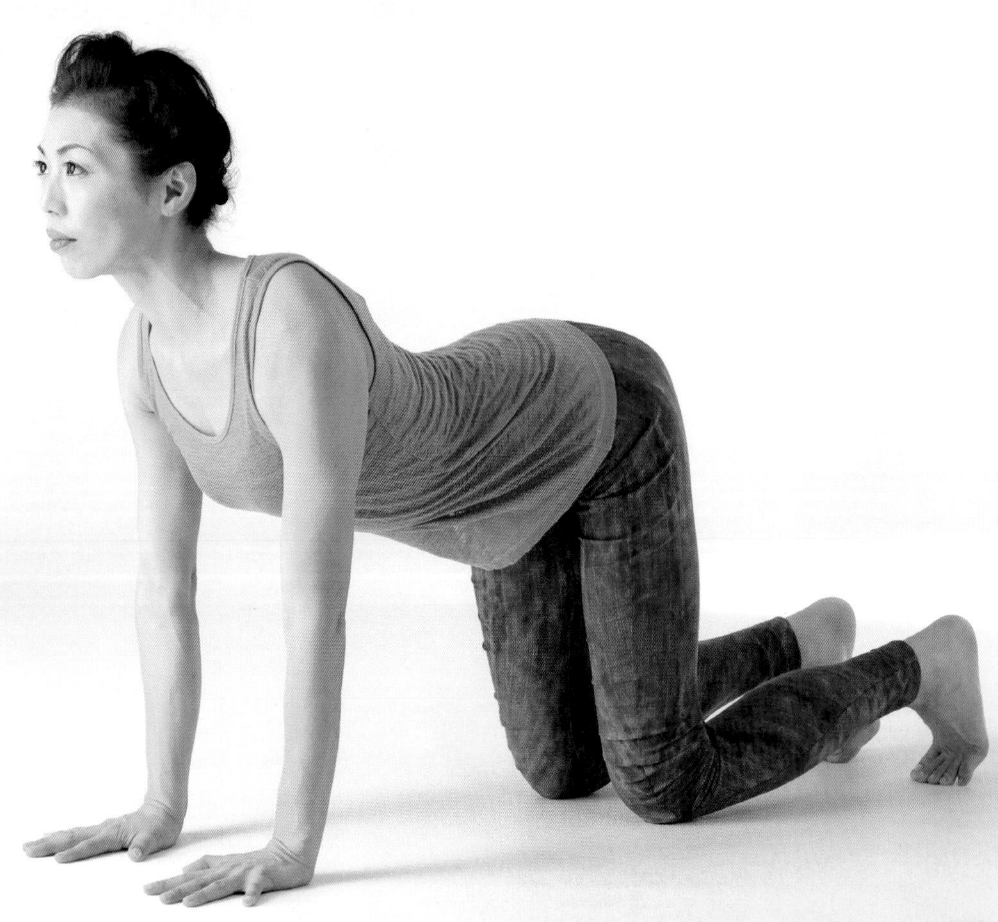

背部打直

1 四肢著地

四肢著地，雙手與肩同寬，雙膝與腰同寬。

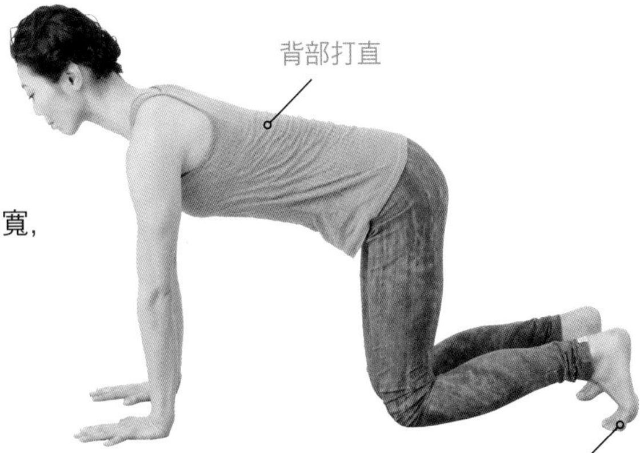

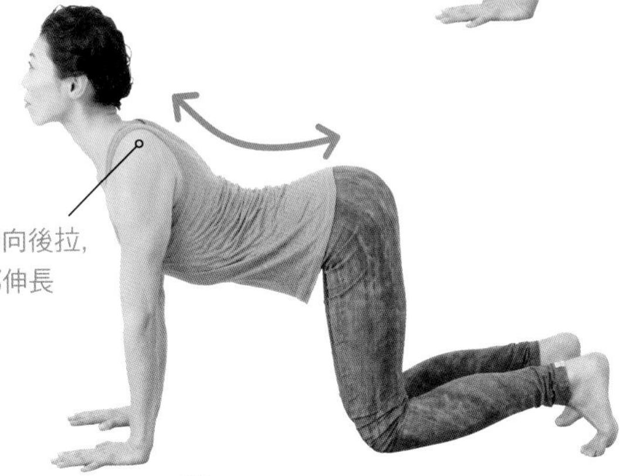

腳尖踮起

肩膀向後拉，頸部伸長

2 背部反覆下凹、拱起

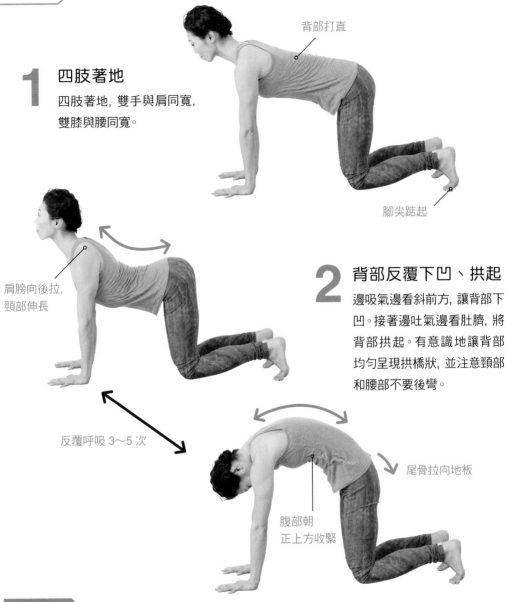

邊吸氣邊看斜前方，讓背部下凹。接著邊吐氣邊看肚臍，將背部拱起。有意識地讓背部均勻呈現拱橋狀，並注意頸部和腰部不要後彎。

反覆呼吸 3～5 次

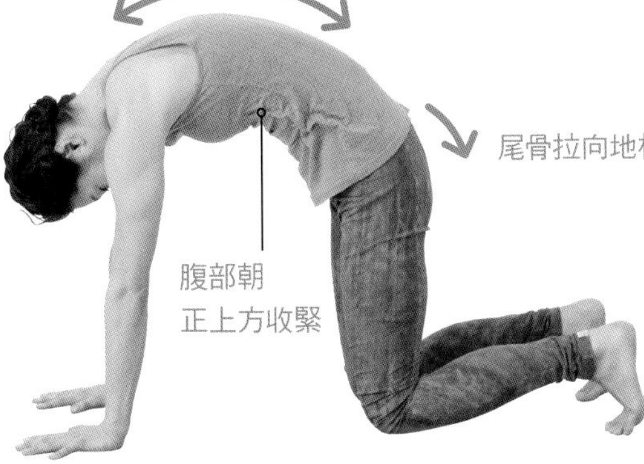

尾骨拉向地板

腹部朝正上方收緊

變化型

小狗伸展式

Uttana Shishosana

「Uttana」是「伸展」的意思，「Shishosana」則是「小狗」。這是一個模仿小狗伸展的姿勢。

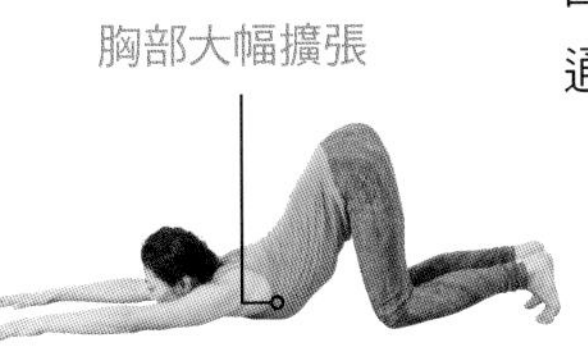
胸部大幅擴張

穿針式

因手臂從腋下通過而得名。

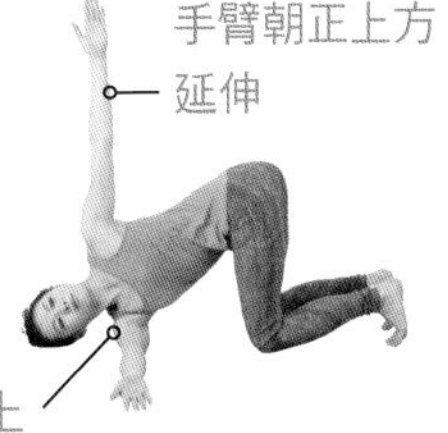
手臂朝正上方延伸
肩膀貼在地板上

蜥蜴式 18

Utthan Pristhasana

像蜥蜴一樣趴在地上。
將髖關節前後大幅展開，身體與地板維持水平。
這個動作需要柔軟的髖關節與有力的核心肌群，
透過左右平均伸展，還能矯正骨盆歪斜。

效果

- 提高髖關節的柔軟度
- 強化核心肌群
- 矯正骨盆
- 提高身體能量

易 ☆☆★☆☆ 難

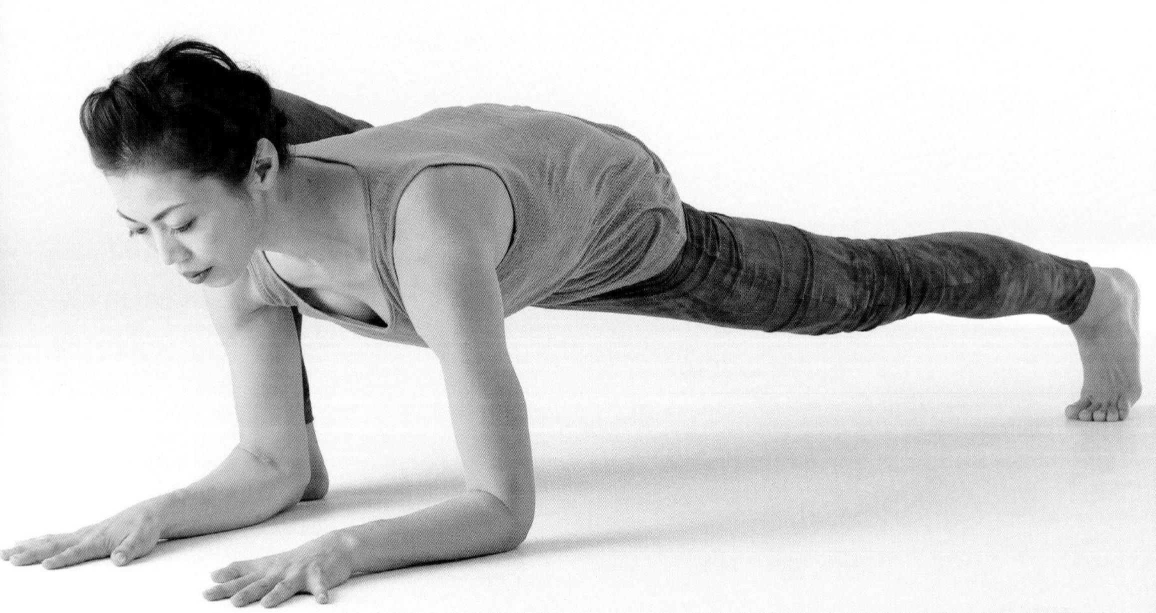

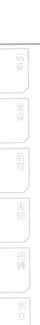

站姿
坐姿
前彎
後仰
扭轉
倒立
平衡
髖關節
放鬆

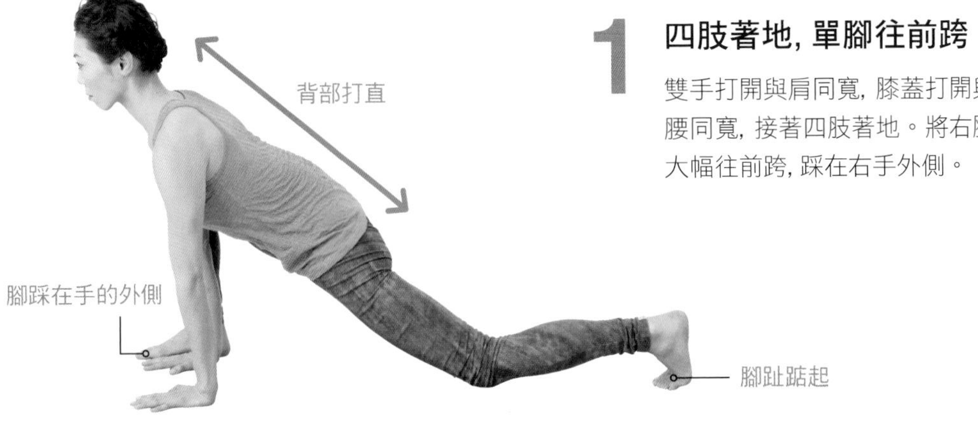
背部打直
腳踩在手的外側
腳趾踮起

1 四肢著地, 單腳往前跨

雙手打開與肩同寬, 膝蓋打開與腰同寬, 接著四肢著地。將右腳大幅往前跨, 踩在右手外側。

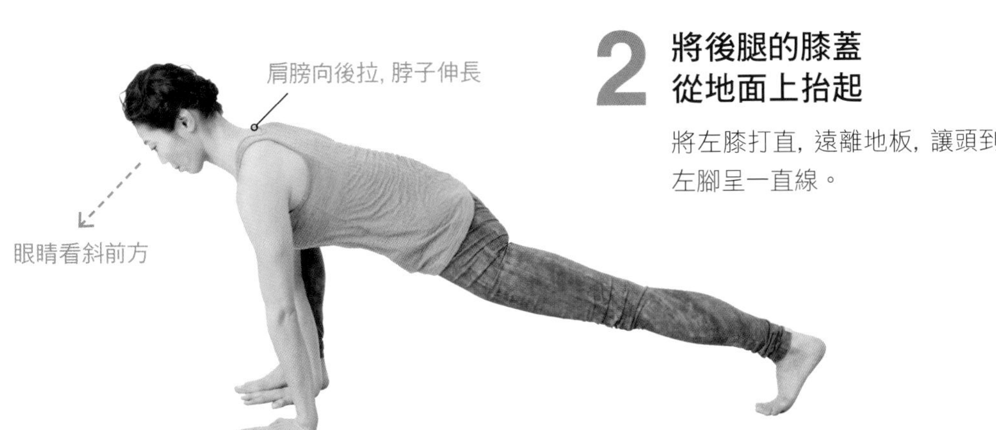
肩膀向後拉, 脖子伸長
眼睛看斜前方

2 將後腿的膝蓋從地面上抬起

將左膝打直, 遠離地板, 讓頭到左腳呈一直線。

3 手肘彎曲, 貼在地板上

將手肘彎曲, 貼在地板上, 使上半身與地板平行。有意識地讓頭頂到左腳呈一直線。注意腰部不要拱起。

★反方向也以相同步驟進行

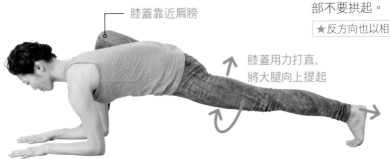

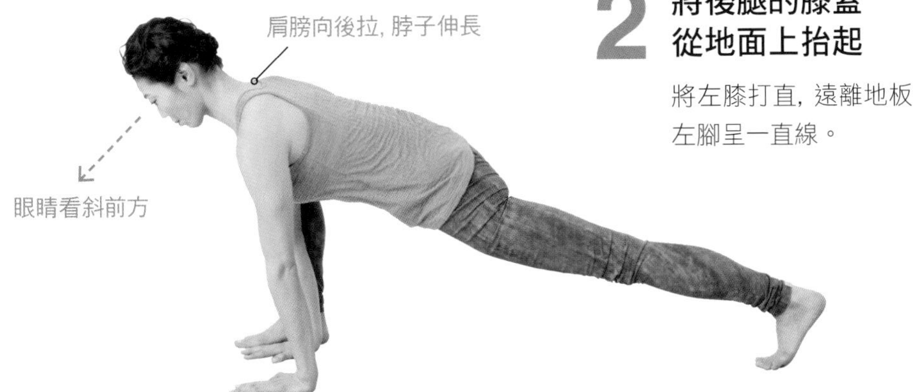
膝蓋靠近肩膀
膝蓋用力打直,
將大腿向上提起

樹式 19

Vrksasana

效果
- 鍛鍊腿部肌肉
- 矯正姿勢
- 使心情穩定
- 培養平衡感

易 ☆☆★☆☆ 難

「Vrksa」是「樹」的意思。
像一棵在大地紮根、筆直且屹立不搖的樹。
這個動作能鍛鍊整條腿部的肌肉,
還能提高集中力。
練習的時候記得將不該用力的地方放鬆,
靜靜感受呼吸, 使身體保持平衡。

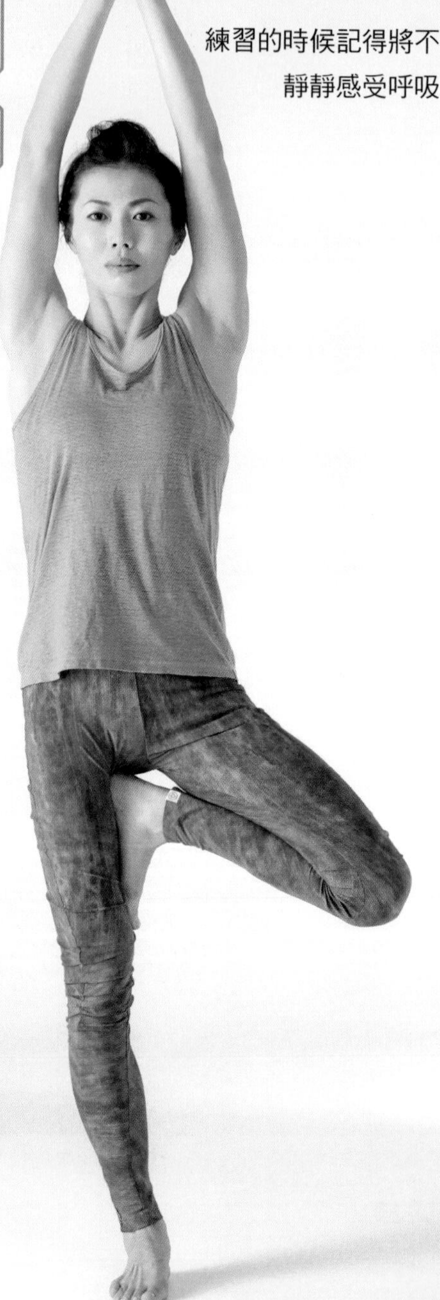

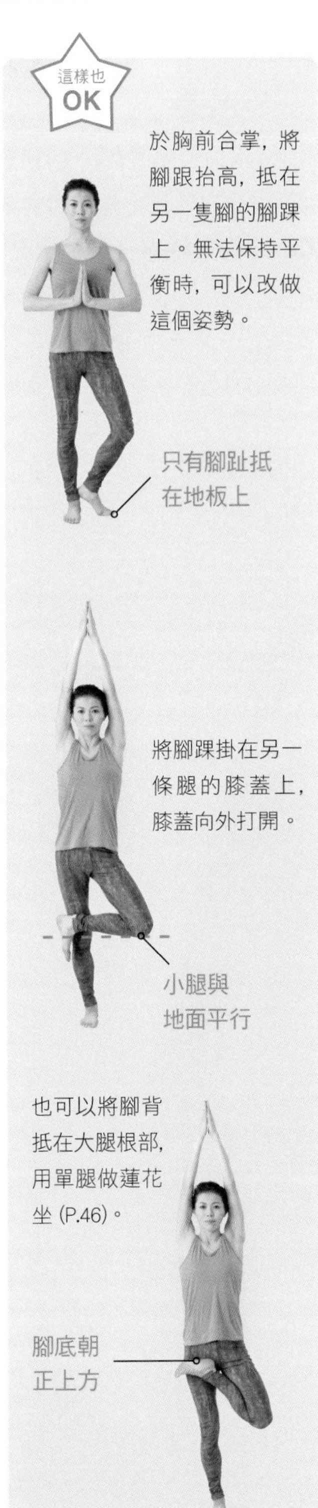
這樣也
OK
只有腳趾抵
在地板上
小腿與
地面平行
腳底朝
正上方

於胸前合掌，將腳跟抬高，抵在另一隻腳的腳踝上。無法保持平衡時，可以改做這個姿勢。

將腳踝掛在另一條腿的膝蓋上，膝蓋向外打開。

也可以將腳背抵在大腿根部，用單腿做蓮花坐 (P.46)。

1 握住單腳，往上提起

從山式 (P.32) 雙手插腰，接著用左手握住左腳，將腳跟拉高，抵在大腿根部。

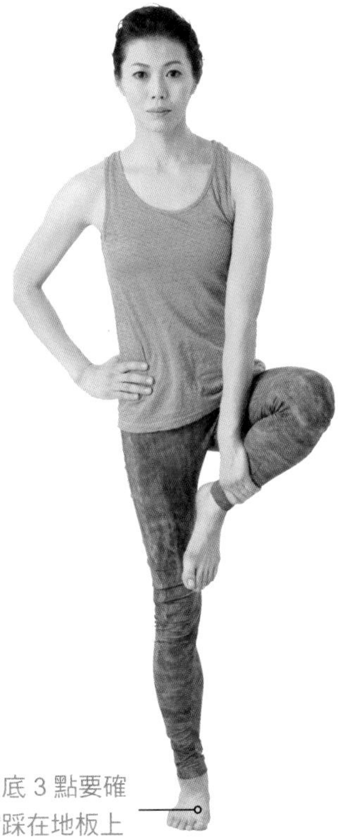

2 在胸前合掌，將手臂朝正上方舉起

左腳根抵在大腿根部，左膝向外打開。於胸前合掌，一邊保持平衡，一邊將雙手高舉到頭頂。

★反方向也以相同步驟進行

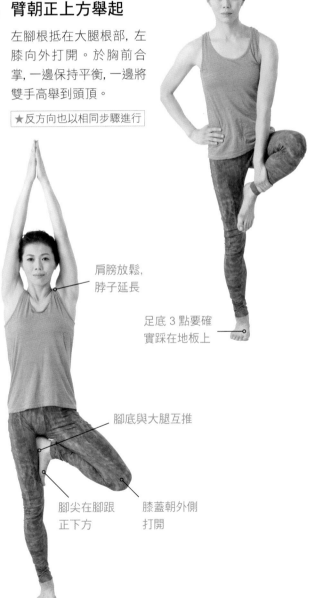

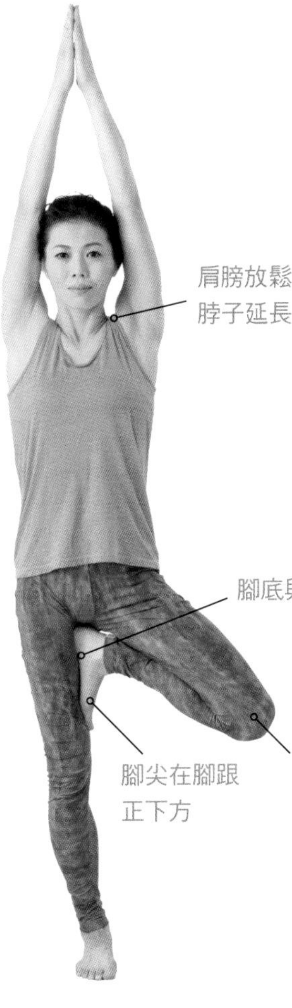

肩膀放鬆，脖子延長

足底 3 點要確實踩在地板上

腳底與大腿互推

腳尖在腳跟正下方

膝蓋朝外側打開

門閂式 20
Parighasana

「Parigha」是「門閂」的意思。
因像是卡在門上鎖住門扉的橫木而得名。
這個動作會收縮左右側的腹肌，鍛鍊到腰部、腋下及上臂，
具有雕塑曲線的功效。

效果
- 提高髖關節的柔軟度
- 矯正脊椎
- 強化核心肌群
- 使上臂緊實

易 ☆★☆☆☆ 難

1 跪立後雙手插腰

雙腿併攏跪好，雙手插腰。腳趾踮起來。

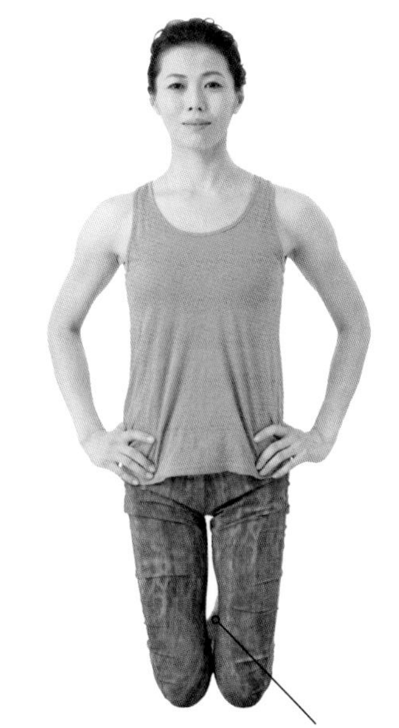
腳趾踮起來

2 單手舉高，單腳朝側方伸展

左手朝正上方舉高，同時將右腳朝正右方伸展，右手放在右大腿上。

膝蓋朝正上方

足底 3 點踩好

重心腳的大腿要立起來與地板垂直

3 將身體倒向伸出腳的方向

邊吸氣邊將身體往右倒。右臂維持伸展，朝小腿方向自然延伸。注意身體不要前傾，有意識地伸展身體側邊。

★反方向也以相同步驟進行

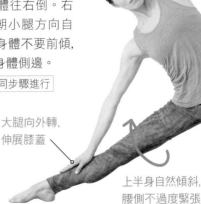

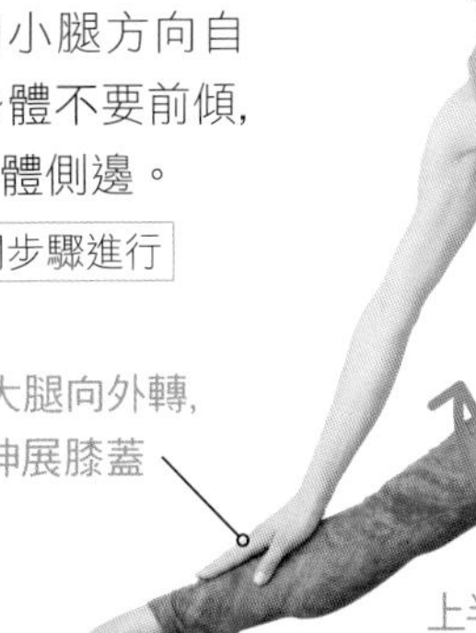
臉與手臂之間
留有空間
大腿向外轉，
伸展膝蓋
上半身自然傾斜，
腰側不過度緊張

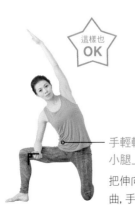

這樣也 OK

手輕輕擺在小腿上就好

把伸向側邊的腿 90 度彎曲，手肘靠在該大腿上。

毗濕奴式 21

Anantasana

「阿難陀 (Anant)」是擁有 7 顆頭的蛇王。
印度神話曾經描述印度教三大神祇之一的毗濕奴,
倒臥在坐騎阿難陀身上。
毗濕奴式就是在模仿這個情境。
又稱「蛇式」、「龍式」。

效果
- 提高髖關節的柔軟度
- 使上臂緊實
- 強化核心肌群
- 使心情穩定

易 ☆★☆☆☆ 難

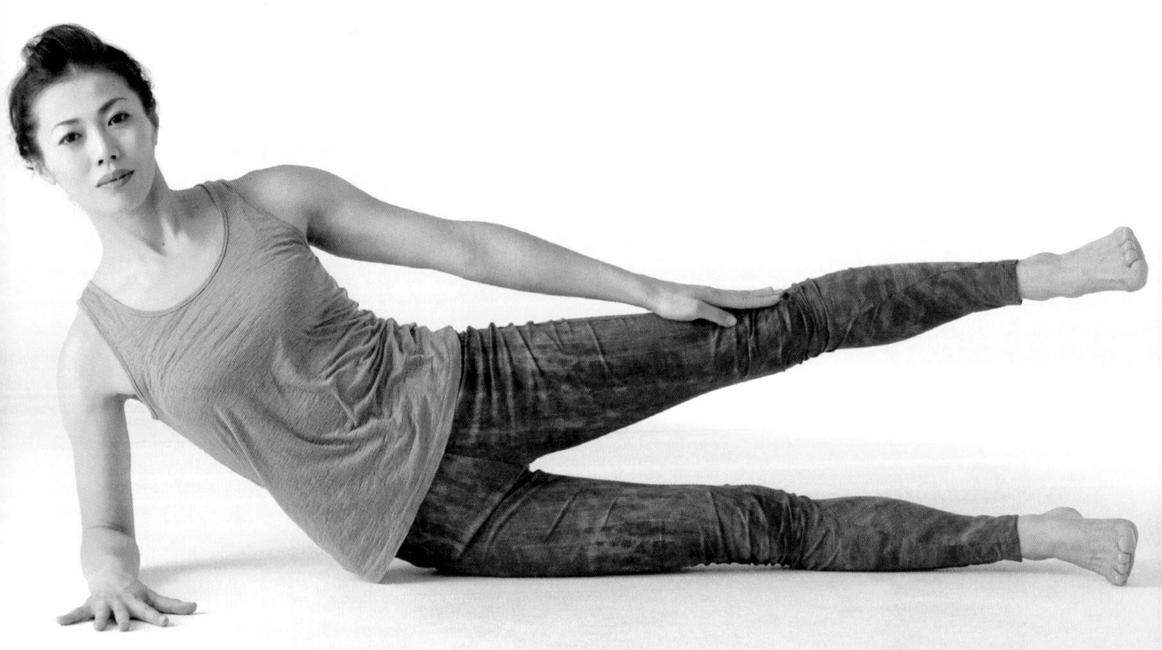

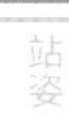

1 側躺後用手肘撐起上半身

將身體右側倒向地板，右手肘立起，撐住上半身。雙腿併攏，腳踝屈起，左腳與右腳重疊。左手自然貼在身側。

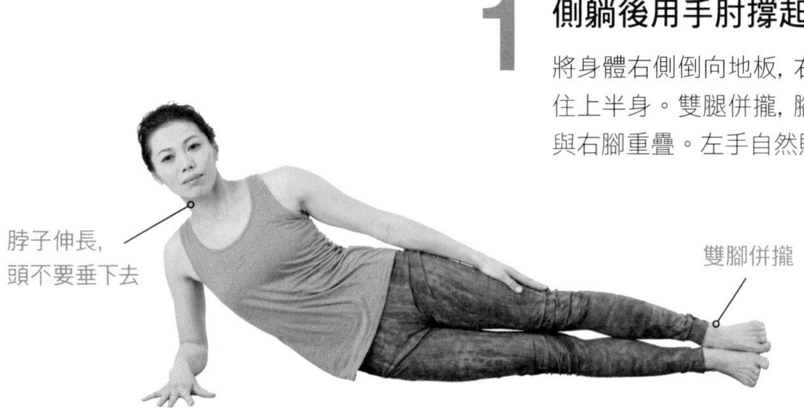
脖子伸長，
頭不要垂下去
雙腳併攏

2 上半身維持原本的姿勢，將腳抬高

邊維持平衡，邊將腳打開，讓左腳往正上方抬高，左手自然地往腿的下方滑動。

★反方向也以相同步驟進行

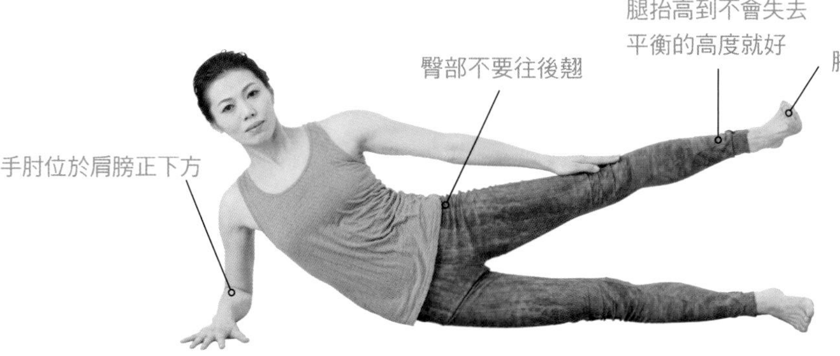
腿抬高到不會失去
平衡的高度就好
臀部不要往後翹
腳尖朝正前方
手肘位於肩膀正下方

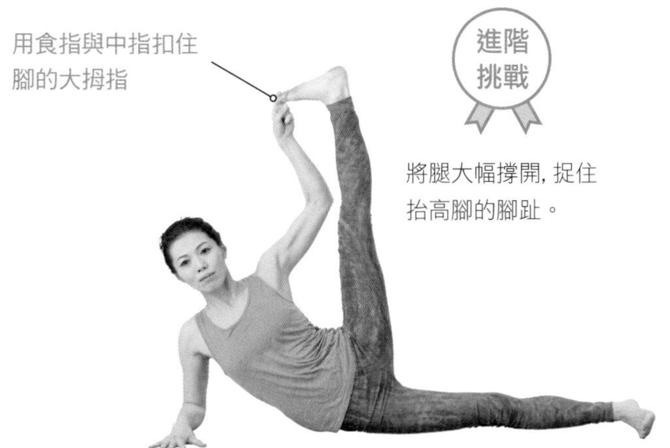
用食指與中指扣住
腳的大拇指
進階
挑戰

將腿大幅撐開，捉住抬高腳的腳趾。

眼鏡蛇式 22

Bhujangasana

「Bhujang」是「巨蛇」的意思。
名稱由來是趴著將身體後彎，像極了眼鏡蛇抬頭的模樣。
這個動作能大幅擴展腹部與胸部，具有提高肺部機能的功效。
練習時不要只彎脖子和腰，
記得要從頸部、背部中央到腰部緩緩後彎。

效果
- 舒緩腰痛
- 提高呼吸機能
- 矯正脊椎
- 讓頭腦神清氣爽

易 ☆★☆☆☆ 難

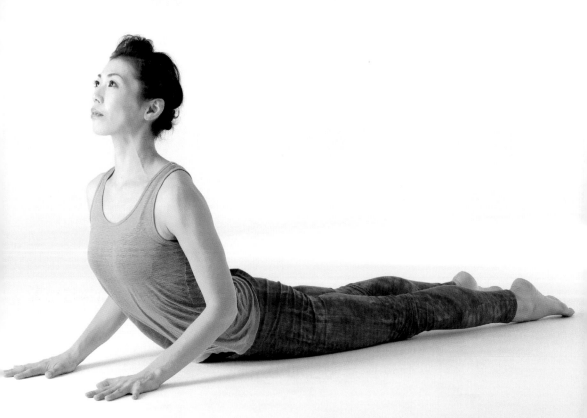

1 趴著, 雙手貼住地板

趴好後雙腿伸直, 與腰同寬。額頭抵住地板, 手臂夾緊, 手掌貼在地板上, 準備後彎。

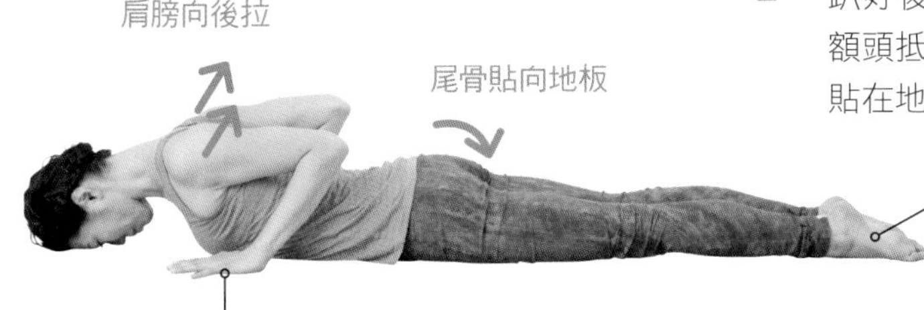

肩膀向後拉
尾骨貼向地板
手放在胸前

腳尖朝正後方伸直。雙腿也可併攏, 但難度會提高

2 頭抬高, 撐起上半身

邊吸氣邊抬頭, 運用背部肌肉與手的力氣撐起上半身。注意抬高肩膀時, 脖子不要縮成一團。

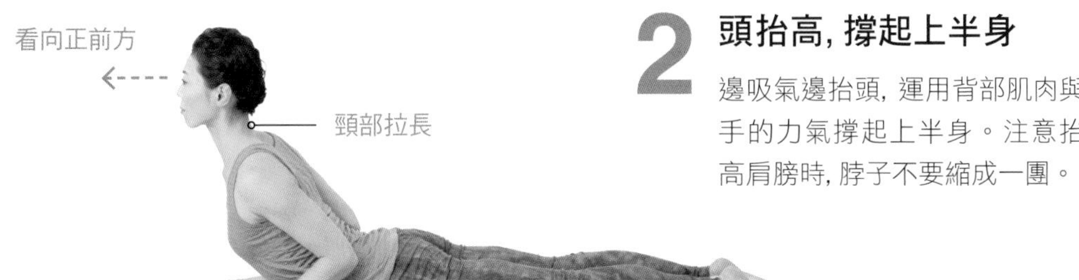

看向正前方
頸部拉長

進階挑戰

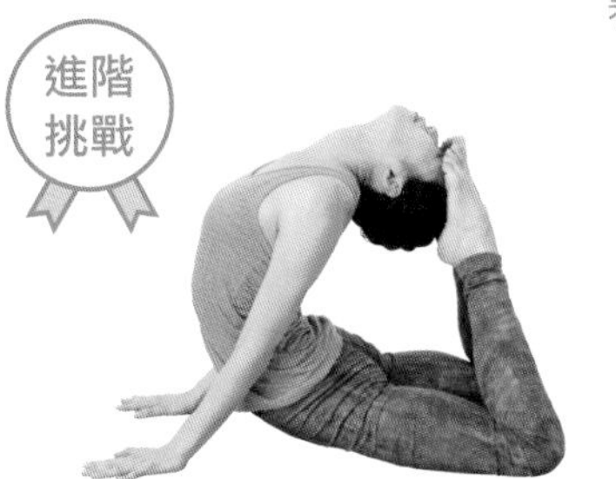

雙腿屈起, 將上半身反折, 直到只有恥骨貼住地板。下巴朝正上方, 頭與腳碰在一起。

看向斜上方

肩胛骨下緣靠攏

3 下巴抬高, 將上半身撐得更高

以胸部為中心, 抬起上半身, 看向斜上方, 微微抬高下顎。

變化型

人面獅身式

Salamba Bhujangasana

「Salamba」是「支撐」的意思。將手肘貼在地板上, 撐住身體來後彎。

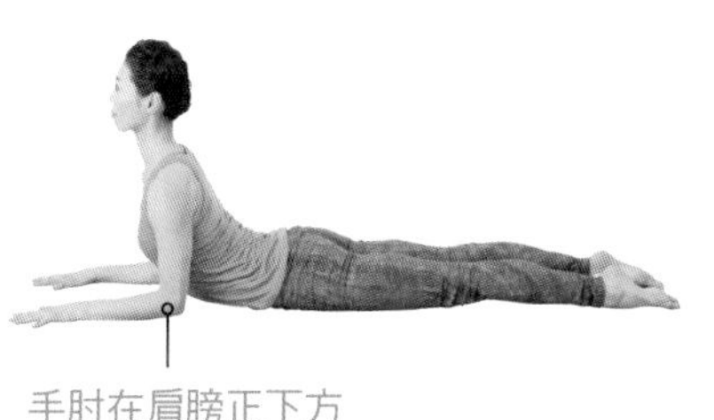

手肘在肩膀正下方

腹部扭轉式 23

Jathara Parivartanasana

「Jathara」是「腹部」的意思,「Parivartana」則是「扭轉」。這是一個仰躺後將雙腿倒向左側或右側, 藉此扭轉腹部的體位法, 能溫和按摩腎臟、腸子, 排毒效果很好, 可提高新陳代謝。除此之外還能刺激核心肌群與側腹肌肉, 讓腹部緊實。

效果

- 舒緩腰痛
- 提高內臟機能
- 消除便秘
- 讓腰變苗條

易 ☆★☆☆☆ 難

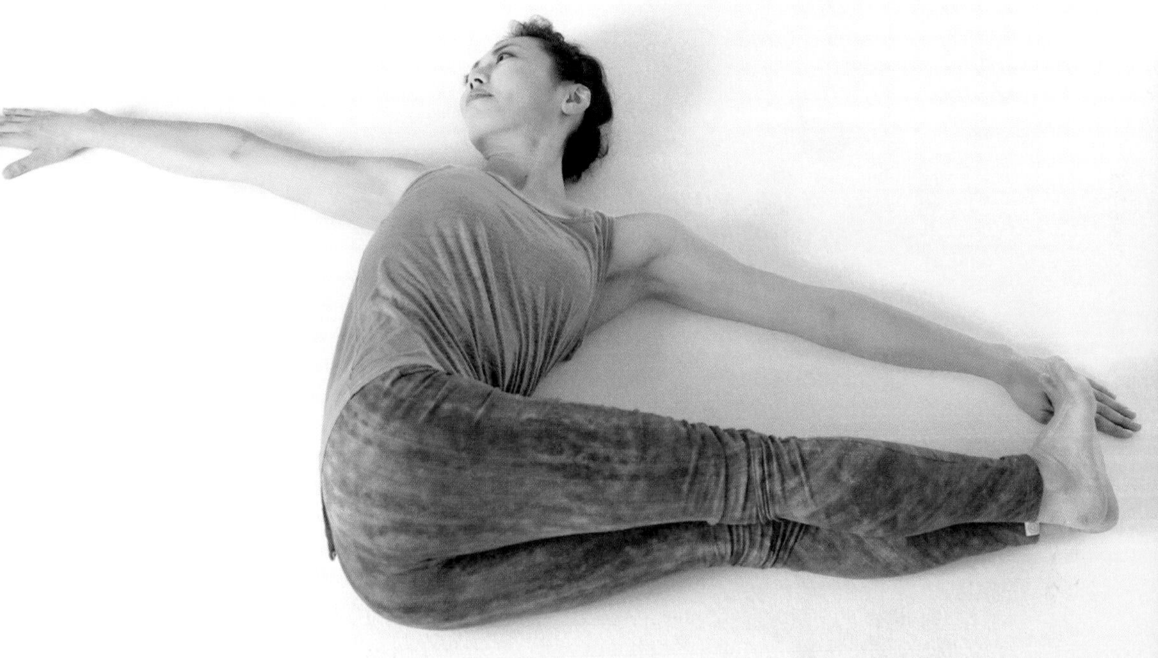

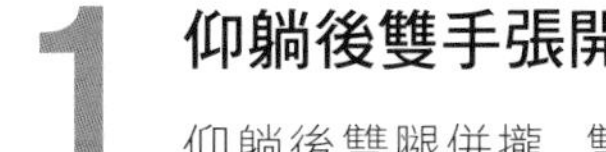

1 仰躺後雙手張開

仰躺後雙腿併攏，雙手展開至肩膀高度。

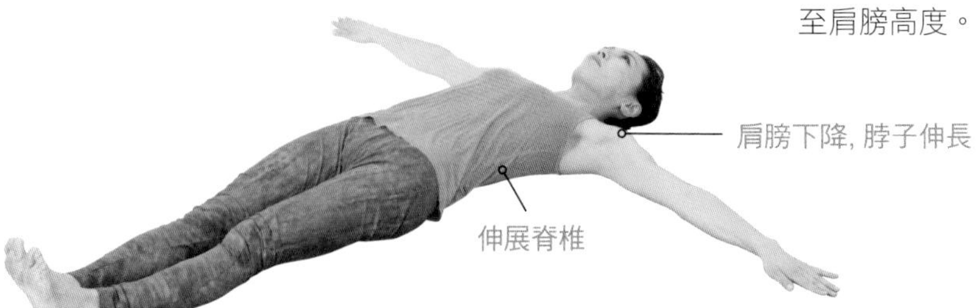
肩膀下降，脖子伸長
伸展脊椎

2 雙腳朝正上方

雙腿併攏，抬向正上方。注意膝蓋不要彎曲。

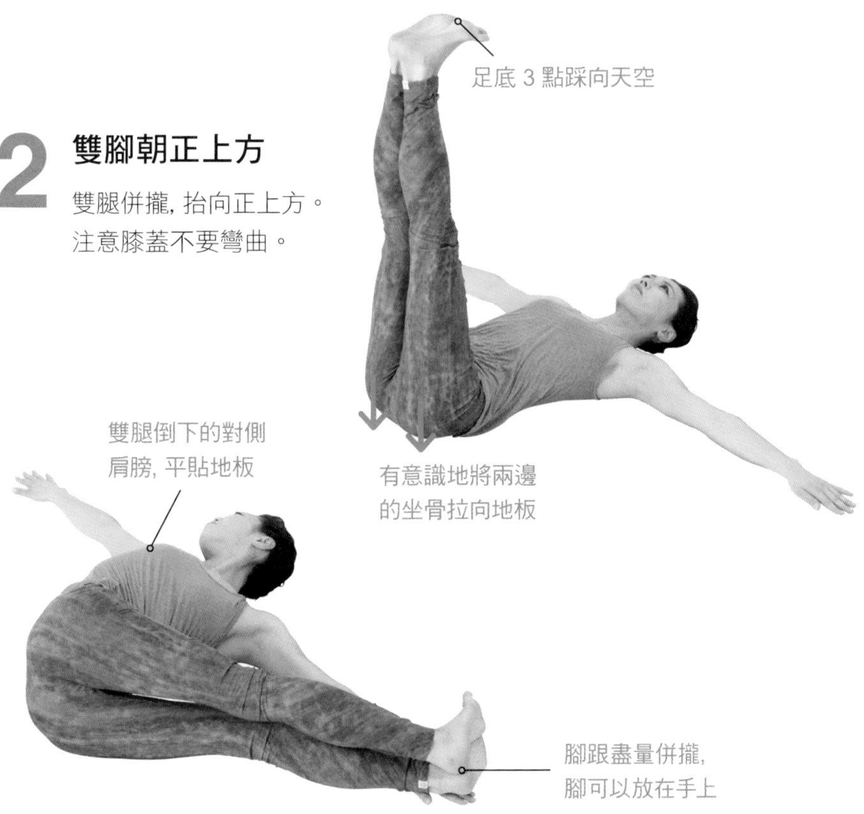
足底 3 點踩向天空
有意識地將兩邊的坐骨拉向地板
雙腿倒下的對側肩膀，平貼地板
腳跟盡量併攏，腳可以放在手上

3 雙腿往左倒，扭轉腹部

雙膝打直，將腿倒向左邊，貼在地板上。臉轉向右方，讓身體扭轉。

★反方向也以相同步驟進行

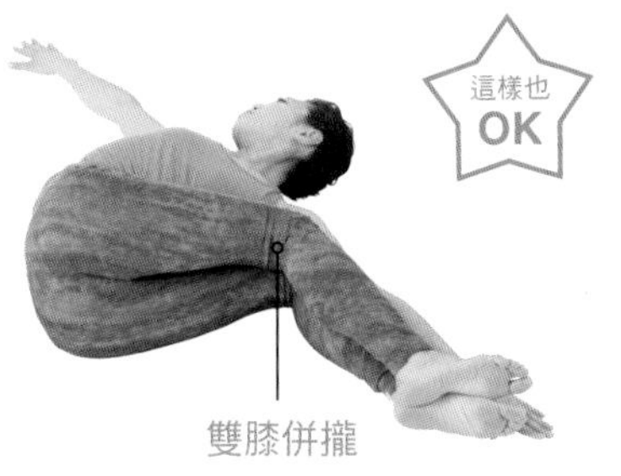
這樣也OK
雙膝併攏

膝蓋彎曲，可降低難度。

祛風式 24

Pavana Muktasana

「Pavana」是「風、空氣、瓦斯」的意思,「Mukta」是「解放」。
因為能刺激腹部、具有整腸作用而得名。
能鍛鍊腰部, 舒緩全身緊繃, 放鬆效果極好。
躺著就能輕鬆進行, 適合初學者。

效果

- 舒緩腰痛
- 消除便秘
- 提高內臟機能
- 提高髖關節柔軟度

易 ★☆☆☆☆ 難

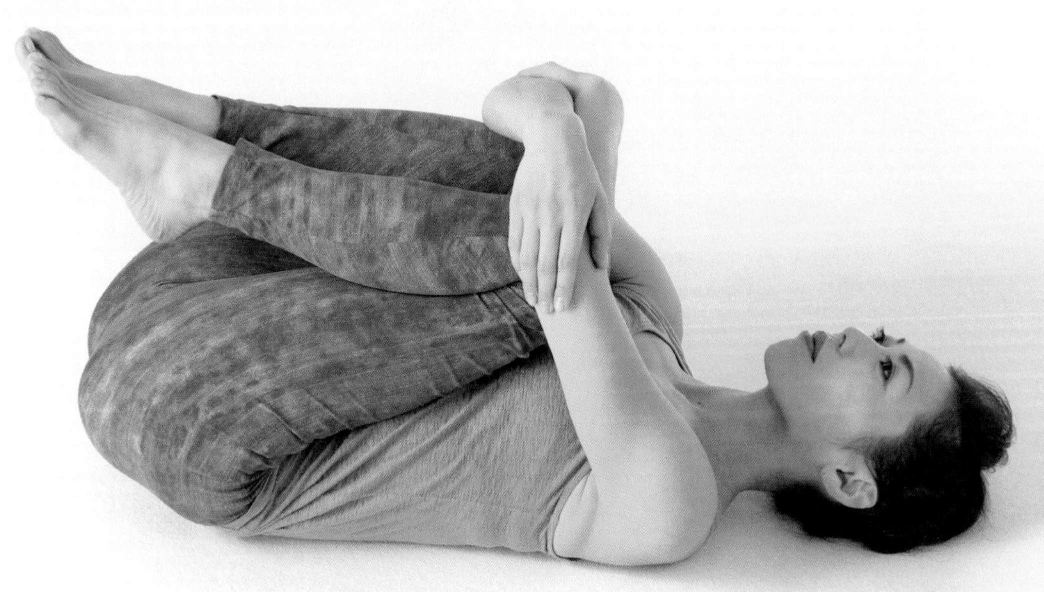

1 仰躺後雙腿併攏

仰躺後雙腿併攏，手置於身側，手掌貼向地板。

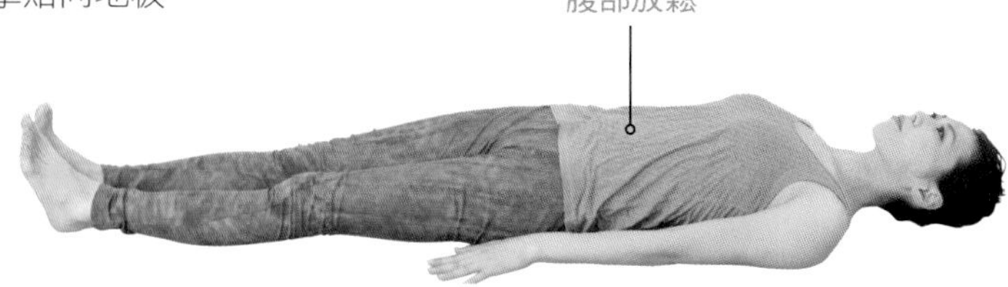
腹部放鬆

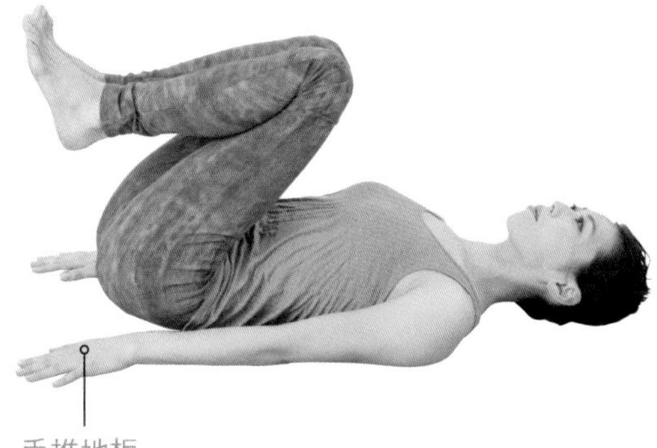
手推地板

2 雙腿彎曲，膝蓋靠近胸口

雙腿彎曲，膝蓋併攏後拉近胸口。

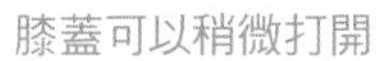

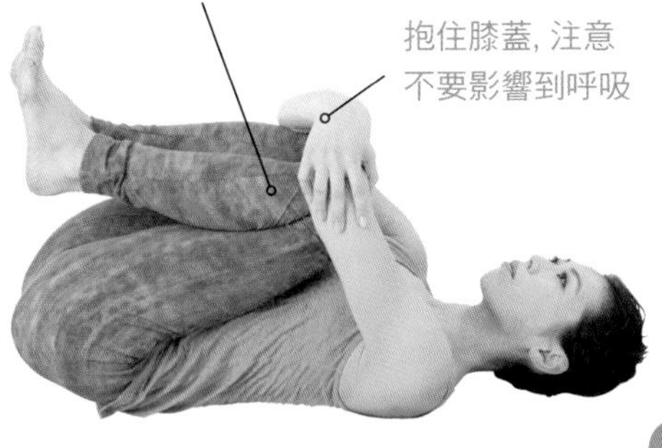
膝蓋可以稍微打開
抱住膝蓋，注意不要影響到呼吸

3 環抱膝蓋

抱住膝蓋，放鬆。

變化型

快樂嬰兒式

Ananda Balasana

「Ananda」是「幸福」，「Bala」是「嬰孩」的意思。將雙膝打開，從腳的內側握住足弓，往地面拉。

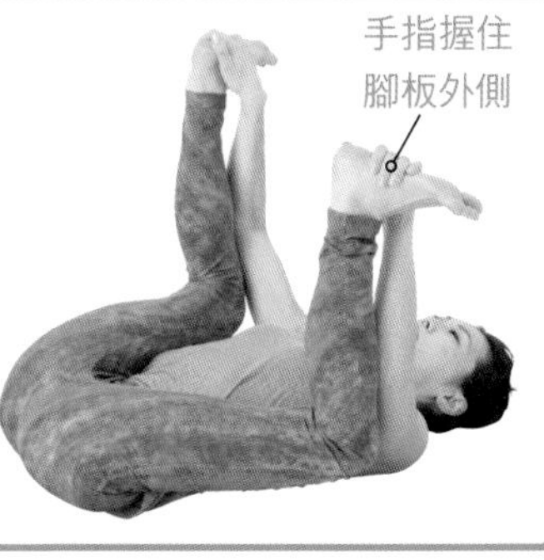
手指握住腳板外側

瑜伽身印 25

Yoga Mudrasana

「Mudra」是「印記、象徵」的意思。
以蓮花坐 (P.46) 將手交握於後方, 抬高手臂後身體前傾, 下巴抵在地板上。
一般認為這個姿勢能讓沉睡在體內的神聖能量覺醒。
除了能擴展肩膀的可動範圍, 還能恢復內臟機能, 促進消化。

效果

- 提高髖關節的柔軟度
- 加強呼吸機能
- 使心情穩定
- 提昇內臟機能

易 ☆☆★☆☆ 難

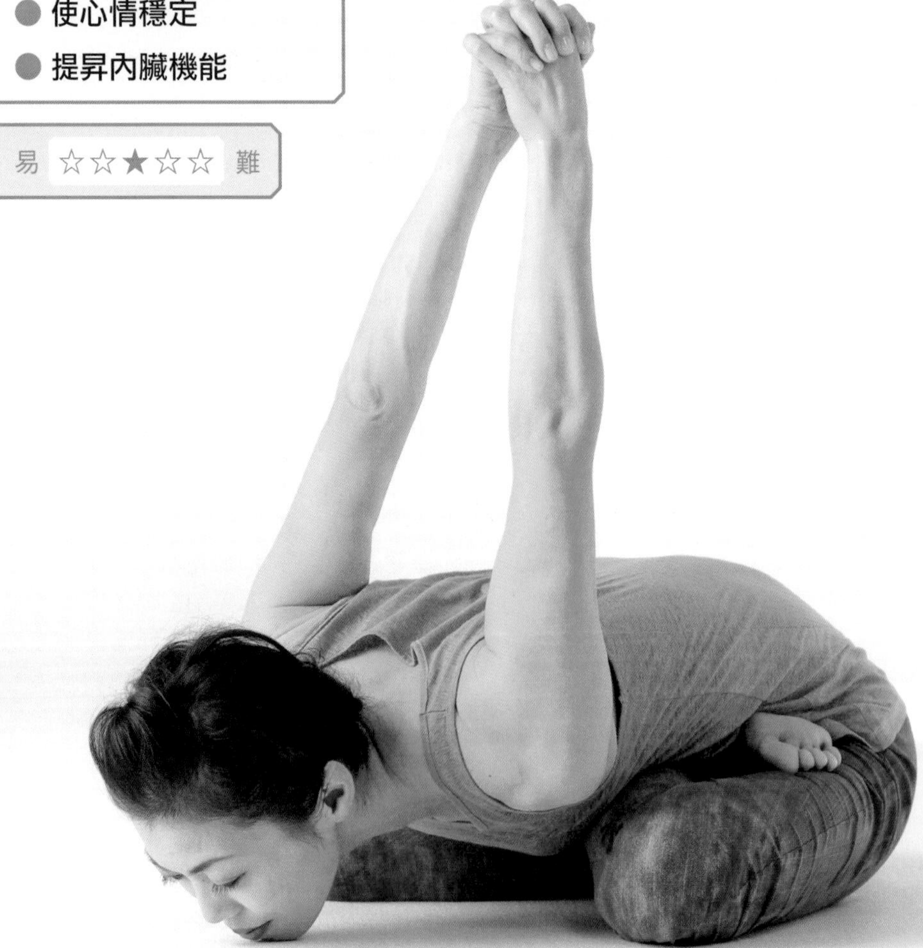

1 以蓮花坐坐下，雙手交扣於身後

以蓮花坐 (P.46) 坐下，雙手交扣於身後。將手肘伸直，貼在左右肩胛骨下方。

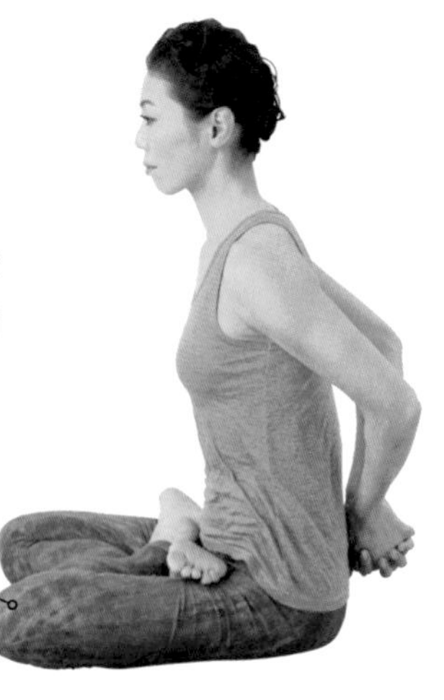
也可以用簡易坐 (P.46)

2 上半身前傾，額頭點地

初學者到這裡就好

邊將手臂伸直，抬高到正上方，邊讓上半身往前倒下。額頭點地，手臂盡量抬高。

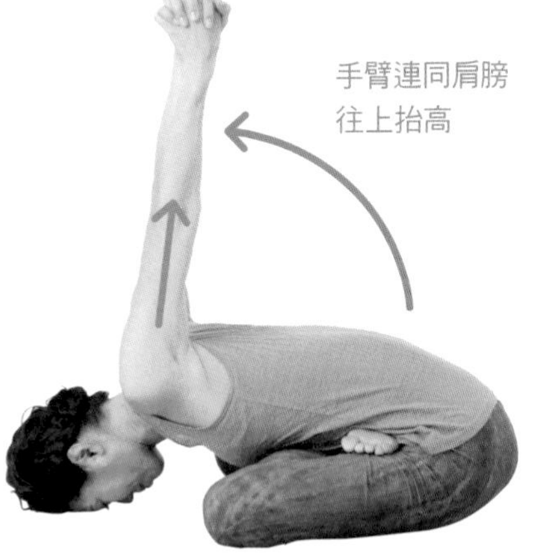
手臂連同肩膀
往上抬高

3 抬頭，下巴貼在地板上

上半身位置不變，伸展頸部前側，讓頭頂朝向正上方。慢慢將頭抬起來，下巴點地。

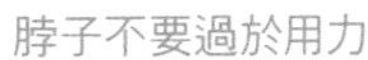
頸部到背部
盡可能打直
脖子不要過於用力

變化型

閉蓮式

Baddha Padmasana

「Baddha」是「抑制」的意思。手臂交叉於背後，看起來就像被綁住一樣。

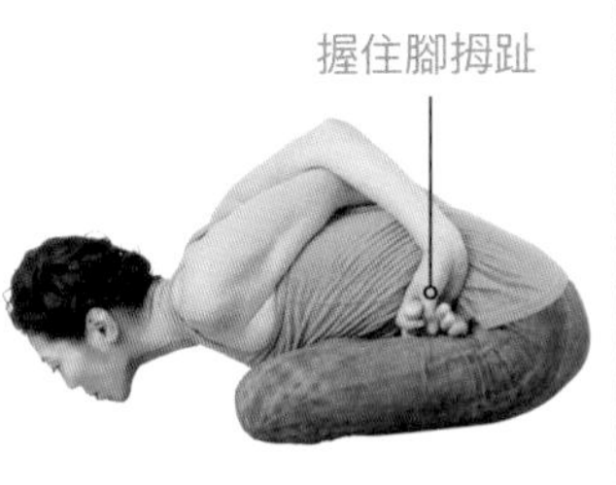
握住腳拇趾

鱷魚式 26

Makarasana

「Makara」是印度神話中的怪魚，多譯為「鱷魚」。
鱷魚式是代表性的緩和姿勢，方法是趴在地上放鬆。
練習時可以邊自然呼吸，邊閉上眼睛，靜靜感受身心靈沈澱的感覺。
記得身體的每一處都不能有壓力，以便舒服持久地進行下去。

效果
- 提高內臟機能
- 舒緩腰痛
- 緩和眼睛疲勞
- 使心情穩定

易 ★☆☆☆☆ 難

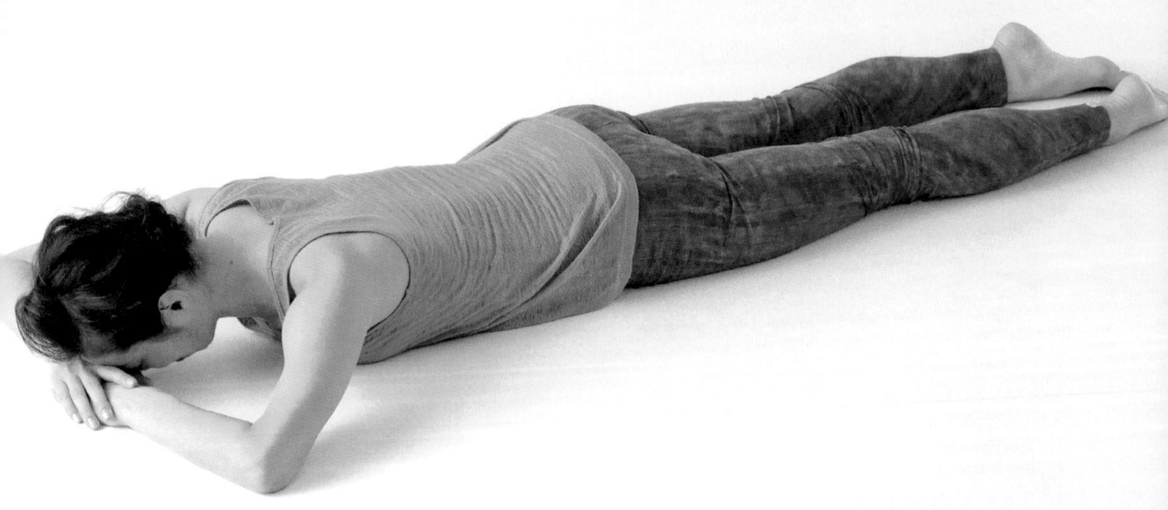

趴在地上，雙手墊在額頭下方

趴下後雙腳打開與腰同寬，把腿伸直。腿的力量放鬆，將腳尖碰在一起。雙手交疊，將額頭墊在上方。

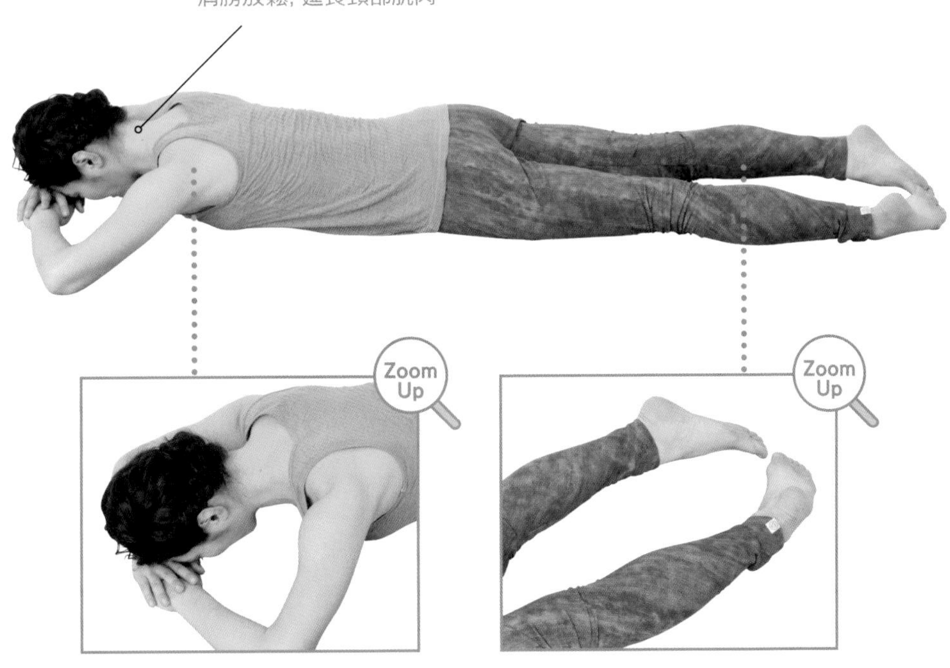
肩膀放鬆，延長頸部肌肉
Zoom Up
Zoom Up

肩膀不要抬高，放輕鬆，把手交疊起來。輕輕閉上眼睛。

腳尖彼此靠近，腳跟朝外放鬆。

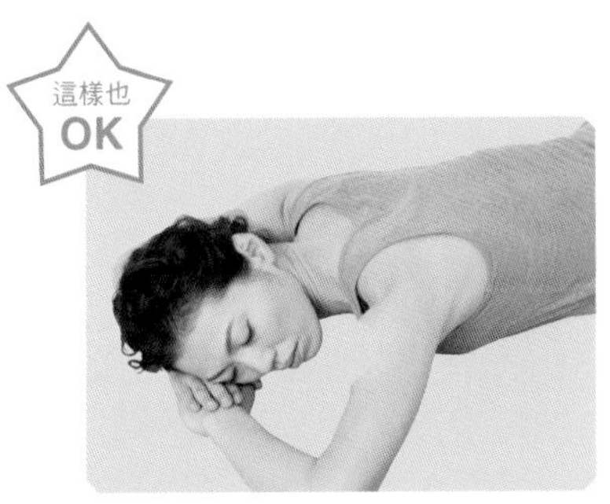
這樣也 OK

也可以把手枕在太陽穴或臉頰上。

攤屍式 27

Savasana

「Sava」是「屍體」的意思。

這是一個如生命走到盡頭的屍體，靜靜仰躺在地上的體位法，能讓緊繃的身心放鬆。

練習時要保持清醒，不要睡著，維持自然的呼吸。

試著去感受神經穩定下來、壓力解除後的深層放鬆感。

效果

- 舒緩眼睛疲勞
- 消除壓力
- 使心情放鬆

易 ★☆☆☆☆ 難

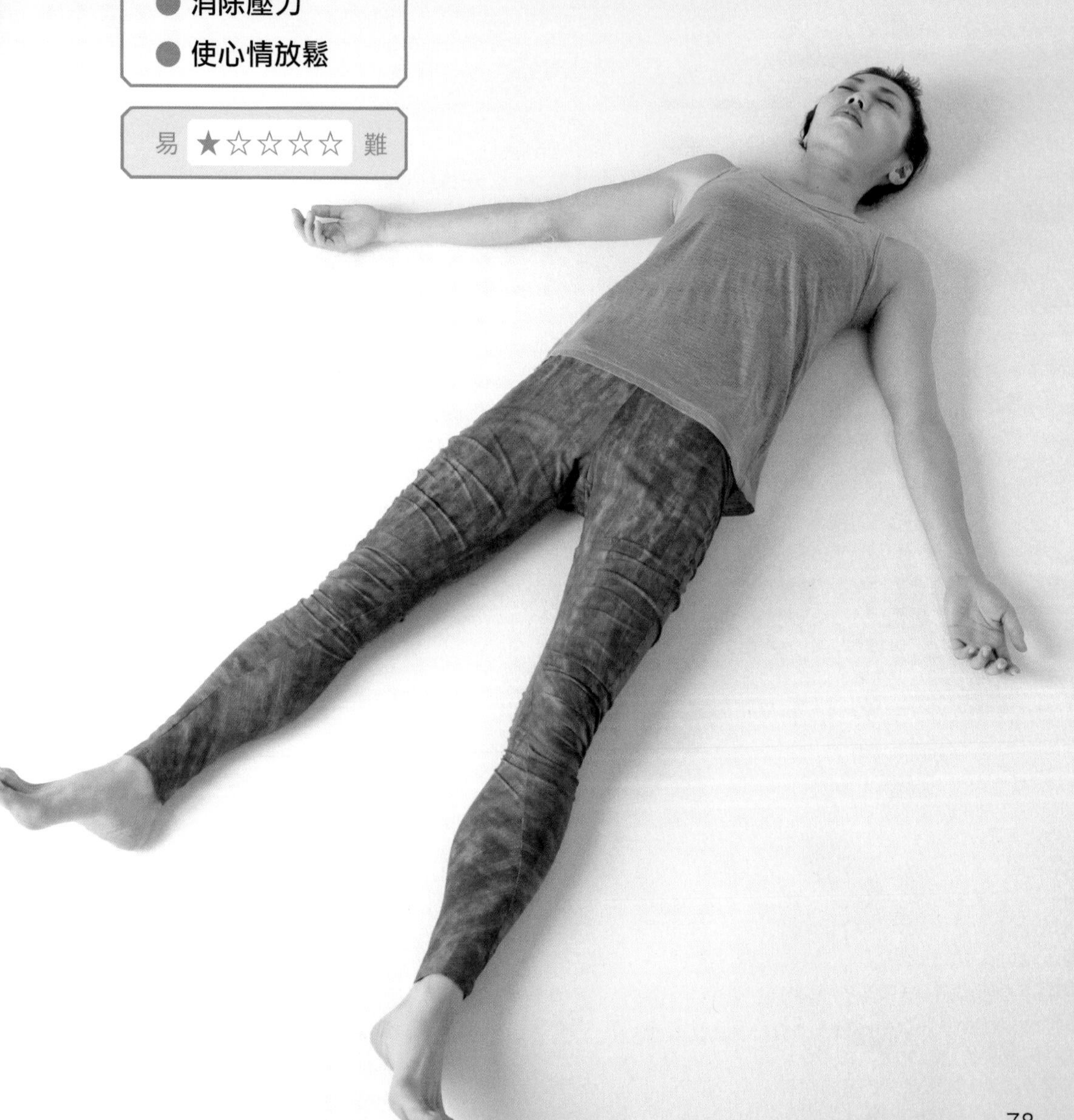

1 仰躺後把腰伸直

仰躺後膝蓋立起，手放在臀部下方。讓坐骨往腳的方向移動，伸展腰部。

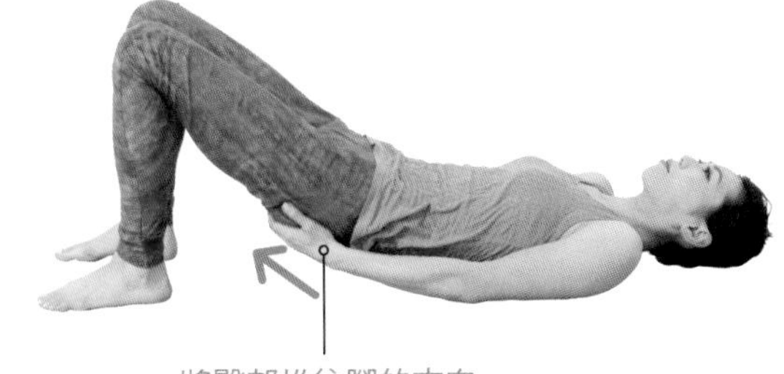
將臀部推往腳的方向，
並注意腰不要內凹

2 雙手雙腳伸直，全身力氣放鬆

將左右腳陸續伸直。手臂打開，離腋下一個拳頭寬。閉上眼睛放鬆。

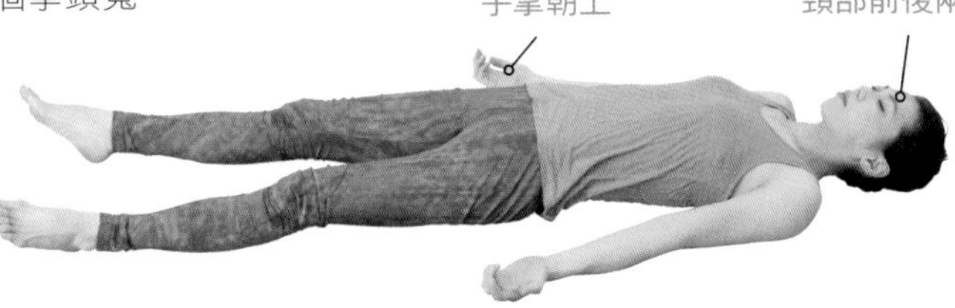
手掌朝上
額頭與下巴在同樣的高度。伸展頸部前後兩側

輔具

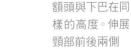

將瑜伽毯置於坐骨下方

腰會反折時，可以將瑜伽毯墊在坐骨下方，減輕負擔。

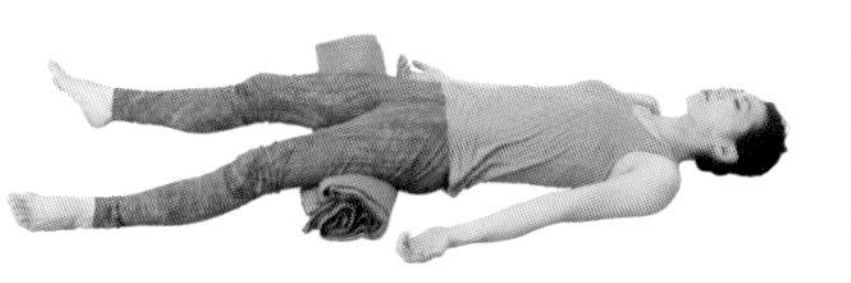

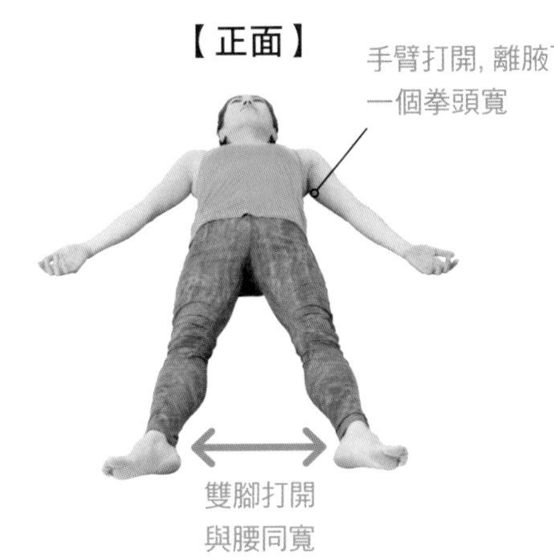
【正面】
手臂打開，離腋下一個拳頭寬
雙腳打開與腰同寬

終極體位法 攤屍式

在本書中，攤屍式的難易度被歸類於「易」是指姿勢最容易，但在現實中要學好攤屍式其實是最困難的。因為想藉由意識的放鬆，讓身心維持平靜，沒有一定的訓練與基礎是很難達成的。

攤屍式的要點

- 身體左右對稱，重心均勻落在全身
- 持續自然的呼吸，意識集中在精神上
- 持續 5 分鐘以上。待所有的瑜伽練習結束後，最好能維持 10 分鐘左右的攤屍式。
- 解除體式時，動作要輕緩。溫柔地動一動手腳，將膝蓋立起來，翻到右側起身。

專欄

什麼是梵咒？

～咒語的能量～

梵咒（Mantra）又被翻譯為「冥想的工具」。瑜伽修行者會藉由反覆唱誦具有神聖音聲的梵語短句，使意識清明、加深冥想（梵咒冥想→ P.213）。

除了唸出聲音或在心裡默念以外，瑜伽修行者們還會抄寫梵咒，稱為「Likhita Japa」。方法是在一開始就決定要唱誦的時間或份量，然後集中精神不斷書寫，又叫作「書寫冥想」。據說透過書寫集中精神，就會更容易感受到效果。

初學者若要唱誦梵咒，建議先唸出聲音以集中精神，並用耳朵去感受聲音，接著再慢慢降低音量，最後於心中默念。

梵咒除了擁有耳朵能聽到的「音」以外，還具有超越物理聲音的「波長能量」。唱誦的時候，若能一邊感受每個音節的波長，引導出句子的能量，一邊專心、虔誠地複誦，梵咒就會綻放出光芒，使波長舒服地在五感中迴盪。

長時間唱誦梵咒，能讓左腦負責處理語言的部份封閉起來，提高集中力，進入更深層的無意識冥想狀態。這時，聲音的波長就會浸透內在與外在，使自我及宇宙融而為一，帶領修行者進入波長與思緒水乳交融（梵我如一）的境界。

Basic to Advanced Poses

基礎～進階體位法

這個單元一共分為「站位」、「坐位」、「手臂平衡」、「後仰」、「倒立」等類別, 適合有瑜伽經驗的人。透過每天練習, 就能提高柔軟度、肌力、平衡感, 為正確的高難度姿勢立下基礎。

手抓腳趾前彎式 28

Padangusthasana

「Pada」是腳的意思,「angustha」是「拇趾」。
這是一個站姿前彎的體位法, 能讓血液流往腦部, 使頭腦神清氣爽。
還有另一個腳踩手掌前彎式 (P.83) 與此類似, 但難度更高,
必須將腳踩在手上, 讓手掌與腳掌合起來。

效果

- 培養平衡感
- 矯正姿勢
- 使心情穩定
- 消除便秘

易 ☆★☆☆☆ 難

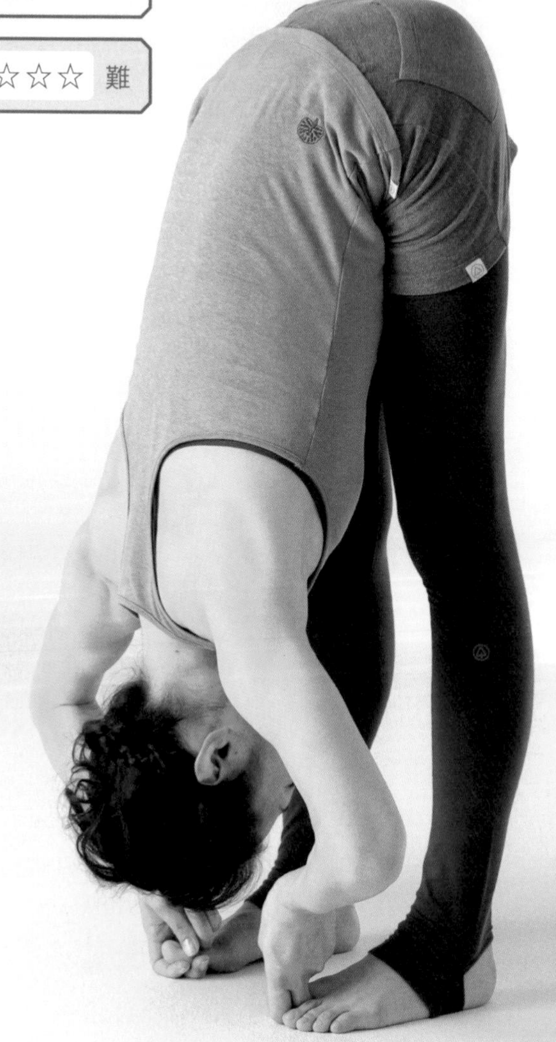

1 雙腳打開與腰同寬

以山式 (P.32) 站好, 雙腳打開與腰同寬。

雙腳與腰部同寬

2 勾住腳拇趾

邊吐氣邊前彎, 雙手勾住兩腳的拇指。膝蓋打直, 伸展腰部, 讓上半身維持筆直。

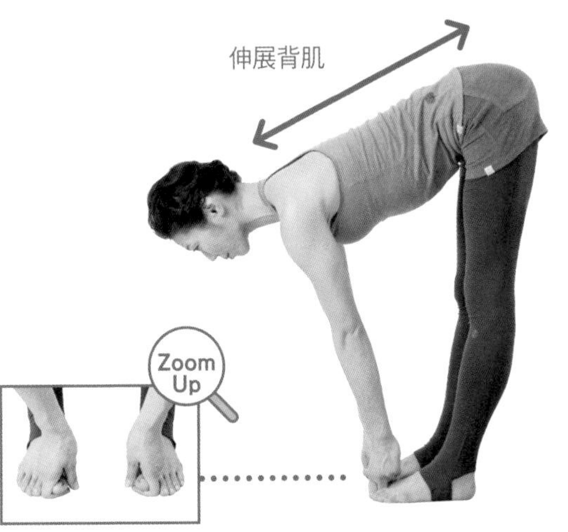
伸展背肌
Zoom Up

將食指伸進腳拇趾與腳食指中間, 把腳拇趾勾起來。

雙肩不要靠近耳朵, 頸部伸長

手肘向兩側牽引

3 手肘彎區, 加深前彎

邊吐氣邊將手肘朝外側彎曲, 然後慢慢讓頭靠近雙腳。腰不要拱起, 讓背肌持續伸展並向前彎。

變化型

腳踩手掌前彎式

Padahastasana

腳踩手掌, 讓手心與腳底貼在一起。「hasta」是「手」的意思。這個體位法需要更高的柔軟度。

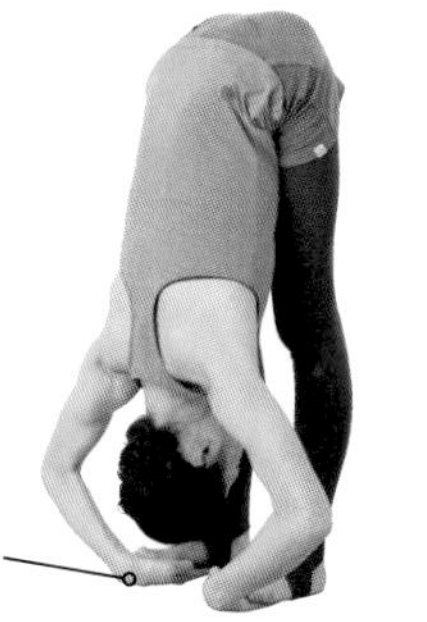

手臂貼在地板上

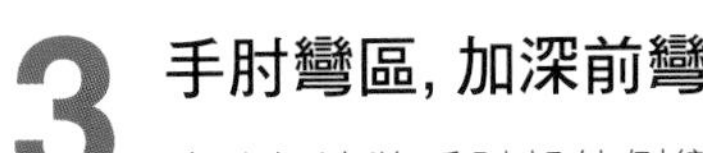

椅式 29

Utkatasana

這是一個像坐在椅子上的體位法。
「Utka」是「用力、激烈」的意思。
臀部往後坐又要長時間保持平衡是很困難的, 因此強度很高。
能鍛鍊腳踝、大腿等整條腿的肌肉, 並改善肩膀痠痛。

效果
- 讓雙腿變緊實
- 強化核心肌群
- 提高集中力

易 ☆★☆☆☆ 難

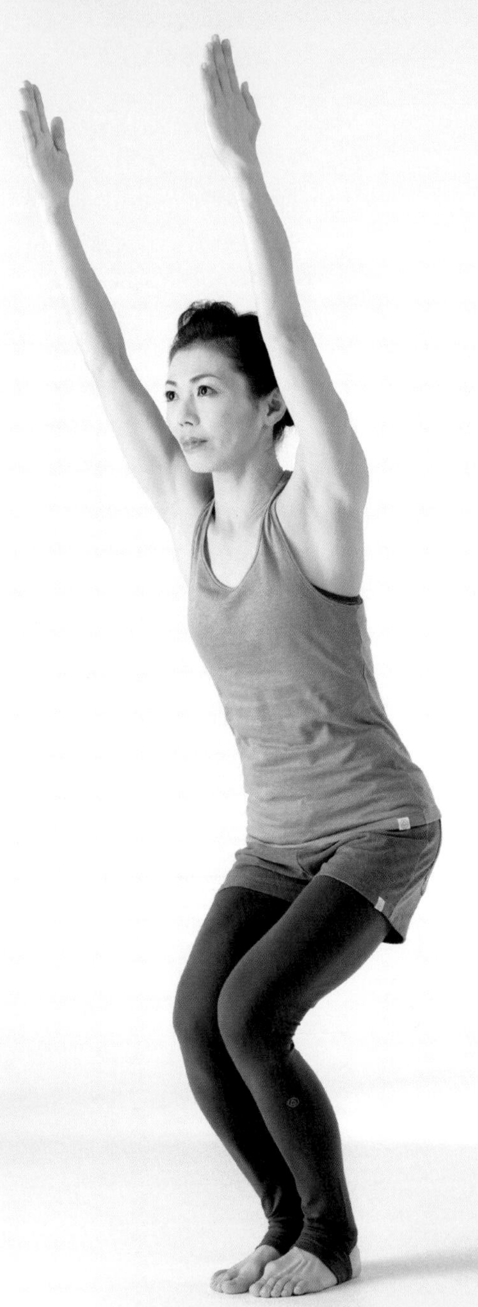

1 雙腳併攏立正

以山式 (P.32) 站好。

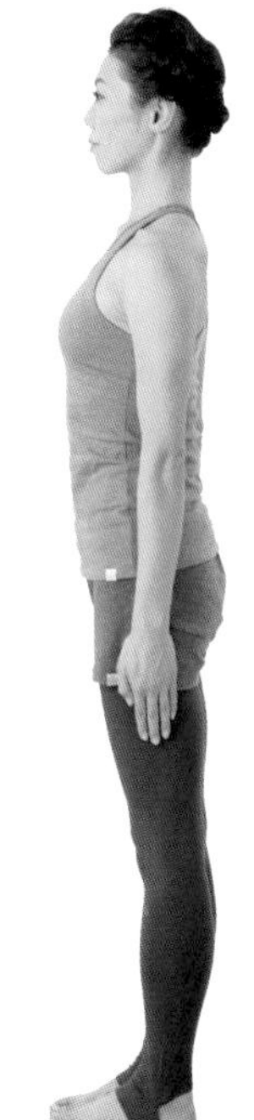

2 雙手插腰，臀部往後坐

雙手插腰，膝蓋彎曲，讓臀部盡量往後坐，背部維持挺直。

背部維持一直線

膝蓋用力夾緊，能鍛鍊大腿的肌肉

骨盆立起

3 雙手舉高

將雙手舉高，手指到尾骨呈一直線。

讓上半身到手指直直地延伸

頭不往前傾

重心均勻落在腳底

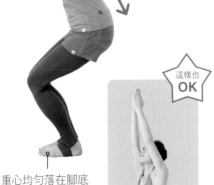

這樣也OK

雙手合掌，看向上方

變化型

扭轉椅式

Parivrtta Utkatasana

「Parivrtta」是扭轉的意思。在胸前合掌，扭轉身體。左右都要進行。

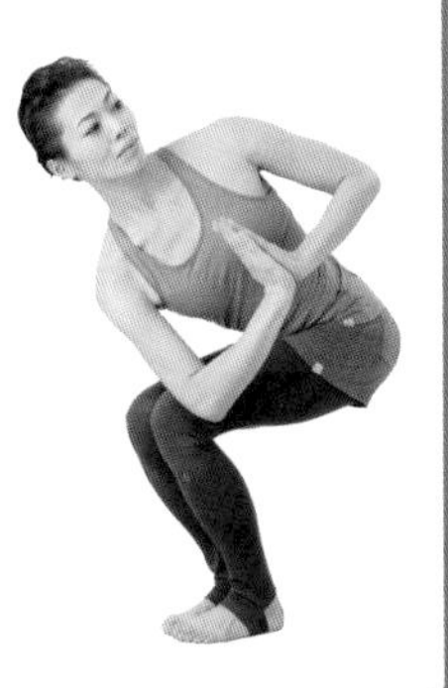

英雄式 I 30

Virabhadrasana I

濕婆是印度神話三大神祇之中的破壞之神,「Virabhadra」則是他的化身。
這是一個模仿英雄勇於面對敵人, 英勇踏出步伐的體位法,
能提高身心能量, 令人渾身充滿幹勁。

效果

- 提高髖關節的柔軟度
- 強化背肌
- 讓心情樂觀積極
- 提高身體的能量

易 ☆☆★☆☆ 難

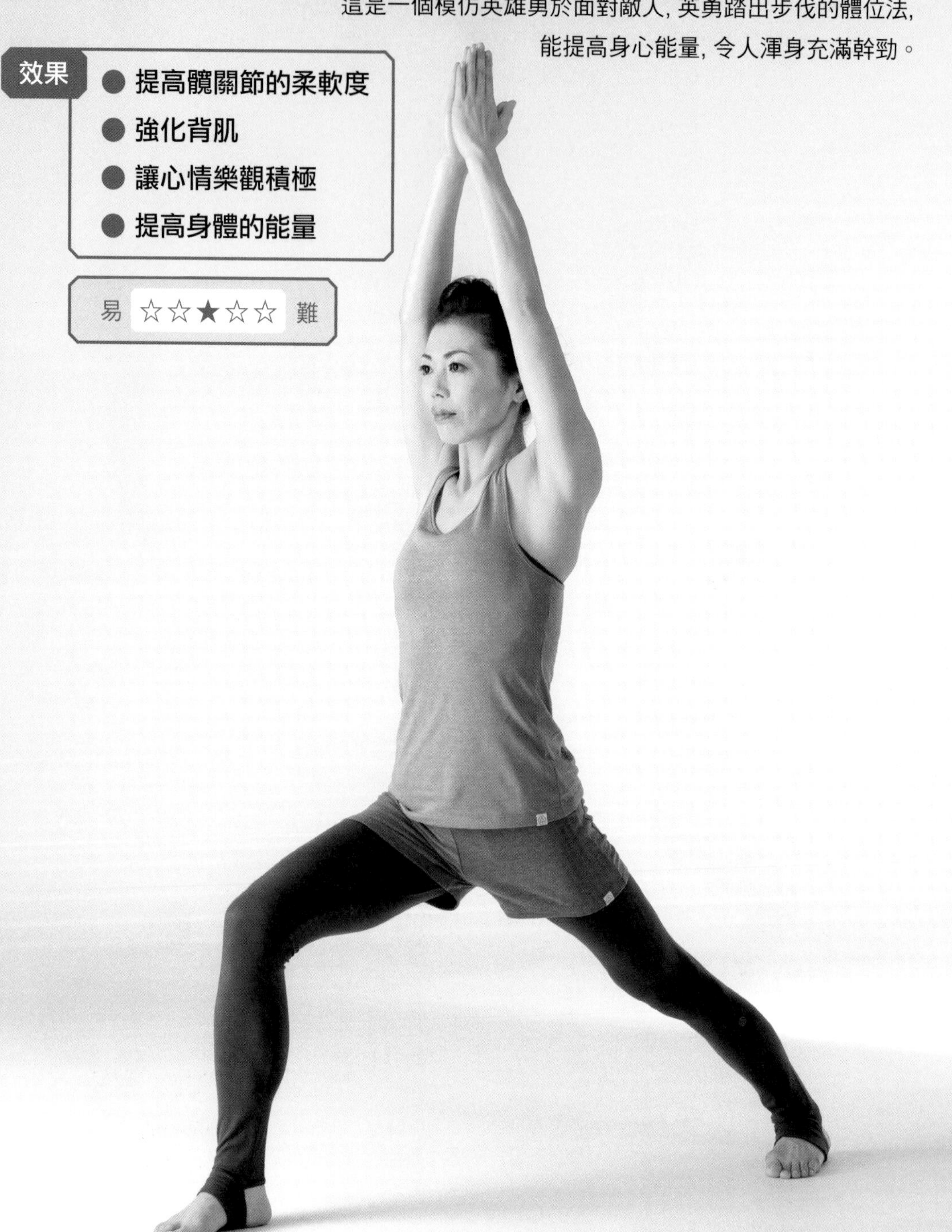

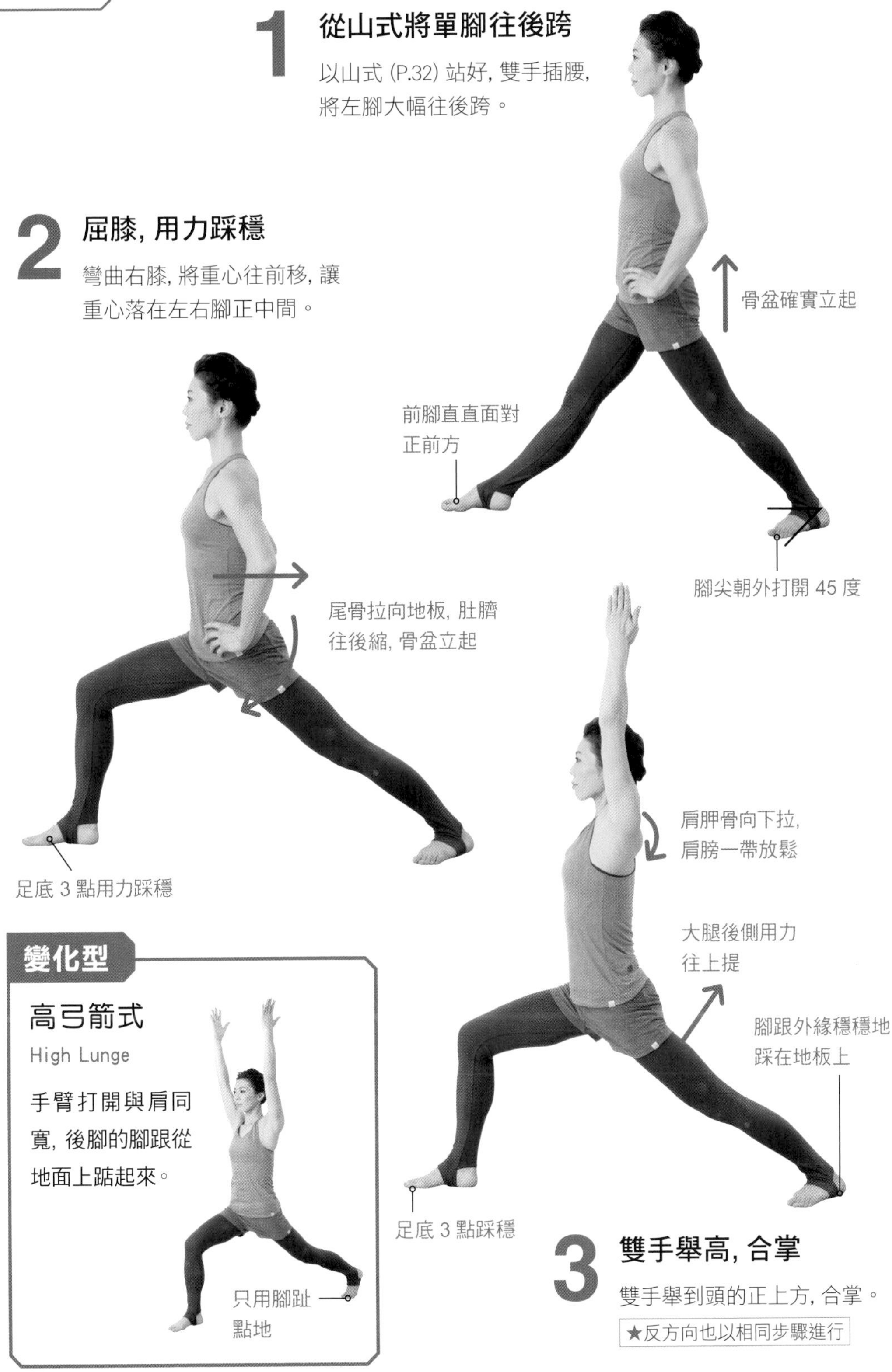
1 從山式將單腳往後跨
以山式 (P.32) 站好, 雙手插腰, 將左腳大幅往後跨。
骨盆確實立起
前腳直直面對正前方
腳尖朝外打開 45 度
2 屈膝, 用力踩穩
彎曲右膝, 將重心往前移, 讓重心落在左右腳正中間。
尾骨拉向地板, 肚臍往後縮, 骨盆立起
足底 3 點用力踩穩
肩胛骨向下拉, 肩膀一帶放鬆
大腿後側用力往上提
腳跟外緣穩穩地踩在地板上
足底 3 點踩穩
3 雙手舉高, 合掌
雙手舉到頭的正上方, 合掌。
★反方向也以相同步驟進行
變化型
高弓箭式
High Lunge
手臂打開與肩同寬, 後腳的腳跟從地面上踮起來。
只用腳趾點地

三角式 31

Utthita Trikonasana

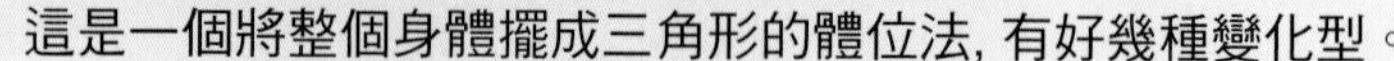

這是一個將整個身體擺成三角形的體位法, 有好幾種變化型。

Utthita是「遍布」的意思,「Trikona」是「三角」。

左右平均練習, 能恰到好處地按摩大腿及臀部肌肉, 使雙腿線條勻稱。

若手碰不到地板, 可以握住腳踝。

效果

- 強化核心肌群
- 提高髖關節的柔軟度
- 鍛鍊身體側邊
- 使心情穩定

易 ☆☆★☆☆ 難

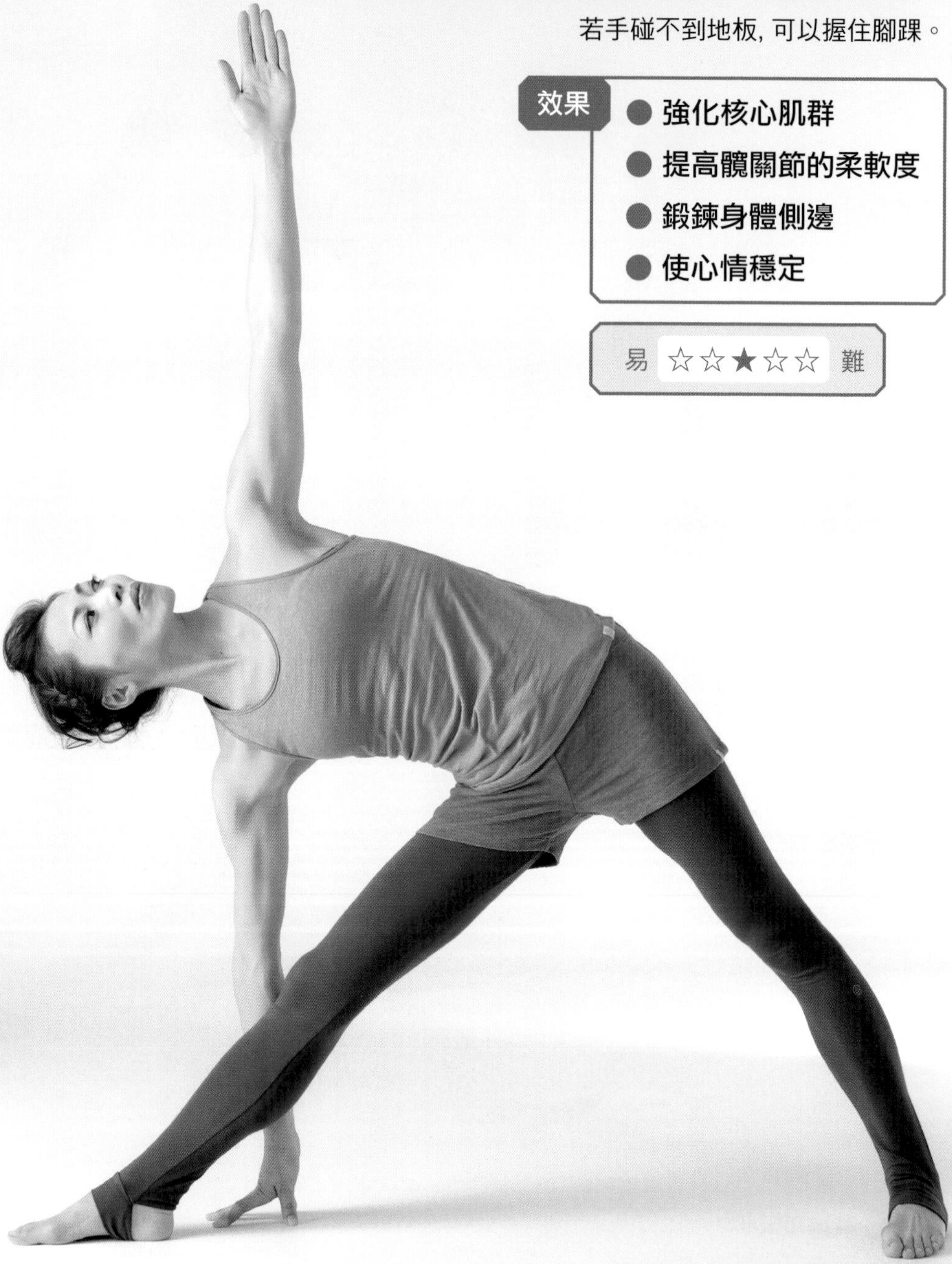

1 將手臂、雙腿大幅展開並站好

以山式 (P.32) 站好，雙腳左右大幅跨開，雙手展開至肩膀的高度。

2 上半身倒向側邊

視線維持不變，邊吐氣邊將上半身緩緩倒向右側。注意別讓肚臍的方向改變，以便確實伸展身體右側。

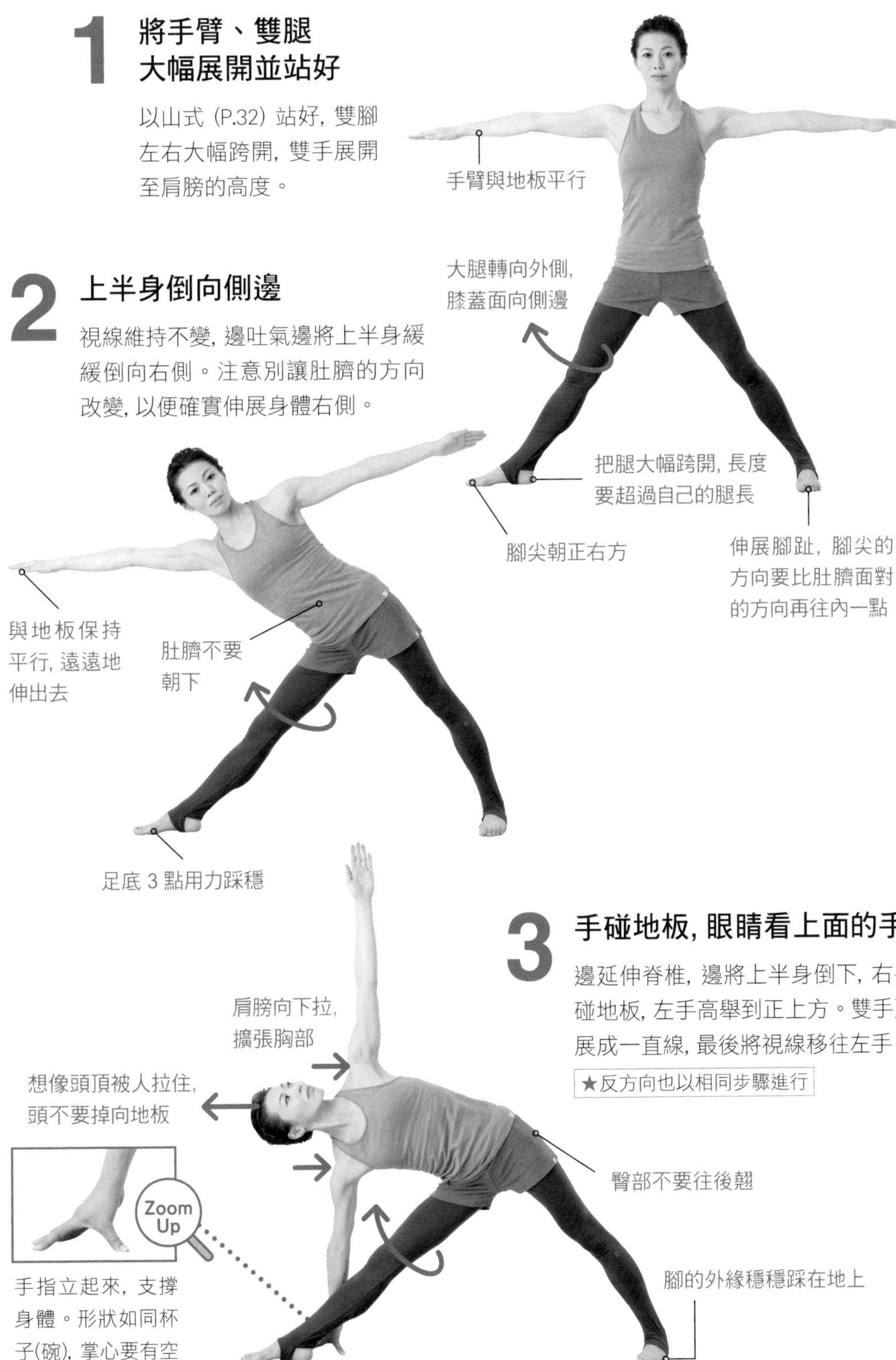
手臂與地板平行
大腿轉向外側，膝蓋面向側邊
把腿大幅跨開，長度要超過自己的腿長
腳尖朝正右方
伸展腳趾，腳尖的方向要比肚臍面對的方向再往內一點
與地板保持平行，遠遠地伸出去
肚臍不要朝下
足底 3 點用力踩穩
肩膀向下拉，擴張胸部
想像頭頂被人拉住，頭不要掉向地板
Zoom Up
臀部不要往後翹
腳的外緣穩穩踩在地上
手指立起來，支撐身體。形狀如同杯子(碗)，掌心要有空間。

3 手碰地板，眼睛看上面的手

邊延伸脊椎，邊將上半身倒下，右手碰地板，左手高舉到正上方。雙手延展成一直線，最後將視線移往左手。

★反方向也以相同步驟進行

扭轉三角式 32

Parivrtta Trikonasana

「Parivrtta」是「旋轉、翻轉」的意思,「Trikona」是三角,
這是一個在三角式 (P.88) 中加入扭轉動作的體位法,
藉由扭轉腹部按摩內臟,能使內臟機能活化。
它還能伸展大腿後側與臀部,讓下半身變緊實。

效果
- 矯正脊椎
- 強化核心肌群
- 提高大腿後側的柔軟度
- 讓心情積極樂觀

易 ☆☆☆★☆ 難

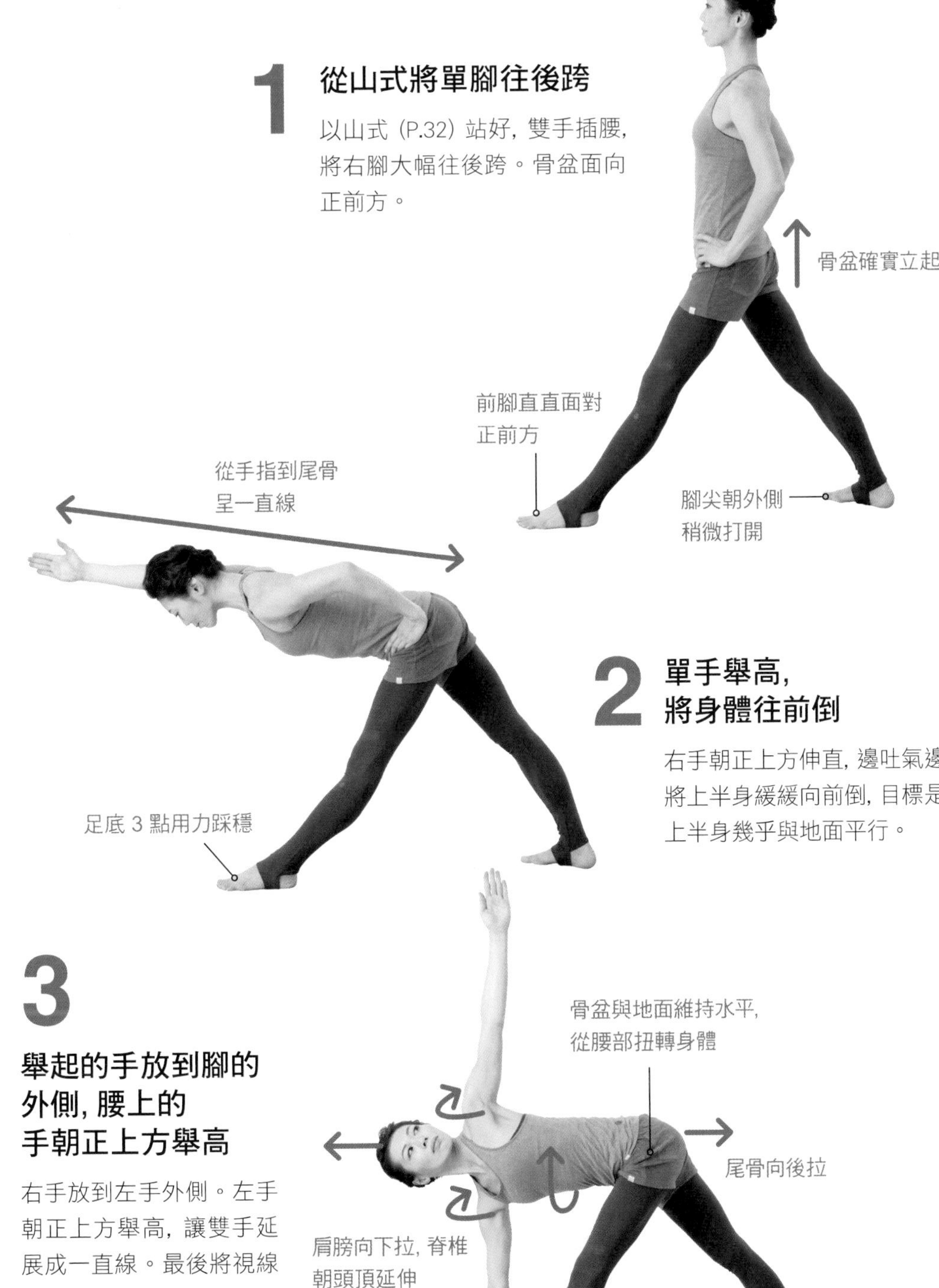
骨盆確實立起
前腳直直面對
正前方
腳尖朝外側
稍微打開
從手指到尾骨
呈一直線
足底 3 點用力踩穩
骨盆與地面維持水平,
從腰部扭轉身體
尾骨向後拉
肩膀向下拉, 脊椎
朝頭頂延伸
手可以呈杯子狀
(P.89)

1 從山式將單腳往後跨

以山式 (P.32) 站好, 雙手插腰, 將右腳大幅往後跨。骨盆面向正前方。

2 單手舉高, 將身體往前倒

右手朝正上方伸直, 邊吐氣邊將上半身緩緩向前倒, 目標是上半身幾乎與地面平行。

3 舉起的手放到腳的外側, 腰上的手朝正上方舉高

右手放到左手外側。左手朝正上方舉高, 讓雙手延展成一直線。最後將視線移往左手。

★反方向也以相同步驟進行

英雄式 II 33

Virabhadrasana II

讚頌印度教三大神祇之一，濕婆化身「Virabhadra」的體位法。
英雄式 II 相當受歡迎，不分派別，幾乎人人都很熟悉。
它能穩定下盤，適合為身體建立基礎。
是學會高難度平衡體位法的敲門磚。

效果
- 讓雙腿緊實
- 提高髖關節的柔軟度
- 舒緩肩膀痠痛
- 緩和腰痛

易 ☆☆★☆☆ 難

1 從山式將單腳往後跨

以山式（P.32）站好，將雙腳左右大幅跨開，同時把手展開，舉到肩膀的高度。

手臂與地面平行
大腿轉向外側，膝蓋也朝向同一側
伸展腳趾，腳尖的方向要比肚臍面對的方向再往內一點
腳尖朝正右方
雙腿大幅張開，讓腳剛好位於手腕下方

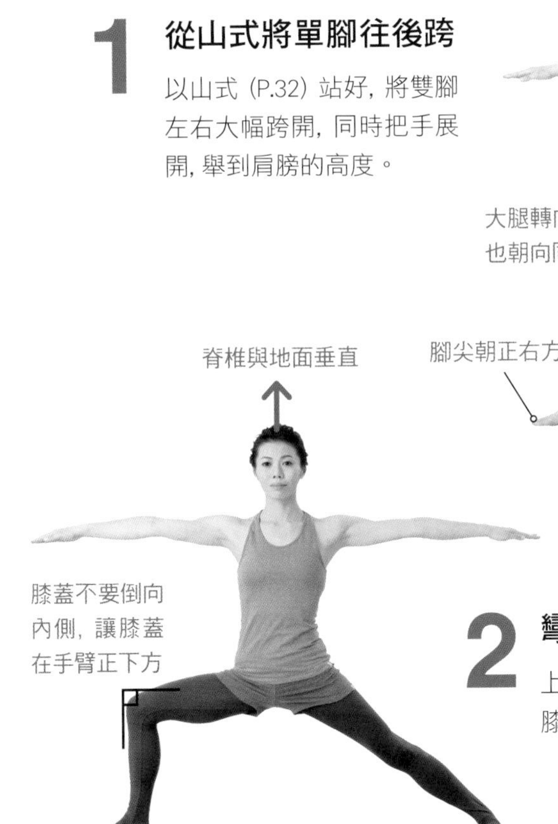
脊椎與地面垂直
膝蓋不要倒向內側，讓膝蓋在手臂正下方

2 彎曲一邊的膝蓋

上半身維持不動，右腳彎曲。膝蓋要彎將近 90 度。

3 把頭轉向踏出的那隻腳

姿勢維持不變，將視線移往右手，下巴收緊。

★反方向也以相同步驟進行

變化型

反轉英雄式

Viparita Virabhadrasana II

從英雄式 II 讓身體大幅後彎。「Viparita」是「逆向」的意思。

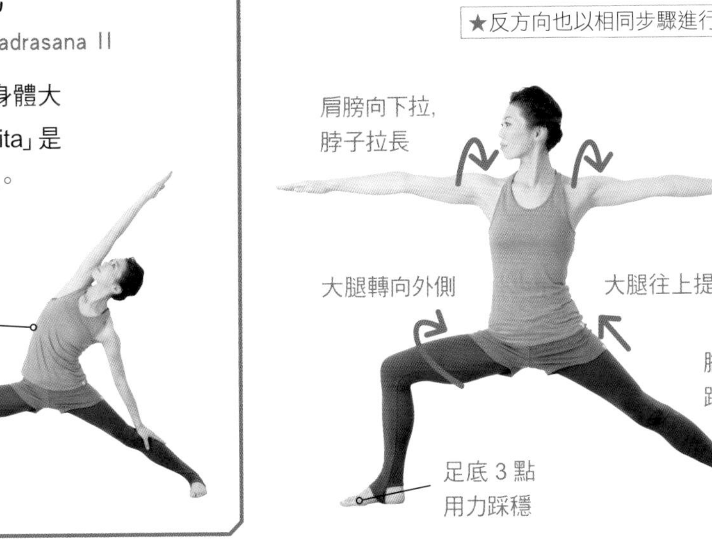
用力伸展身體側邊
肩膀向下拉，脖子拉長
大腿轉向外側
大腿往上提
腳的外緣要踩在地板上
足底 3 點用力踩穩

伸展斜三角式 34

Utthita Parsvakonasana

「Utthita」是「用力伸展」的意思,「Parsva」是「側腹」,「kona」是「角」。
這是一個讓全身大幅延展, 藉此拉伸身體側邊的體位法。
訣竅是想像身體被牆壁前後包夾, 並維持斜斜的直線。
具有矯正脊椎及骨盆歪斜的功效。

效果
- 鍛鍊身體側邊
- 強化核心肌群
- 提高髖關節的柔軟度
- 讓心情變積極

易 ☆☆★☆☆ 難

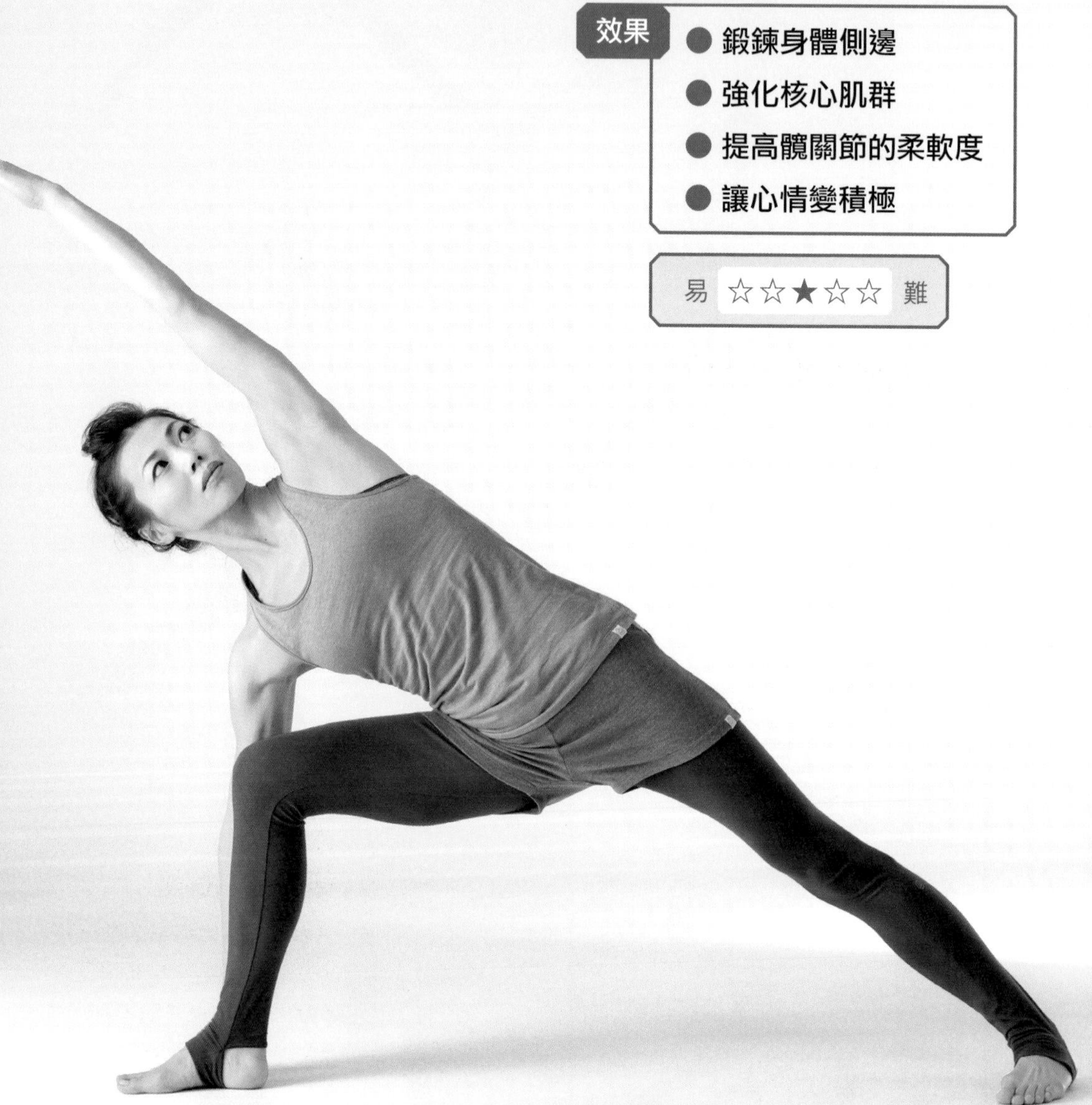

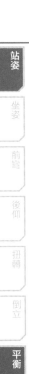

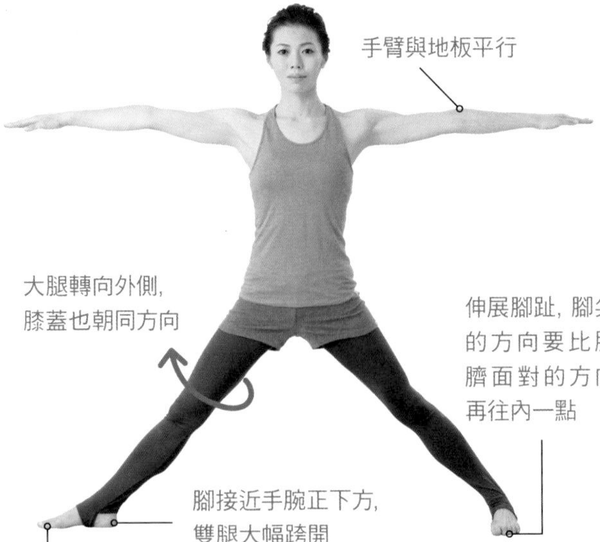

手臂與地板平行
大腿轉向外側，
膝蓋也朝同方向
伸展腳趾，腳尖
的方向要比肚
臍面對的方向
再往內一點
腳接近手腕正下方，
雙腿大幅跨開
腳尖朝正右方

1 將手臂、雙腿大幅展開並站好

以山式（P.32）站好，雙腳左右大幅跨開，雙手展開至肩膀的高度。

脊椎與地面垂直
膝蓋與腳跟在
手臂正下方

2 彎曲一邊的膝蓋

上半身維持不動，右腳彎曲。膝蓋要彎將近 90 度。

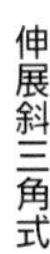

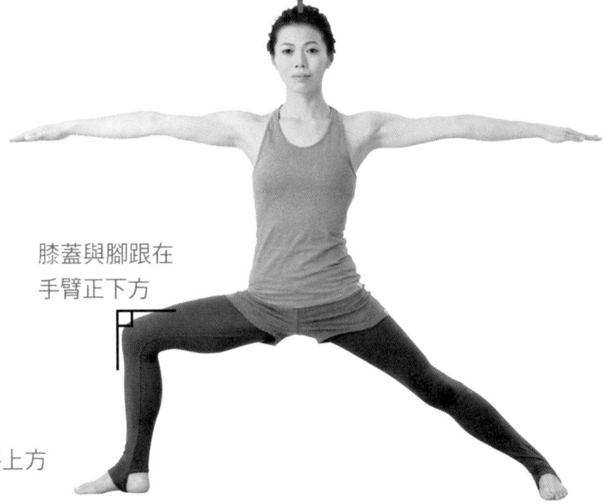

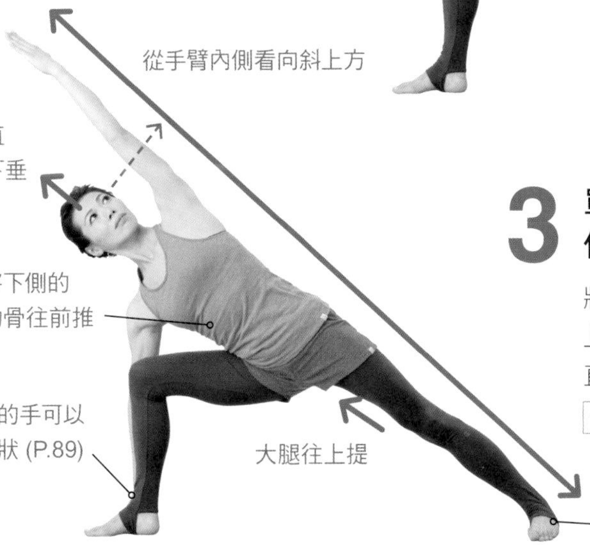

從手臂內側看向斜上方
頭部打直
不要往下垂
將下側的
肋骨往前推
撐地的手可以
呈杯狀（P.89）
大腿往上提
腳的外緣確實
踩在地板上

3 單手點地，伸展身體側邊

將右手置於右腳外側的地板上。左手指尖到左腳根呈一直線，大幅伸展身體外側。

★反方向也以相同步驟進行

扭轉側角式 35

Parivrtta Parsvakonasana

「Parivrtta」是「旋轉」的意思, 代表扭轉身體。
這是一個在伸展斜三角式 (P.94) 中加入扭轉動作的體位法。
它和扭轉三角式 (P.90) 類似, 但強度稍高。
能刺激大腿和小腿肚, 讓雙腿勻稱緊實。

效果

- 矯正骨盆
- 矯正脊椎
- 伸展身體側邊
- 心情樂觀積極

易 ☆☆☆★☆ 難

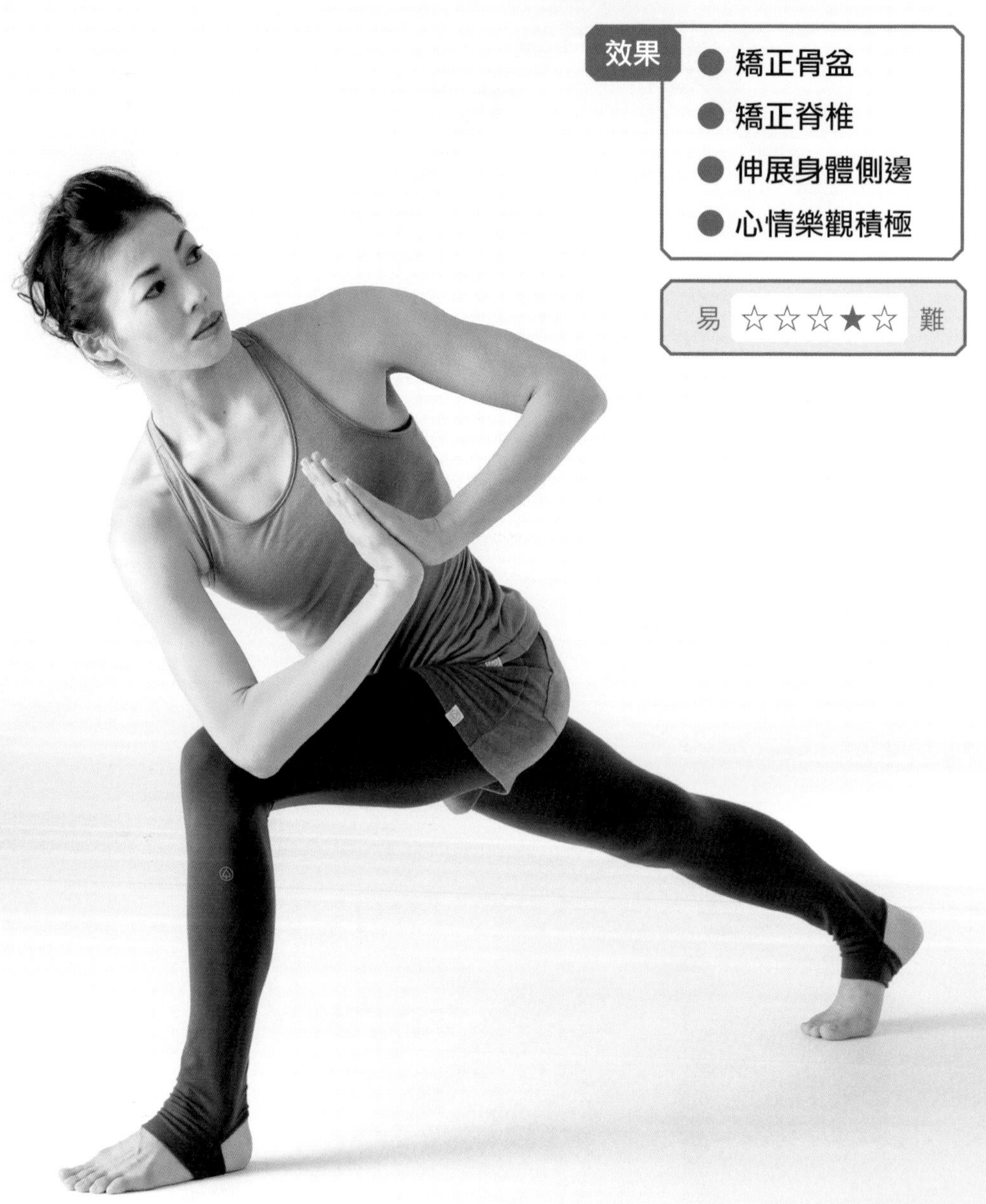

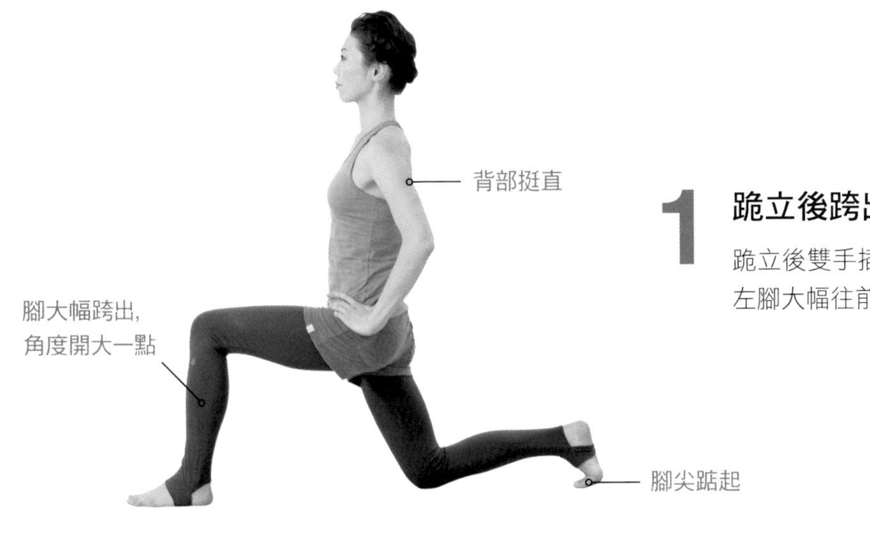
背部挺直
腳大幅跨出，
角度開大一點
腳尖踮起

1 跪立後跨出單腳

跪立後雙手插腰，腳尖踮起，左腳大幅往前跨。

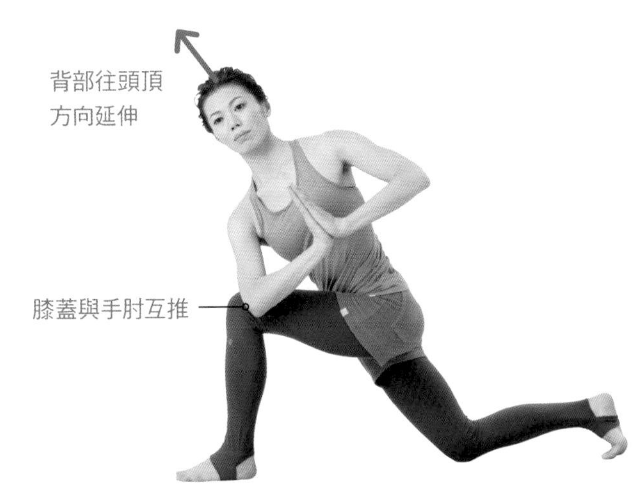
背部往頭頂
方向延伸
膝蓋與手肘互推

2 合掌，扭轉上半身

雙手於胸前合掌。邊傾斜上半身，邊向左扭轉，右手肘置於左膝外側。

3 伸展後腿的膝蓋

將重心稍微往前挪，伸直後腿的膝蓋。

★反方向也以相同步驟進行

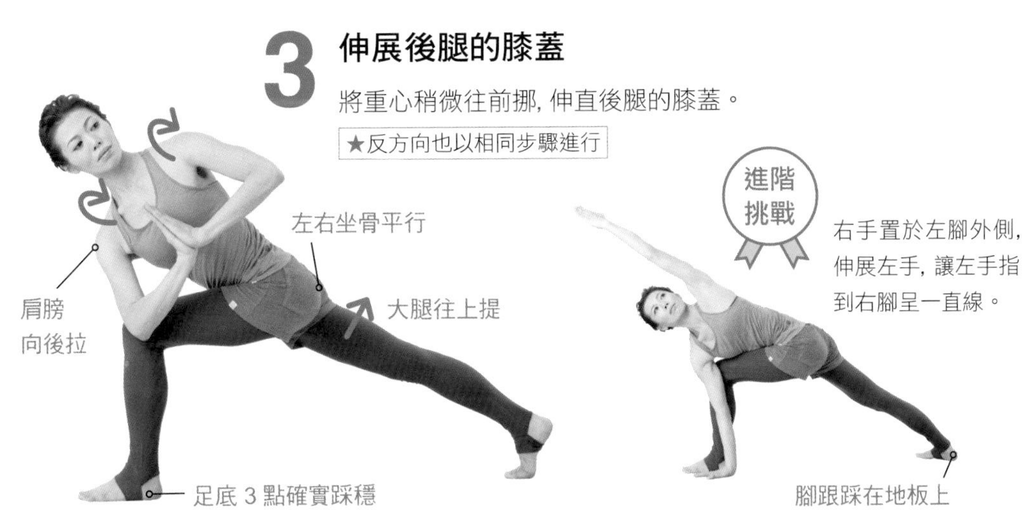
左右坐骨平行
肩膀
向後拉
大腿往上提
足底 3 點確實踩穩
進階
挑戰
腳跟踩在地板上

右手置於左腳外側，伸展左手，讓左手指到右腳呈一直線。

半月式 36

Ardha Chandrasana

「Ardha」是「一半」的意思,「Chandra」是「月亮」。將舉高的手、懸空的腳、重心腳、點在地上的手連接起來,會形成一條如半月般的弧形,也就是名稱的由來。練習的訣竅在於邊感受骨盆的重心,邊保持平衡。

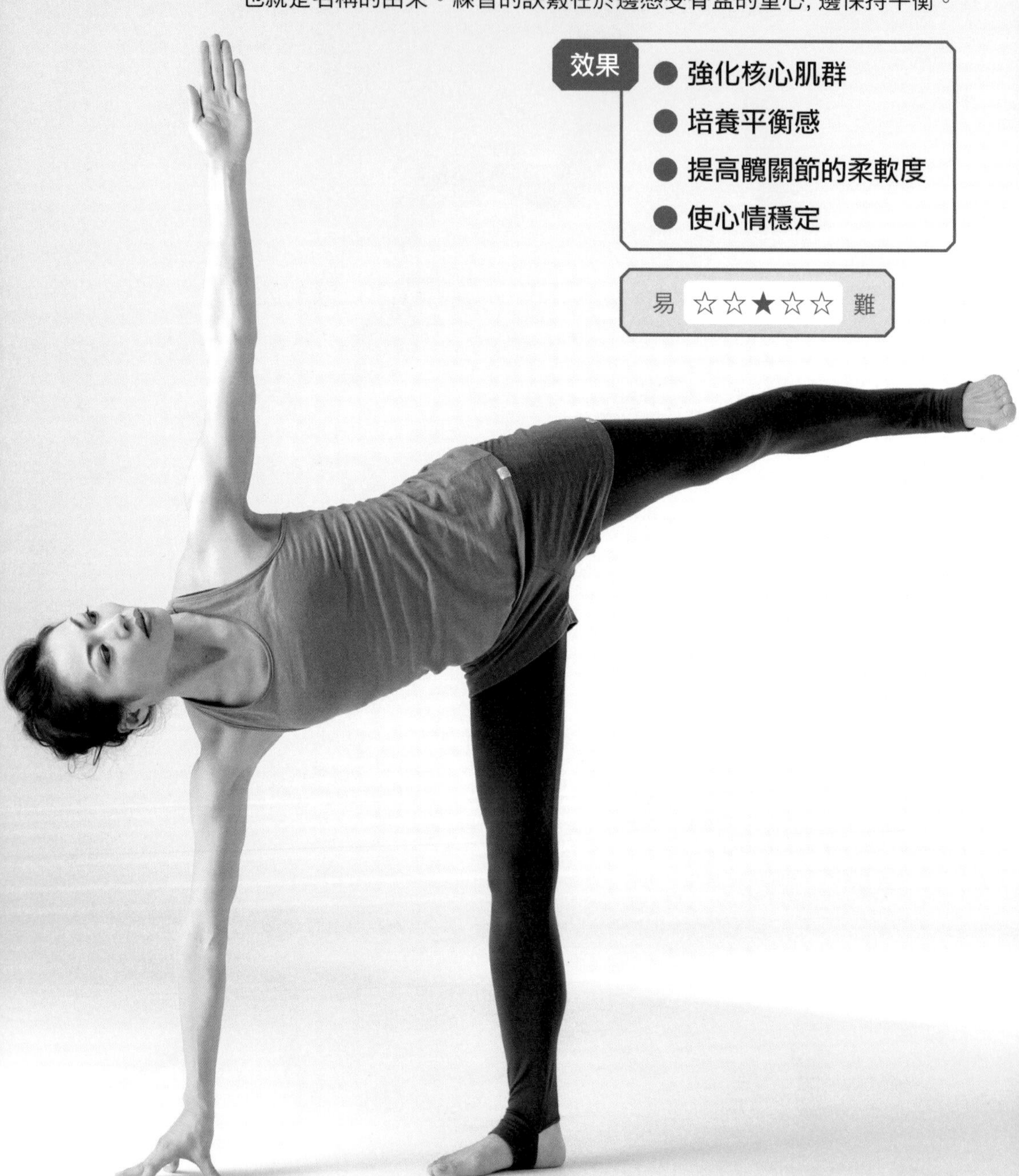

效果

- 強化核心肌群
- 培養平衡感
- 提高髖關節的柔軟度
- 使心情穩定

易 ☆☆★☆☆ 難

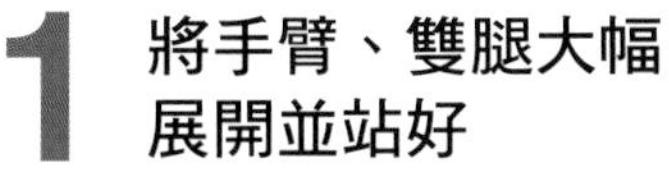

1 將手臂、雙腿大幅展開並站好

以山式 (P.32) 站好, 雙腳左右大幅跨開, 同時將雙手展開至肩膀高度。

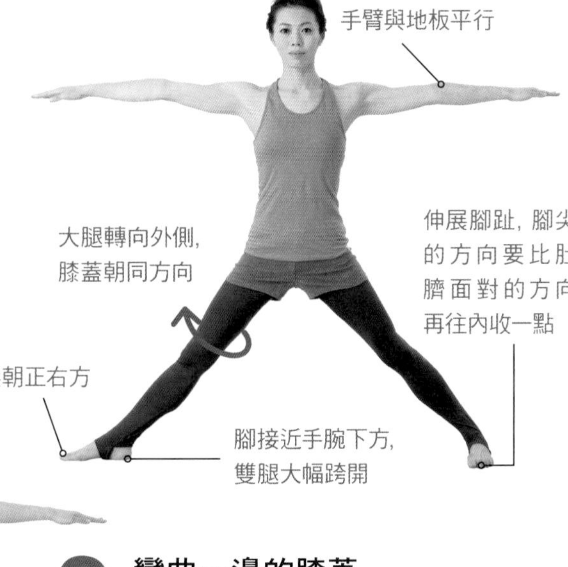
手臂與地板平行
大腿轉向外側,
膝蓋朝同方向
伸展腳趾, 腳尖的方向要比肚臍面對的方向再往內收一點
腳尖朝正右方
腳接近手腕下方,
雙腿大幅跨開

脊椎與地面垂直

膝蓋在手臂正下方

2 彎曲一邊的膝蓋

上半身維持不動, 右腳彎曲。膝蓋要彎將近 90 度。

3 單手點地, 另一隻手插腰

右手擺在右腳尖外側, 左手插腰, 重心移往右腳。

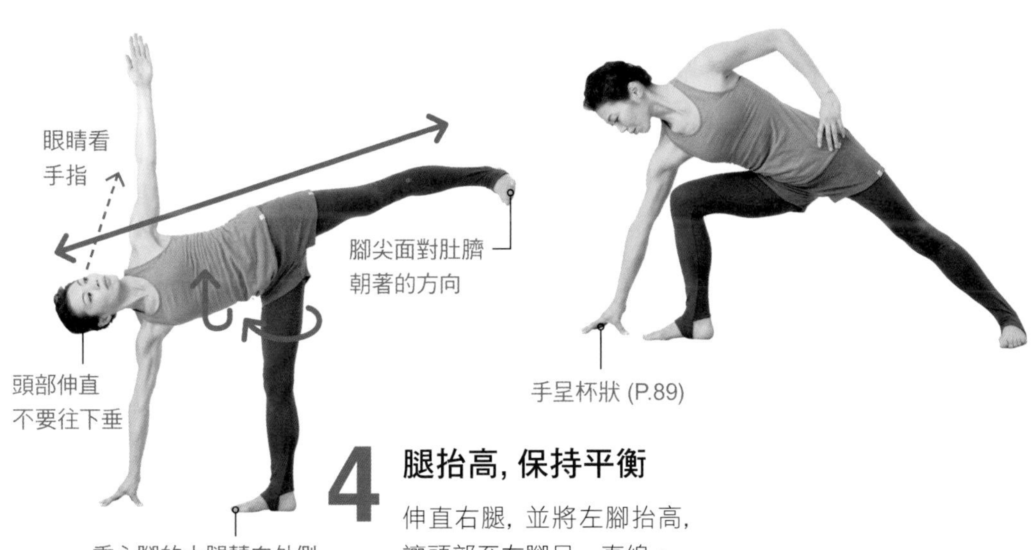
眼睛看
手指
腳尖面對肚臍
朝著的方向
頭部伸直
不要往下垂
手呈杯狀 (P.89)
重心腳的大腿轉向外側,
足底 3 點踩穩地板

4 腿抬高, 保持平衡

伸直右腿, 並將左腳抬高, 讓頭部至左腳呈一直線。

★反方向也以相同步驟進行

扭轉半月式 37

Parivrtta Ardha Chandrasana

將半月式 (P.98) 加入扭轉, 保持平衡。

「Parivrtta」是「旋轉」的意思,「Ardha」是「一半」,「Chandra」是「月亮」。

將伸展出去的雙手雙腳連接起來, 就會形成半月狀的弧形。

這個動作必須一邊扭轉身體, 一邊保持平衡, 因此較適合進階者。

效果
- 培養平衡感
- 鍛鍊整條腿
- 心情會積極樂觀
- 提高內臟機能

易 ☆☆☆★☆ 難

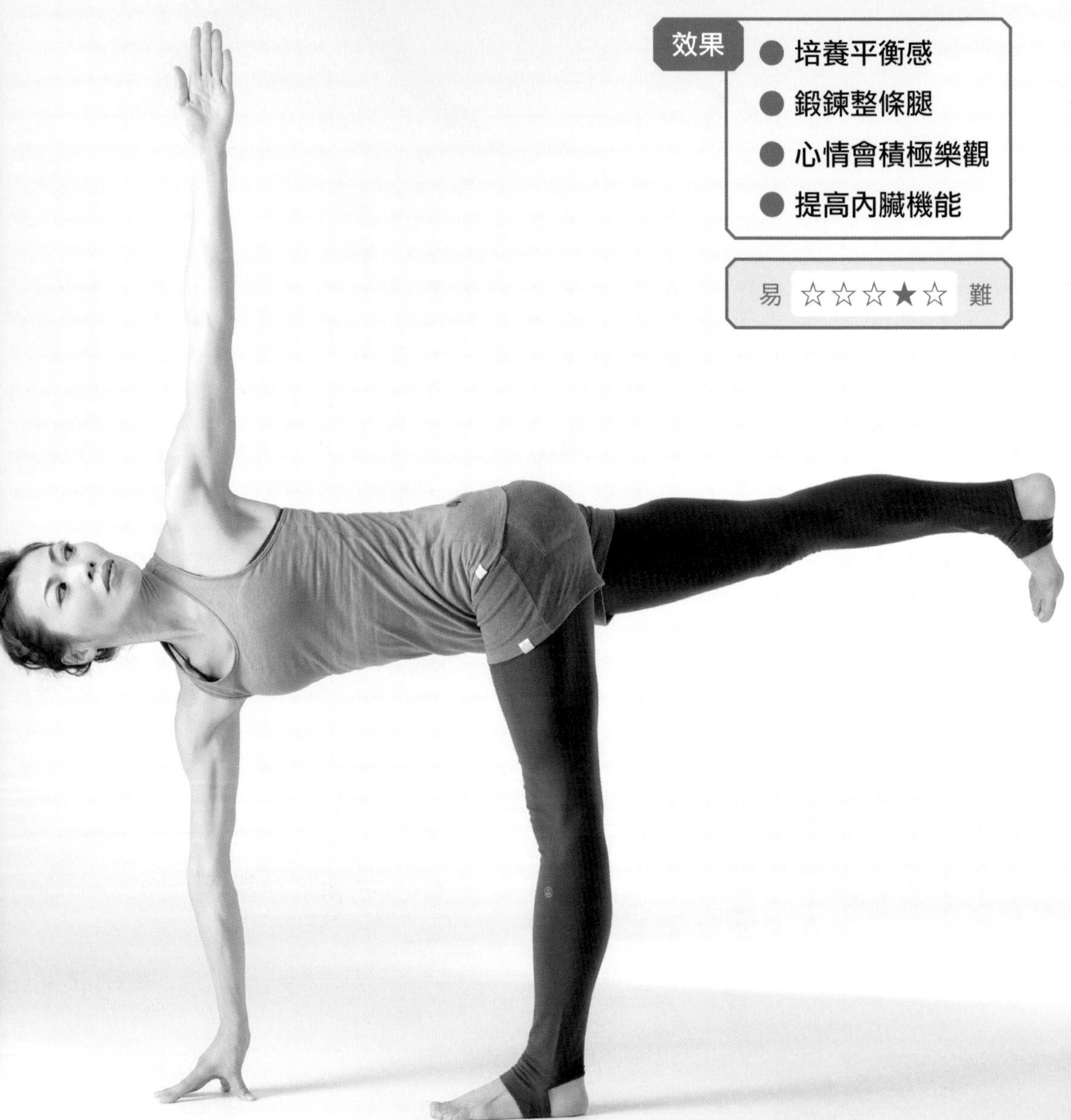

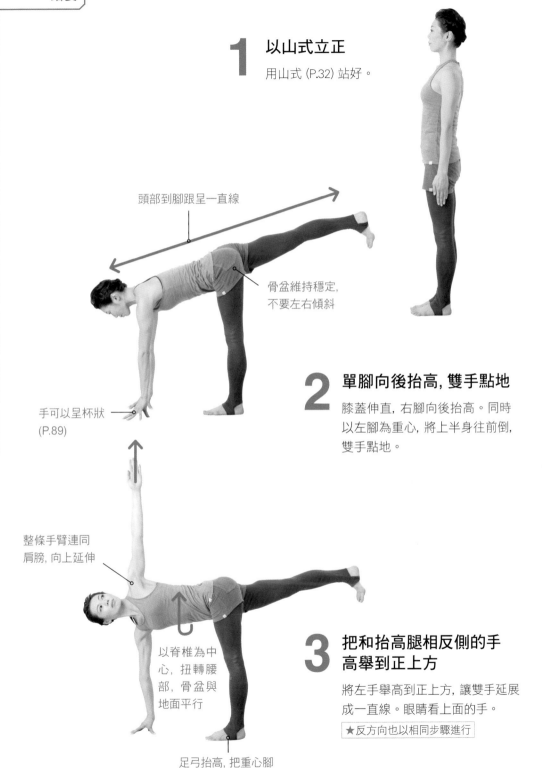

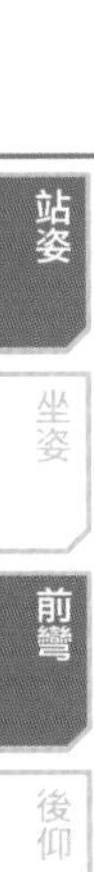
站姿
坐姿
前彎
後仰
扭轉
倒立
平衡
髖關節
放鬆

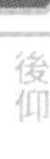

1 以山式立正

用山式 (P.32) 站好。

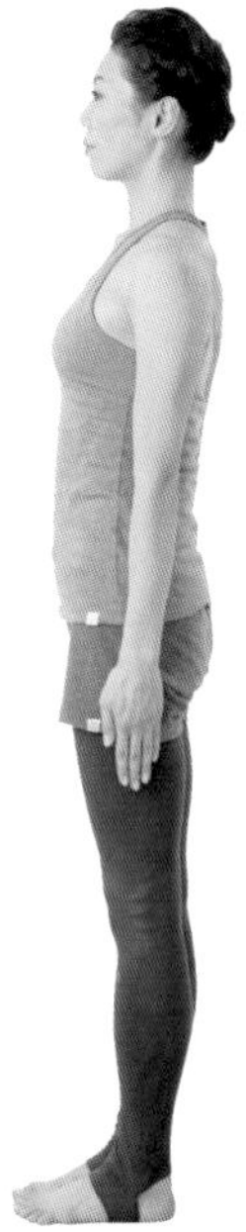

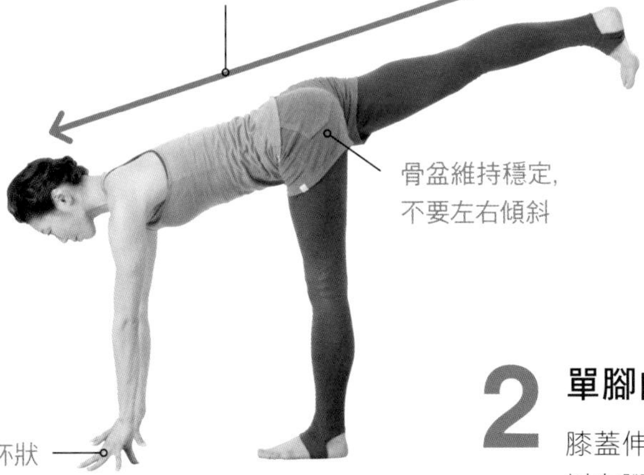

頭部到腳跟呈一直線
骨盆維持穩定，不要左右傾斜
手可以呈杯狀 (P.89)

2 單腳向後抬高，雙手點地

膝蓋伸直，右腳向後抬高。同時以左腳為重心，將上半身往前倒，雙手點地。

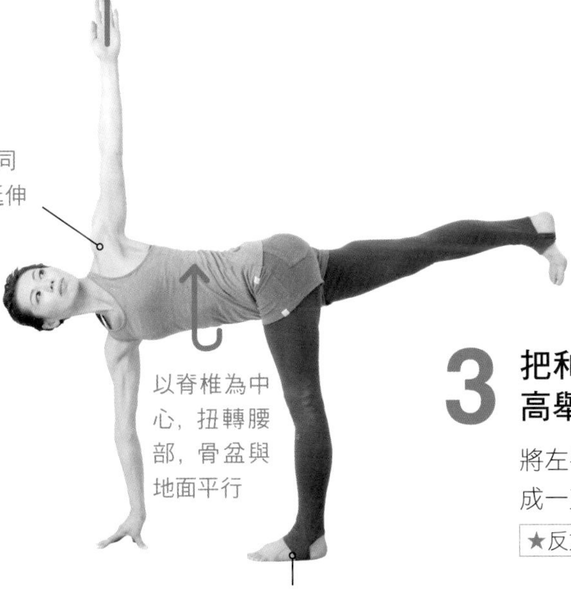

整條手臂連同肩膀，向上延伸
以脊椎為中心，扭轉腰部，骨盆與地面平行
足弓抬高，把重心腳踩穩，維持平衡

3 把和抬高腿相反側的手高舉到正上方

將左手舉高到正上方，讓雙手延展成一直線。眼睛看上面的手。

★反方向也以相同步驟進行

深度側邊延展式 38

Parsvottanasana

「Parsvo」是「側面、側腹」,「ottan」的「ot」是「用力」、「tan」是「伸展」的意思。

這個姿勢除了能伸展胸部側邊, 還能用力伸展腿的後側。

雙手於背後合掌能讓手腕放鬆, 胸部擴張能幫助深呼吸。

效果

- 讓雙腿緊實
- 強化核心肌群
- 提高大腿後側的柔軟度
- 緩和肩膀痠痛

易 ☆☆★☆☆ 難

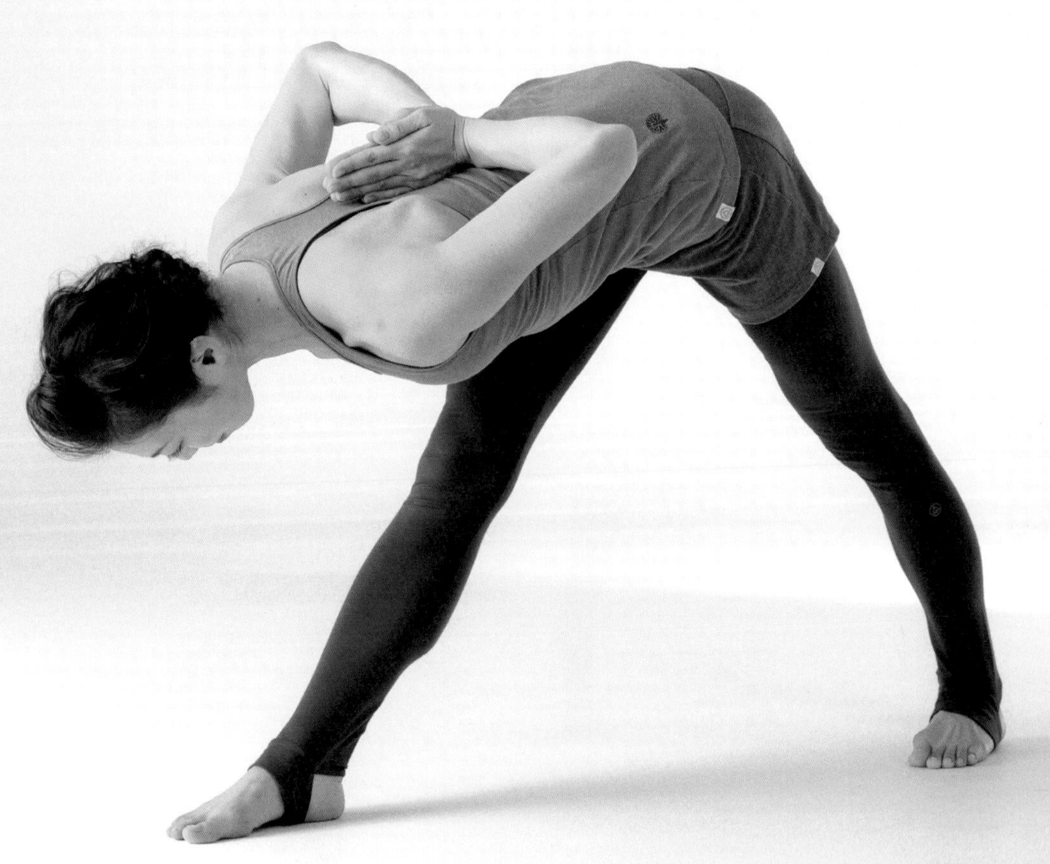

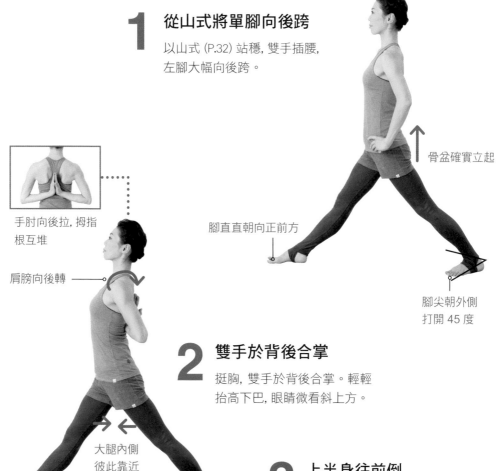

1 從山式將單腳向後跨

以山式 (P.32) 站穩，雙手插腰，左腳大幅向後跨。

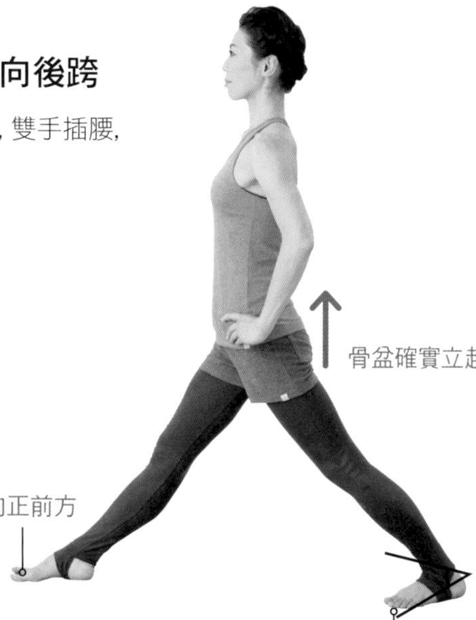

骨盆確實立起

腳直直朝向正前方

腳尖朝外側打開 45 度

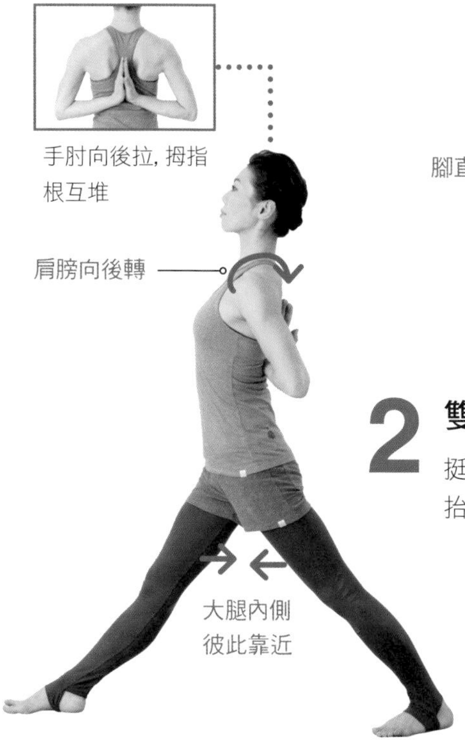

手肘向後拉，拇指根互堆

肩膀向後轉

2 雙手於背後合掌

挺胸，雙手於背後合掌。輕輕抬高下巴，眼睛微看斜上方。

大腿內側彼此靠近

3 上半身往前倒，頭部靠近小腿

邊吐氣邊將上半身往前倒。前彎時要擴胸，並維持背部伸展。

★反方向也以相同步驟進行

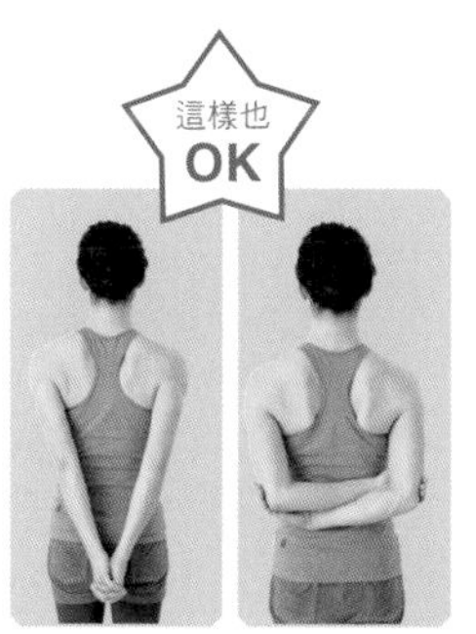
這樣也
OK

合掌有困難時，可以在背後抱左右手肘，或者雙手交扣將手肘伸直。

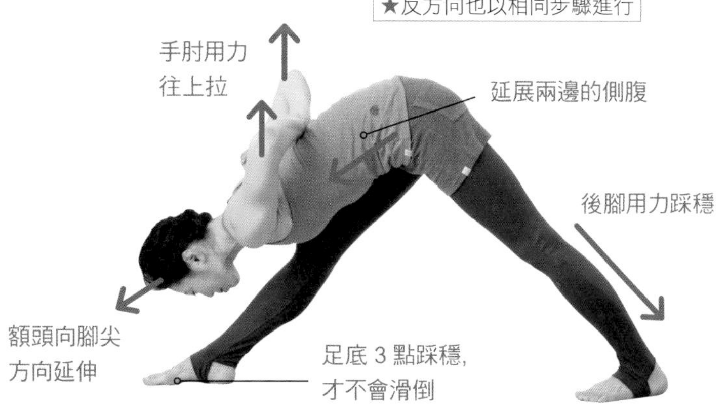
手肘用力往上拉
延展兩邊的側腹
後腳用力踩穩
額頭向腳尖方向延伸
足底 3 點踩穩，才不會滑倒

分腿前彎 39

Prasarita Padottanasana

這是一個左右腳張開，身體前彎的體位法，用來伸展背部。
「Prasarita」是「伸展、擴張」的意思，「Pado」是腳。
它雖然屬於立位，但因為胸部與頭部在下方，所以更接近倒立。
能幫助我們熟悉倒立前的前彎姿勢。

效果

- 矯正骨盆
- 提高內臟機能
- 促進血液循環
- 讓雙腿緊實

易 ☆★☆☆☆ 難

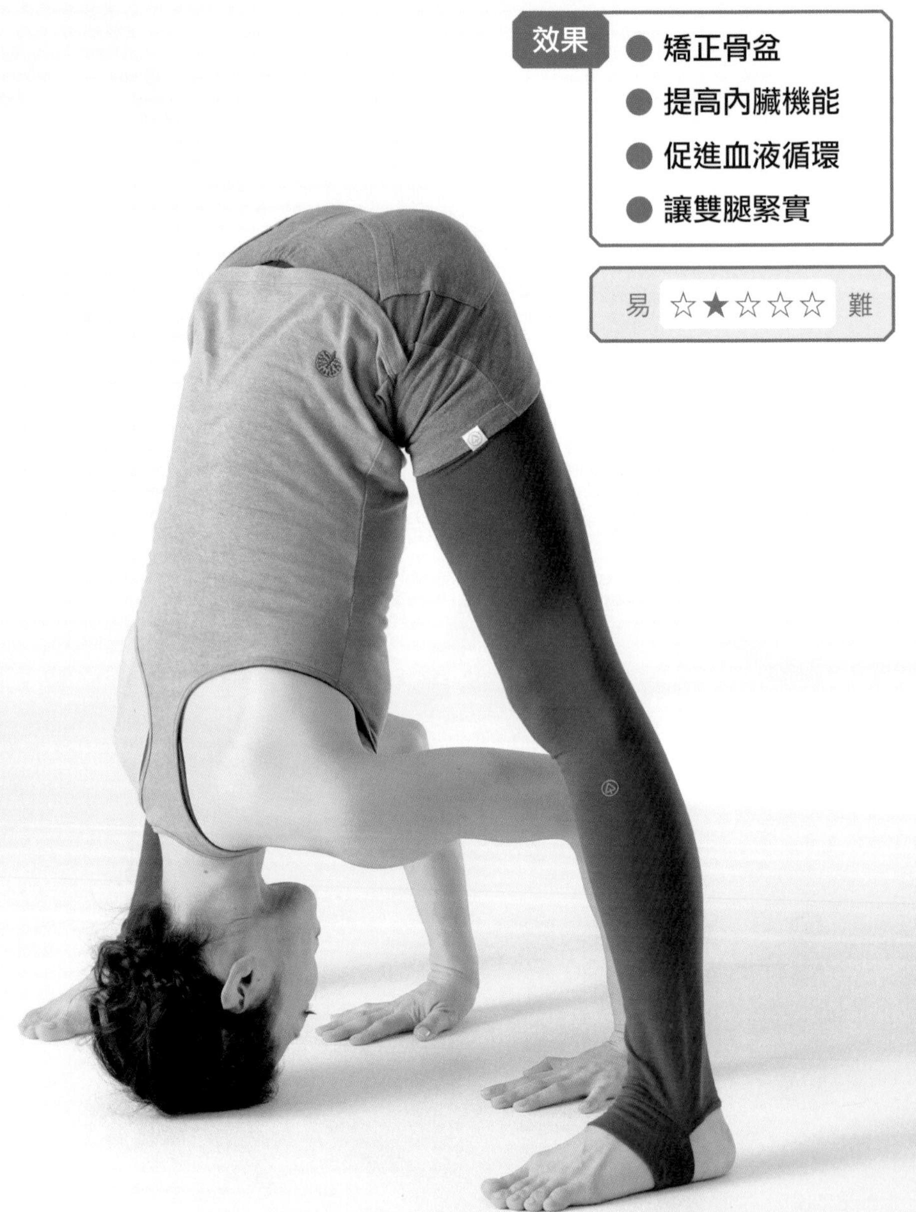

1 雙腿大幅張開，身體前彎，手掌貼地

以山式（P.32）站好，雙腳打開與腰同寬。一邊吐氣，一邊前彎，將雙手置於雙腳之間。

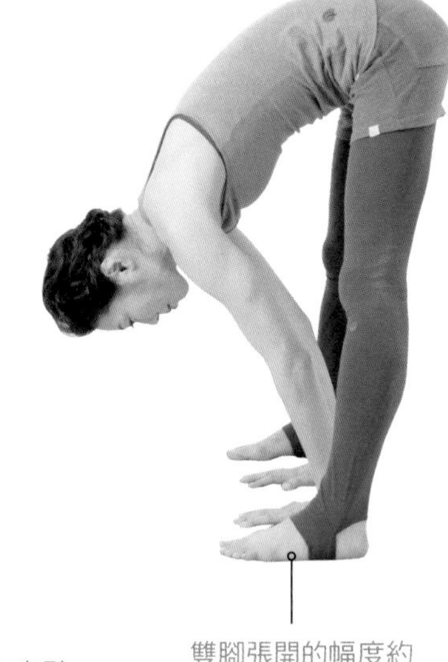

雙腳張開的幅度約等於自己的腿長

大腿向上牽引

眼睛看斜前方

手肘伸直，手推地板

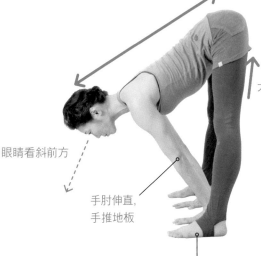

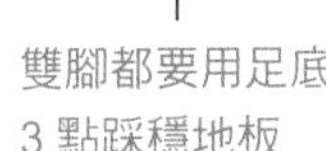

雙腳都要用足底3點踩穩地板

2 伸展背肌

邊吸氣邊伸展背肌，讓胸部敞開。

3 將頭頂貼在地板上

邊吐氣邊加深前彎，讓頭頂靠近地板。手肘移到膝蓋後方，手臂與地板平行。

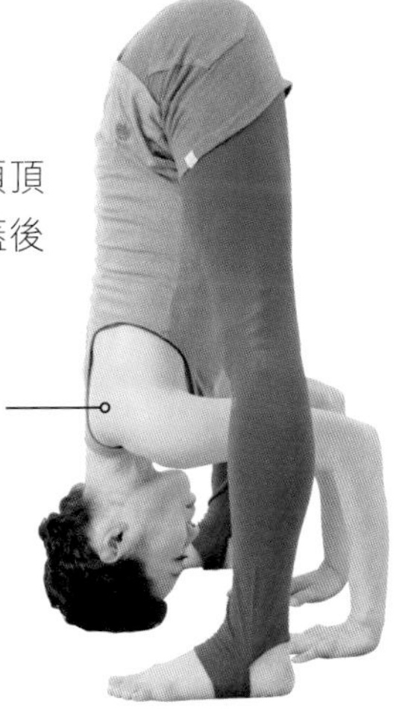

雙肩不要靠近耳朵，頸部伸長

進階
挑戰

以 **1** 的姿勢將雙手交扣於背後，把手貼在地板上

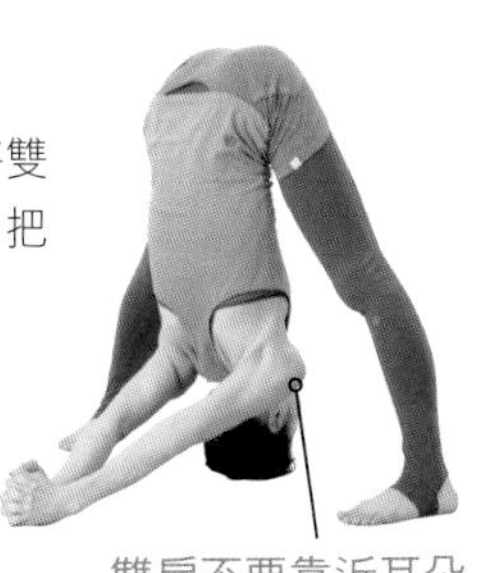

雙肩不要靠近耳朵，頸部持續拉長

半蓮花前彎式 40

Ardha Baddha Padmottanasana

讓單腿呈現蓮花坐 (P.46) , 再用手腳將身體縛住、前彎。
「Ardha」是「一半」的意思,「Baddha」是「束縛」,「Padmo」是「蓮花」、「ottana」是「伸展」。這個體位法能提高髖關節的柔軟度, 強化腿部及核心肌群。
抓不到腳趾時, 可以將雙手放在地板上進行。

(!) 膝蓋會痛時, 請勿進行

效果
- 提高髖關節的柔軟度
- 使心情放鬆
- 提高內臟機能
- 培養平衡感

易 ☆☆☆★☆ 難

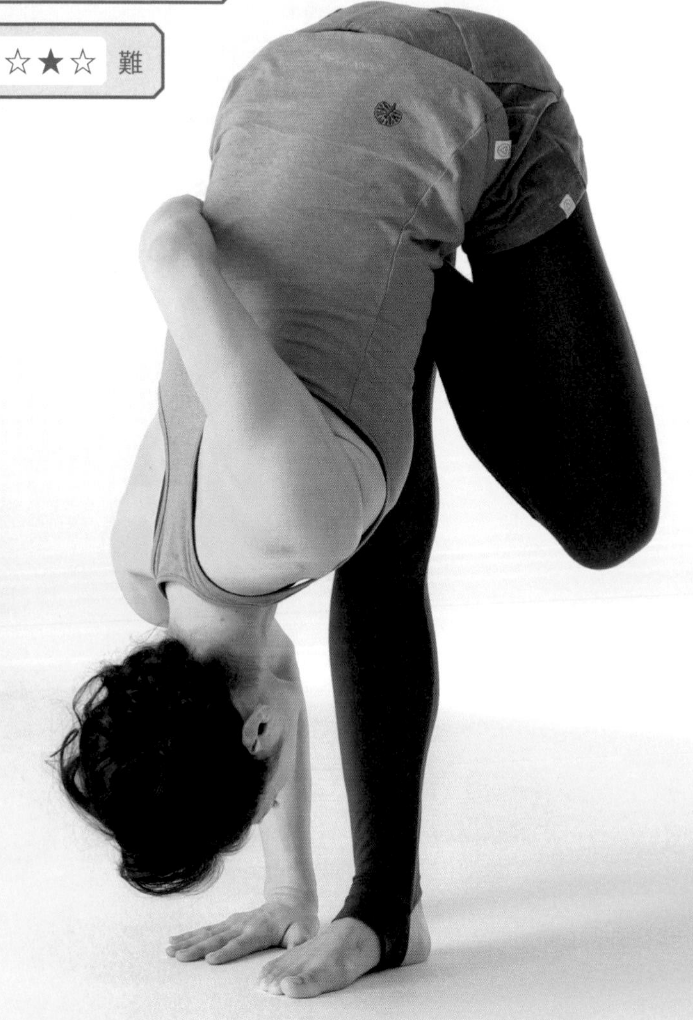

1 雙腳併攏站立

以山式 (P.32) 站好。

手舉高，背部挺直

2 單手向後反轉，握住單腳

左腳彎曲，按照蓮花坐的步驟將腳背拉高，放在右大腿的根部上。左手向後反轉，握住左腳尖。右手朝正上方舉高。

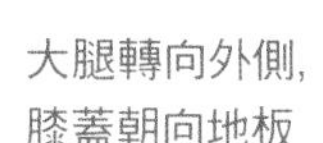

大腿轉向外側，膝蓋朝向地板

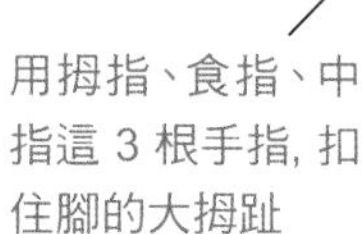

用拇指、食指、中指這 3 根手指，扣住腳的大拇趾

雙肩不要靠近耳朵，頸部持續伸長

這樣也 OK

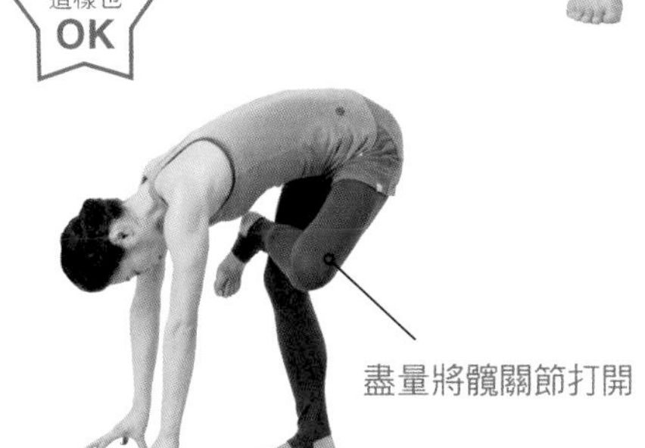

盡量將髖關節打開

手可以呈杯狀 (P.89)

捉不到腳趾的話，可以將小腿掛在膝蓋上，雙手點地。

3 身體前彎，將手置於地板

用左手的拇指、食指、中指捉住左腳的大拇趾。邊吐氣邊前彎，右手貼在地板上。

★反方向也以相同步驟進行

英雄式 III 41

Virabhadrasana III

讚頌印度教三大神祇之一, 濕婆化身「Virabhadra」的體位法。
英雄式 III 是英雄式 I (P.86) 的強化版, 比 I、II 難度更高。
平衡的訣竅, 在於讓腳底承受全身的重量, 骨盆與地面保持平行。
透過實際的練習, 能幫助身心協調、穩定。

效果

- 讓臀部緊實
- 培養平衡感
- 提高身體的能量
- 提高集中力

易 ☆☆☆★☆ 難

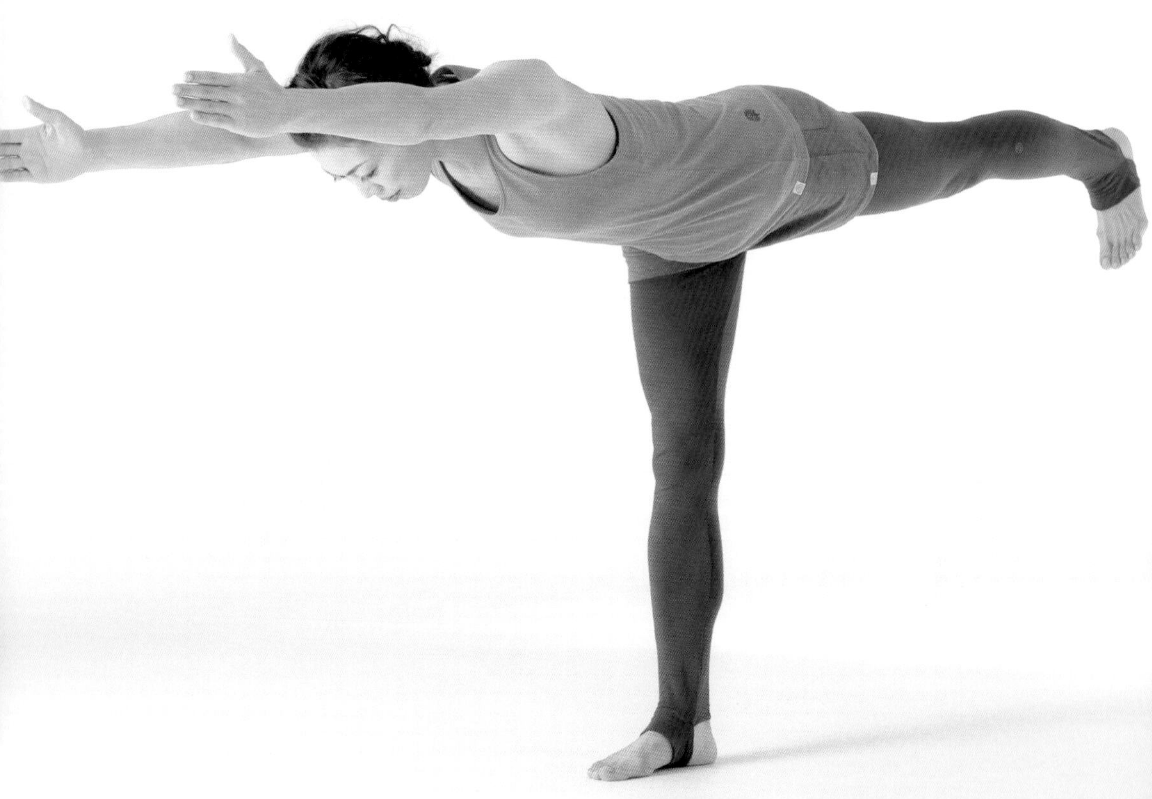

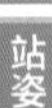

1 從山式將單腳往後跨

以山式（P.32）站好，雙手插腰，將左腳大幅往後跨。重心落在左右腳正中央。

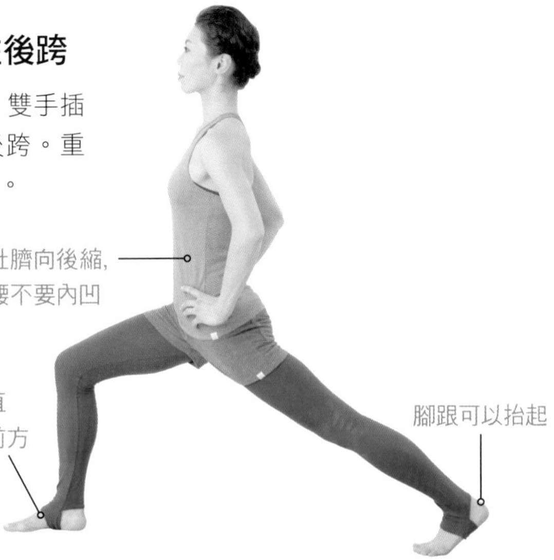

肚臍向後縮，腰不要內凹

前腳直直面對正前方

腳跟可以抬起

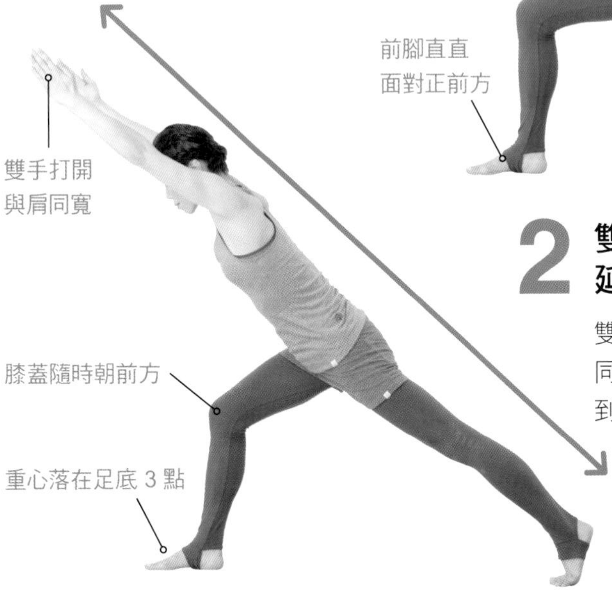

2 雙手舉高，讓身體延展成一直線

雙手朝正上方舉高，幅度與肩膀同寬。將上半身往前倒，讓指尖到腳跟延展成一直線。

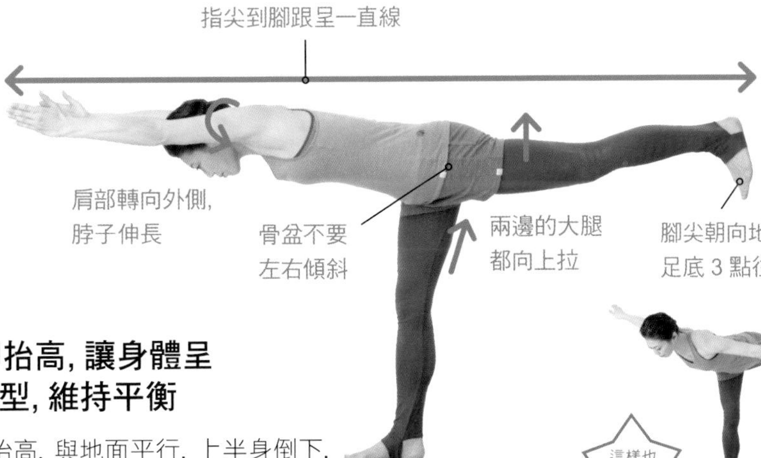

雙手打開與肩同寬

膝蓋隨時朝前方

重心落在足底 3 點

指尖到腳跟呈一直線

肩部轉向外側，脖子伸長

骨盆不要左右傾斜

兩邊的大腿都向上拉

腳尖朝向地板，足底 3 點往後推

3 左腳抬高，讓身體呈 T 字型，維持平衡

左腿抬高，與地面平行，上半身倒下，同樣與地面平行，使身體呈 T 字型。以右腳為重心，保持平衡。

★反方向也以相同步驟進行

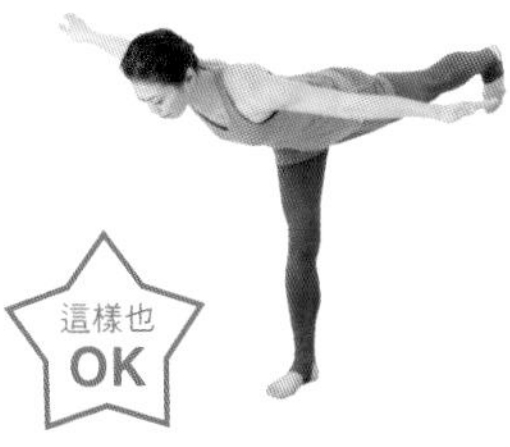

這樣也 OK

雙手左右張開，與肩同高，會更容易保持平衡。

手抓腳趾單腿站立式 42

Utthita Hasta Padangusthasana

這是一個將單腿抬高，以手抓腳拇趾維持平衡的體位法。

「Utthita」是「伸展」的意思,「Hasta」是手,「Padangustha」是腳拇趾。

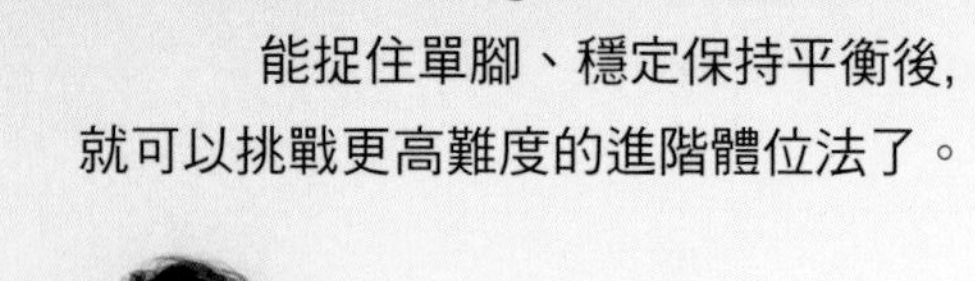

能捉住單腳、穩定保持平衡後，

就可以挑戰更高難度的進階體位法了。

效果

- 強化核心肌群
- 提高髖關節的柔軟度
- 培養平衡感
- 提高集中力

易 ☆☆☆★☆ 難

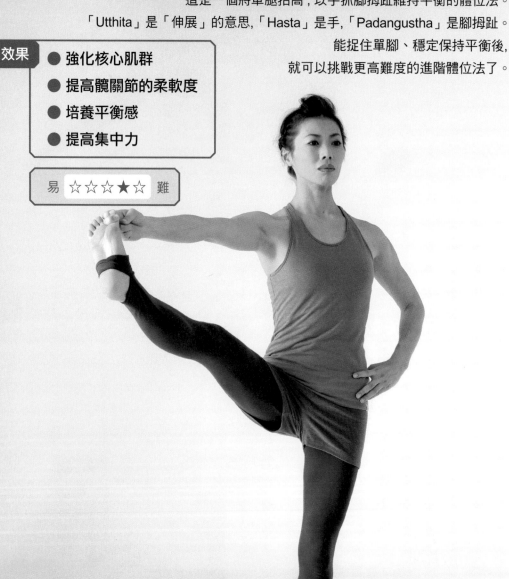

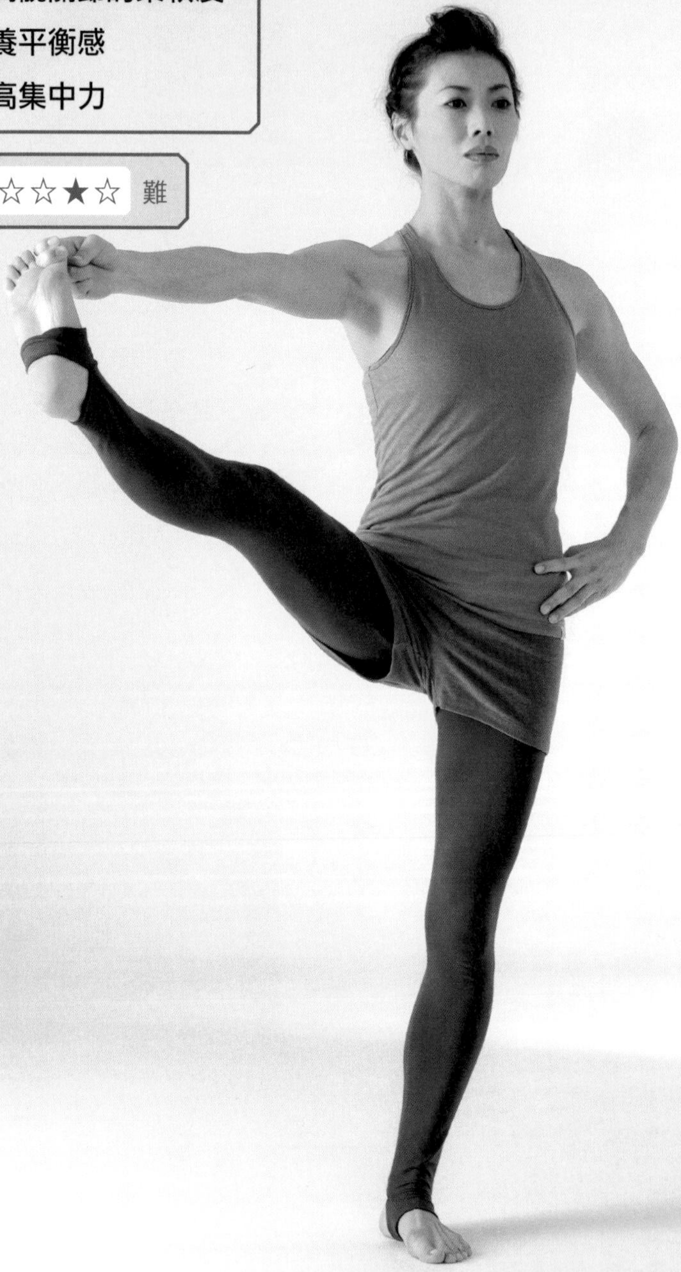

1

雙腳併攏站好

以山式（P.32）站好，雙手插腰。

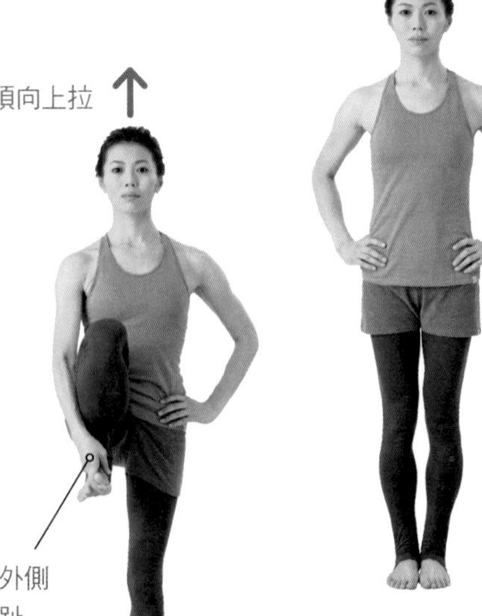
頭頂向上拉
從膝蓋外側
扣住拇趾

2

單膝抬高，握住腳尖

右膝抬高至胸前。用右手的拇指、食指、中指，扣住右腳的拇趾。

3

將抬高的腿往前伸

右手扣著腳拇趾，將右腳直直地往前伸。

坐骨不要左右傾斜
膝蓋打直，
腳跟朝正下方

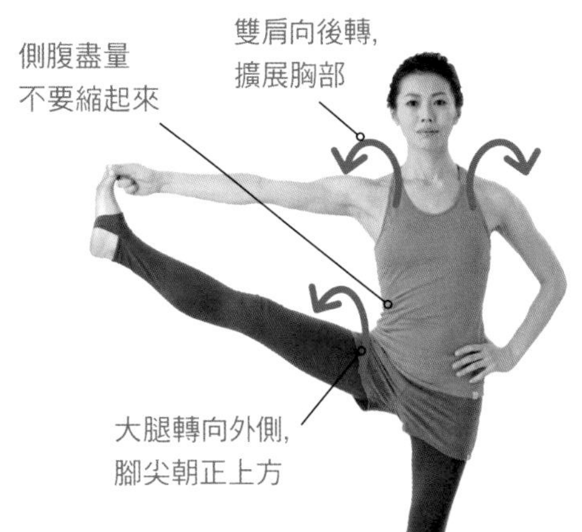
側腹盡量
不要縮起來
雙肩向後轉，
擴展胸部
大腿轉向外側，
腳尖朝正上方
足底 3 點
踩好地板

4

將抬高的腿向側邊打開

右手扣著腳拇趾，將抬高的腿打開到比正右方稍微往前一點的地方。讓頭頂朝正上方延伸，來伸展背部。

★反方向也以相同步驟進行

進階挑戰

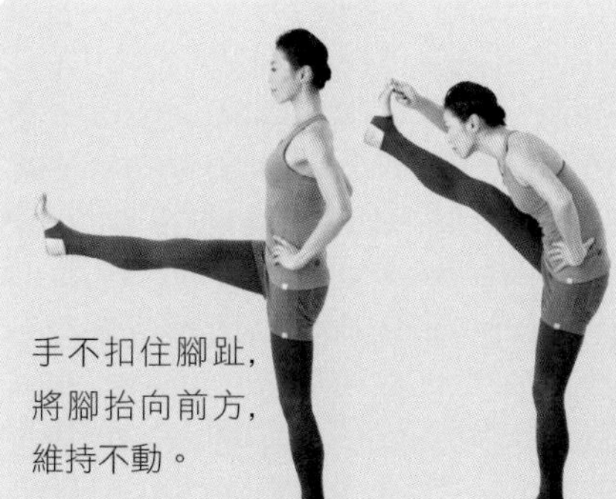

手不扣住腳趾，將腳抬向前方，維持不動。

將上半身倒向抬高的腿的方向，讓頭靠近往前伸的小腿。

鷹式 43

Garudasana

「Garuda」是老鷹, 同時也是「印度三大神祇毗濕奴的坐騎聖鳥」。
這是一個將雙手雙腳左右纏住, 用單腳維持平衡的體位法,
能鍛鍊腳踝, 舒緩小腿肚的緊繃與疼痛,
並消除肩膀痠痛。

效果

- **提高集中力**
- **讓腿變緊實**
- **舒緩肩膀痠痛**
- **讓上臂變緊實**

易 ☆☆★☆☆ 難

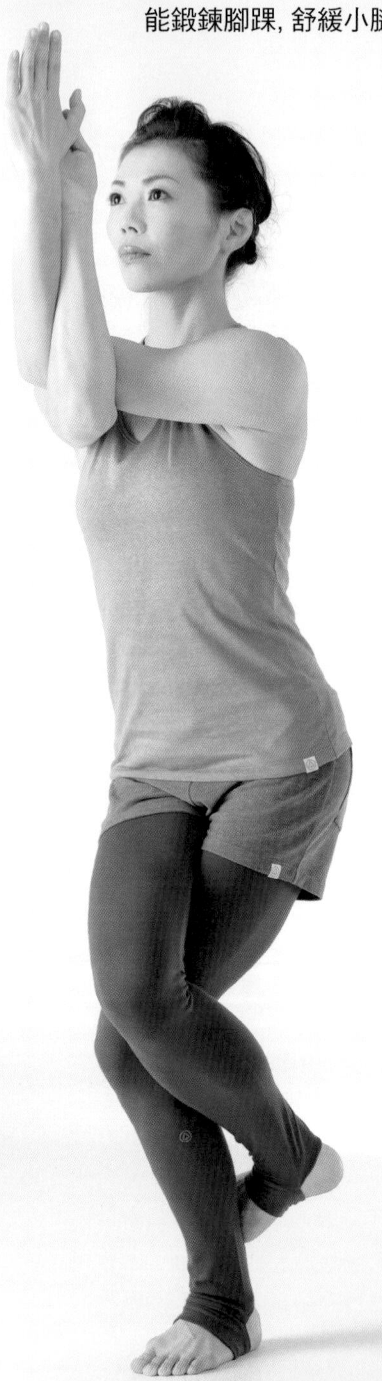

1

從膝蓋上方把腳纏到另一腳後面

先用山式 (P.32) 站好，雙手插腰，再讓左膝彎曲，右腿纏在上面，右腳尖卡在左腿後方。

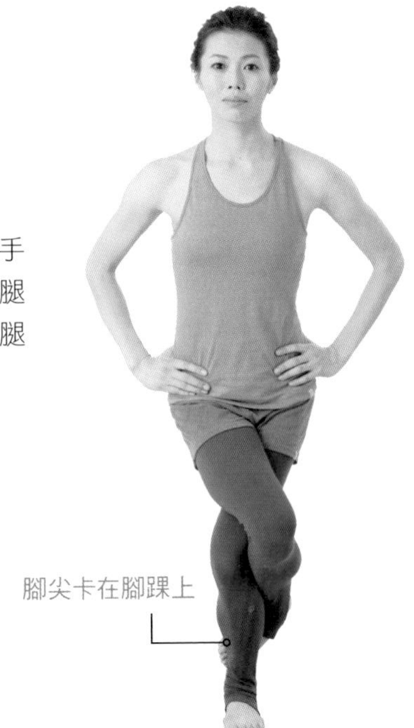
腳尖卡在腳踝上

雙肩下壓，脖子伸長

2

讓雙臂於身體中央交疊

左手肘彎曲 90 度，立於身體前方，右手肘抵在左手肘下方。

指尖朝正上方延伸，手肘抬高至肩膀高度

雙肩用力轉向後方

肚臍向內縮，骨盆立起來，背部挺直

3

左右上臂交纏在一起

右手彎曲，與左手交纏在一起。雙手拇指朝著臉的方向，掌心互貼，其餘的手指朝向正上方。

★反方向也以相同步驟進行

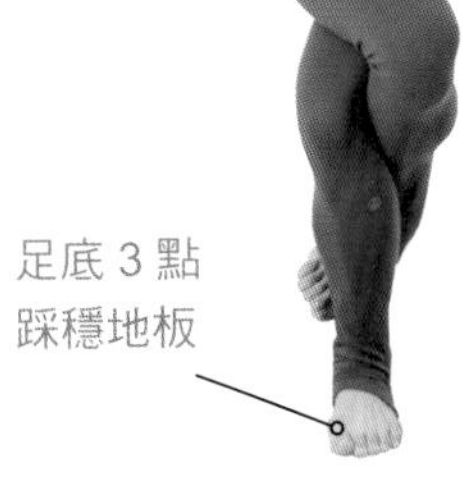
足底 3 點踩穩地板

舞王式 44

Natarajasana

「Nataraja」是印度神話中的三大神祇——濕婆的異名之一。
「Nata」是舞者的意思,「raja」是王。又稱「Dancing Shiva」。
這是一個單腳平衡的體位法, 需要柔軟的脊椎與優異的平衡感。
最好能先透過後仰的體位法充分練習擴胸後再進行。

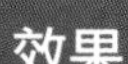

效果

- 鍛鍊身體正面的肌肉
- 培養平衡感
- 提高集中力
- 提高呼吸機能

易 ☆☆☆★☆ 難

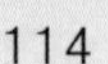

1 單手握住腳背，另一手舉高

用山式（P.32）站好，左膝彎曲。左手握住左腳背，右手朝正上方抬高。

充分伸展被握住的腳的大腿前側

2 上半身向前倒

邊將左膝抬高，邊把上半身往前倒。

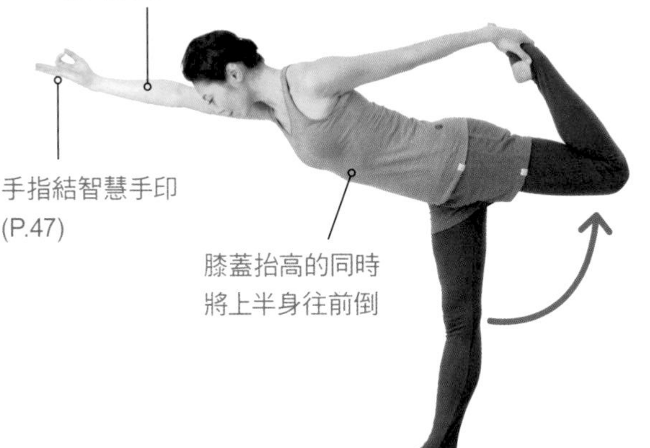
手臂的位置保持
在耳朵旁
手指結智慧手印
(P.47)
膝蓋抬高的同時
將上半身往前倒

3 把背挺起來，手腳呈弓狀

左腳往後蹬，左手利用腳蹬出去的力量，將腳往正上方拉。背部挺起，右手臂往鼻子方向遠遠延伸出去。

★反方向也以相同步驟進行

往遠處延伸

骨盆不要左右傾斜

膝蓋打直

進階挑戰

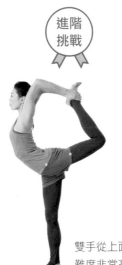

雙手從上面握住腳背。難度非常高。

頭碰膝式 45

Janu Sirsasana

「Janu」是「膝蓋」的意思,「Sirsa」是「頭」。
這是一個將單腿伸直, 把頭靠在膝蓋上, 讓身體前彎的體位法,
除了能溫和按摩腹部, 使內臟機能活化以外,
還能從腳到上半身, 鍛鍊身體背面。

效果

- 提高內臟機能
- 使心情穩定
- 提高身體背面的柔軟度
- 提高大腿後方的柔軟度

易 ☆★☆☆☆ 難

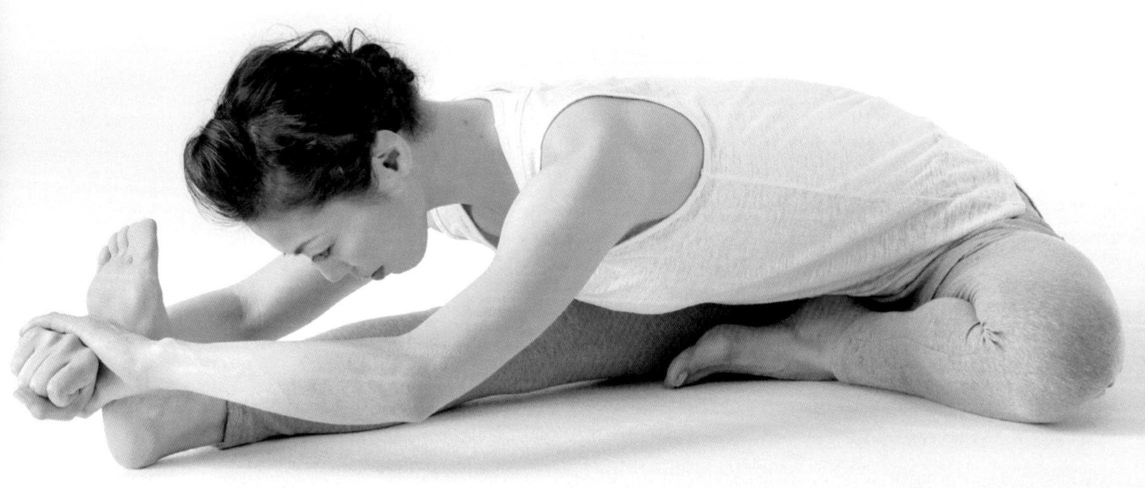

1 坐下後單腿彎曲

以杖式 (P.48) 坐下, 左腳彎曲。
用雙手將左腿抱住往內拉,
左腳跟抵在右腿根部上。

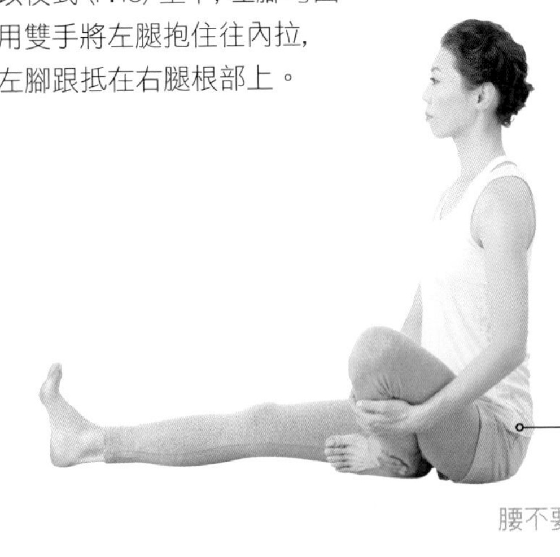
腰不要拱起

2 用雙手握住前方的腳

左膝貼在地板上, 背部挺直, 將身體輕輕向前頃, 雙手握住左腳。

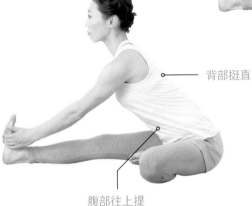

背部挺直
腹部往上提

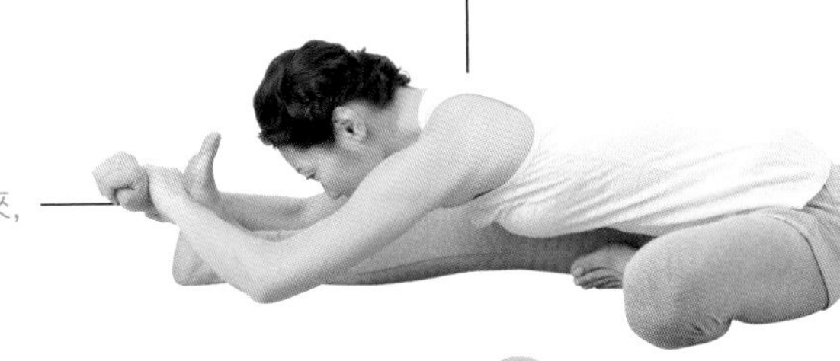
肩胛骨向後拉,
脖子持續伸長
把手握起來,
卡在腳底

3 加深前彎

邊吐氣邊想像身體被拉往腳的方向, 來加深前彎。把手伸得比腳遠, 雙肘打開, 左手握住右手腕。

★反方向也以相同步驟進行

變化型

反轉頭碰膝式

Parivrtta Janu Sirsasana

扭轉上半身, 把腳握住。
「Parivrtta」是「旋轉」
的意思。

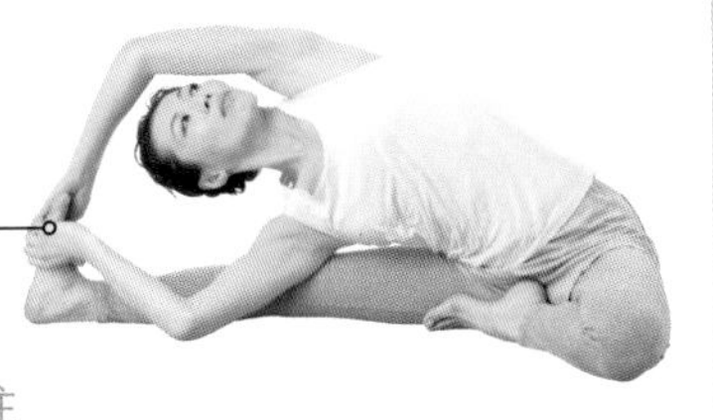
用雙手從內外
兩側, 把腳握住

坐角式 46

Upavistha Konasana

這是一個將雙腿打開、身體前彎的體位法，可以鍛鍊髖關節到大腿後側。
「Upavistha」是「坐」的意思，「Kona」是角。
能恰到好處地按摩坐骨與腹部內臟，
可預防生理痛。

效果
- 提高髖關節的柔軟度
- 使心情穩定
- 提高內臟機能
- 改善婦女疾病等不適

易 ☆★☆☆☆ 難

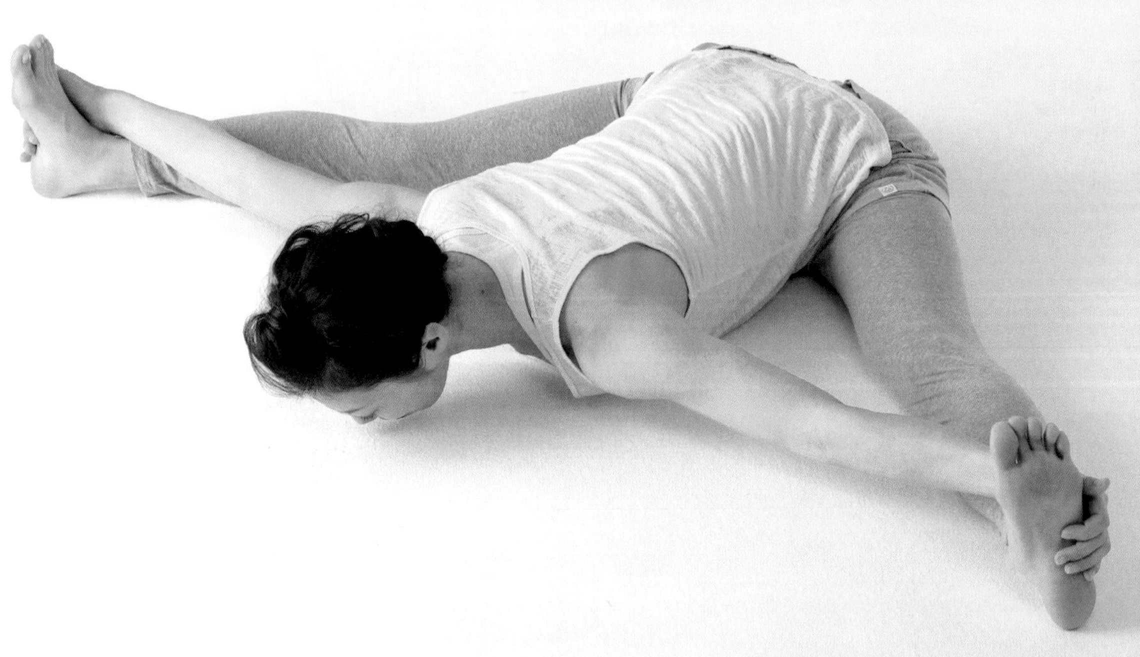

1 坐下, 雙腿打開

以杖式 (P.48) 坐下, 雙腿左右打開。骨盆立起。

背部挺直

雙腿轉向外側,
膝蓋朝天花板

腿打開到舒服
的角度

腳尖朝正上方

2 雙手置於前方地板

背部挺直, 將上半身輕輕往前倒, 雙手置於前方的地板。

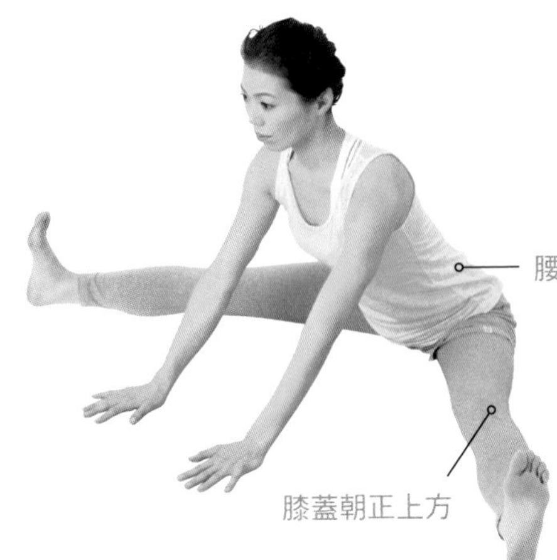
腰不要拱起
膝蓋朝正上方

變化型

直角式

Samakonasana

「Sama」是「筆直」的意思,「kona」是角。這是一個將左右腿打開呈一直線的體位法, 能促進骨盆一帶的血液循環。

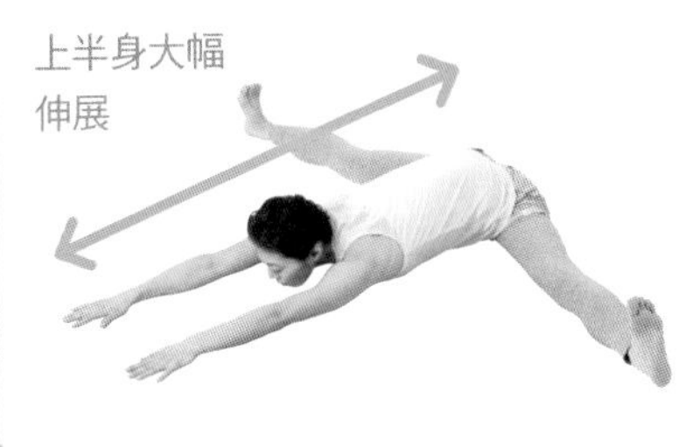
上半身大幅
伸展

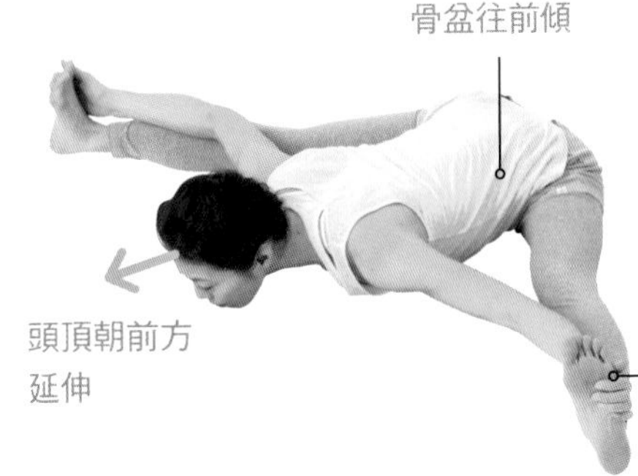
骨盆往前傾
頭頂朝前方
延伸
握住腳的
小拇趾旁

3 胸部貼近地板, 雙手握住雙腳

加深前彎, 讓腹部、胸部、下巴靠近地板。雙臂左右敞開, 握住雙腳。

半蓮花背部伸展式

Ardha Baddha Padma Paschimottanasana

47

從坐姿前彎 (P.50) 將單腳如蓮花坐 (P.46) 屈起的體位法,
單手會繞到背面, 把身體捆起來。
「Ardha」是一半的意思,「Padma」是「捆綁」。
能強力鍛鍊胸肌, 有效改善駝背。

效果

- 提高髖關節的柔軟度
- 提高大腿後側的柔軟度
- 提高內臟機能
- 消除便秘

易 ☆☆★☆☆ 難

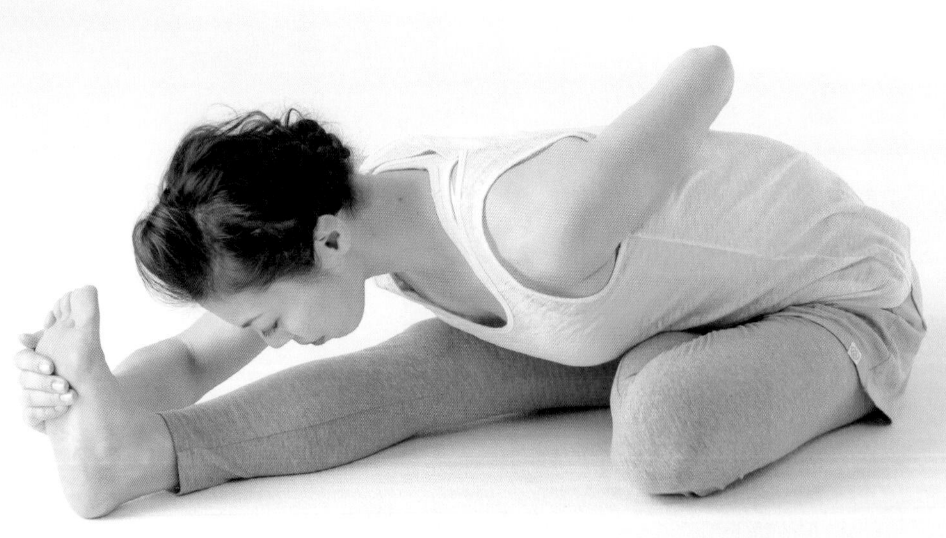

1

坐著，單腿屈起

用杖式（P.48）坐下，左腿屈起。雙手握住左腳，如蓮花坐一般，讓左腳踝貼在右腿根部上。

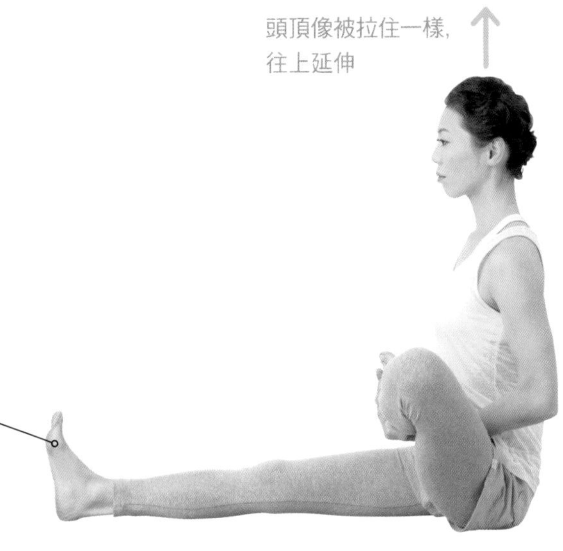
頭頂像被拉住一樣，
往上延伸
足底 3 點向前推

2

右手握住右腳，左手握住左腳尖

左手繞到背後，握住左腳拇趾。同時身體前彎，右手往前伸，握住右腳小趾側邊。

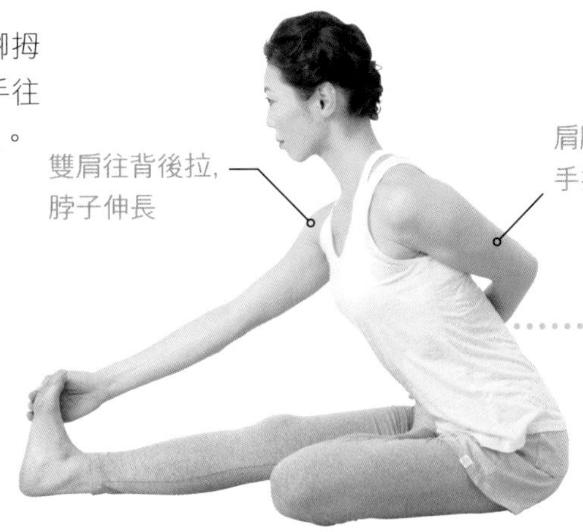
雙肩往背後拉，
脖子伸長
肩膀往後大幅旋轉，
手握住腳趾
Zoom Up

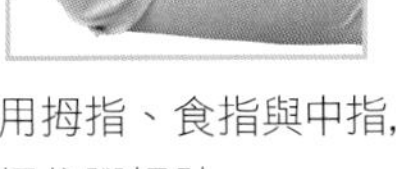

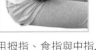

用拇指、食指與中指，握住腳拇趾。

3

加深前彎，下巴貼近小腿

邊吐氣邊加深前彎，讓下巴貼近小腿。

★反方向也以相同步驟進行

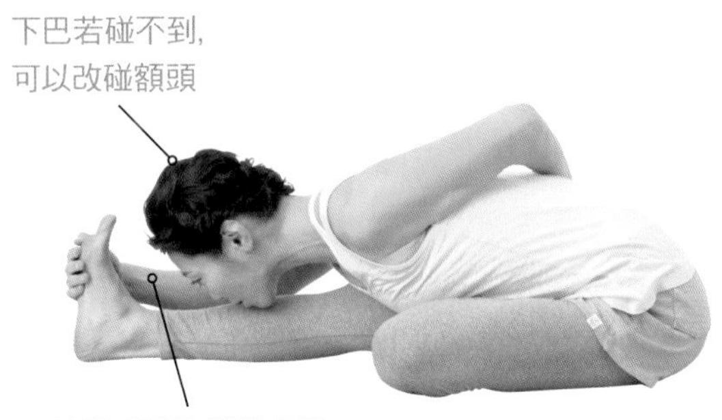
下巴若碰不到，
可以改碰額頭
前臂手肘往側邊伸展

拉弓式 48

Akarna Dhanurasana

「Akarna」是「拉到耳朵」的意思,「Dhanura」是「弓」。
這是一個如同拉動弓弦,將單腳靠近耳朵的體位法。
要將一連串的動作做得流暢、美觀,需要高度的集中力。
能提昇髖關節的柔軟度,強化核心肌群與手臂。

效果

- 提昇內臟機能
- 提高髖關節的柔軟度
- 強化手臂
- 提高集中力

易 ☆☆★☆☆ 難

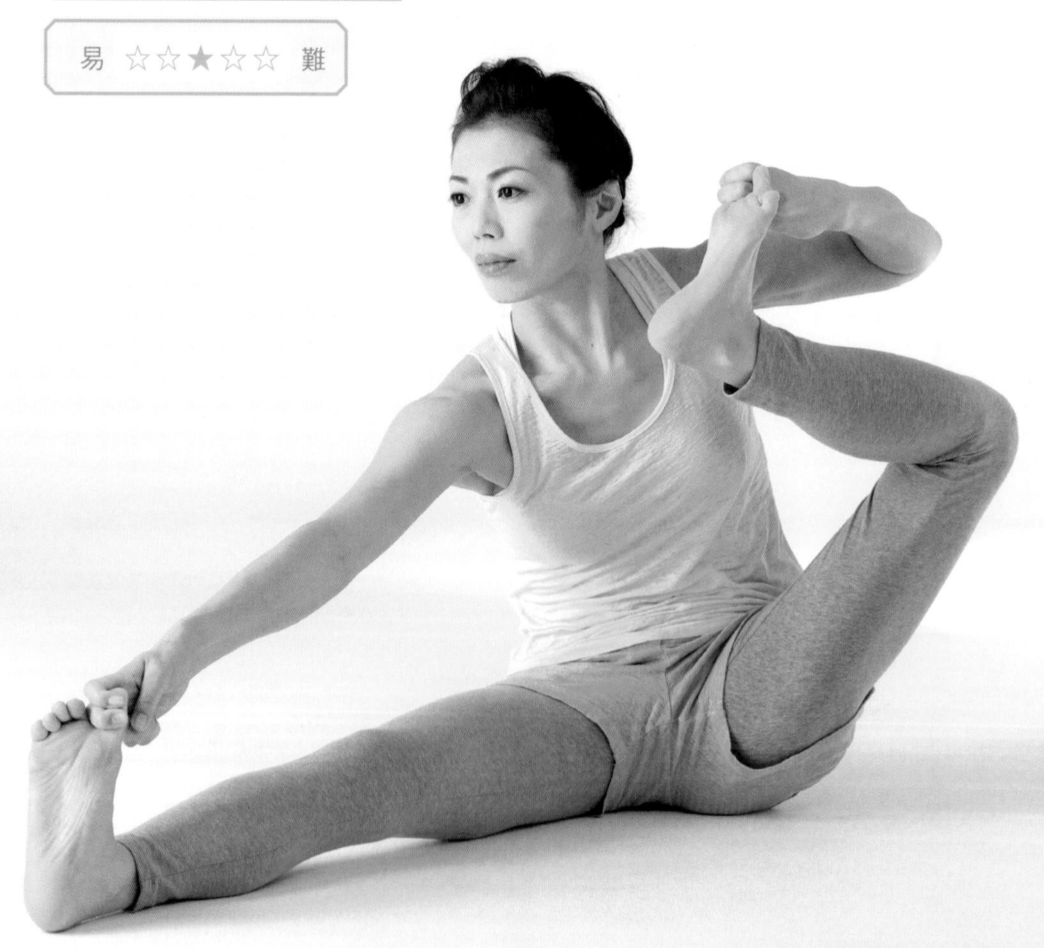

1 坐著握住腳拇趾

以杖式 (P.48) 坐下, 右手握住右腳拇趾, 左手握住左腳拇趾。左腿屈起, 將腳縮向身體。

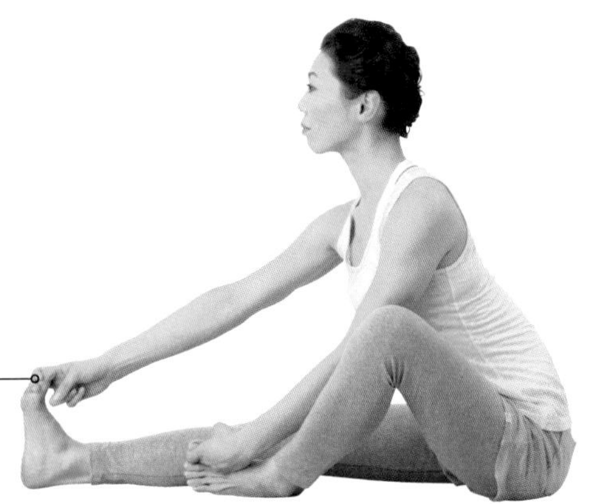
用食指與中指
扣住腳拇趾

2 上半身輕輕抬起, 將單腿從地板上舉高

邊抬起上半身, 邊用左手將左腳往上拉, 讓腳跟抬高到肩膀的高度。

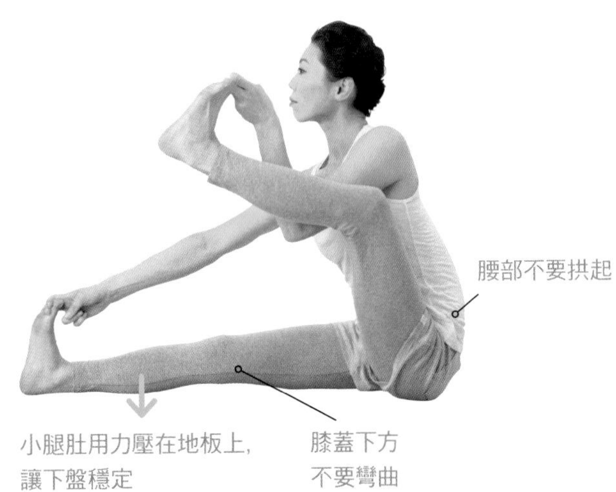
腰部不要拱起
小腿肚用力壓在地板上,
讓下盤穩定
膝蓋下方
不要彎曲

3 讓抬高的腳靠近耳朵

像拉弓一樣, 將左手向後拉, 使左腳靠近左耳。

★反方向也以相同步驟進行

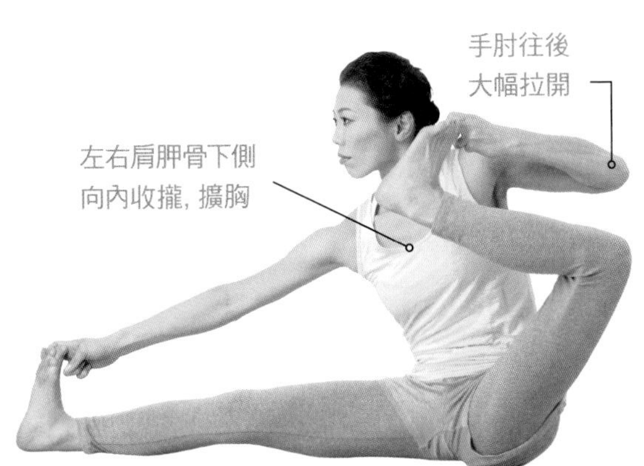
手肘往後
大幅拉開
左右肩胛骨下側
向內收攏, 擴胸

單跪伸展式 49

Trianga Mukhaikapada Paschimottanasana

「Trianga」是「三肢」的意思, 所謂「三肢」, 就是單腿與雙臂。
「Mukhaikapada」則是「臉碰腳」的意思。
這個體位法很接近頭碰膝式 (P.116),
但腿要向內側屈折起來。

效果
- 提高大腿後側的柔軟度
- 矯正骨盆
- 提高內臟機能
- 活化腎臟

易 ☆☆★☆☆ 難

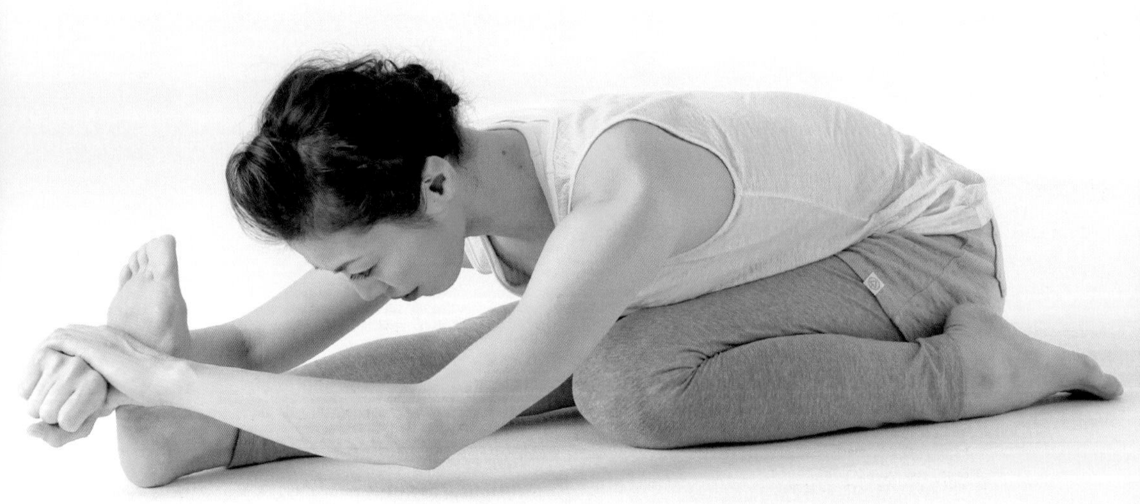

1 坐下，單腿向內屈折

以杖式 (P.48) 坐下，左腿向內屈折，腳跟置於臀部旁。將彎曲的腿的腳尖向後伸展，腳背貼在地板上。

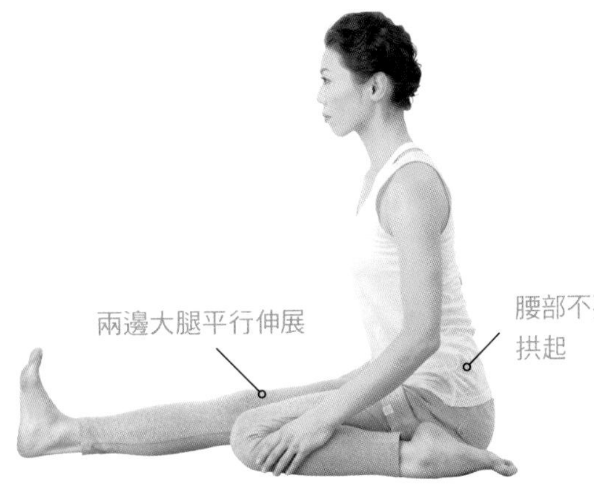
兩邊大腿平行伸展
腰部不要拱起

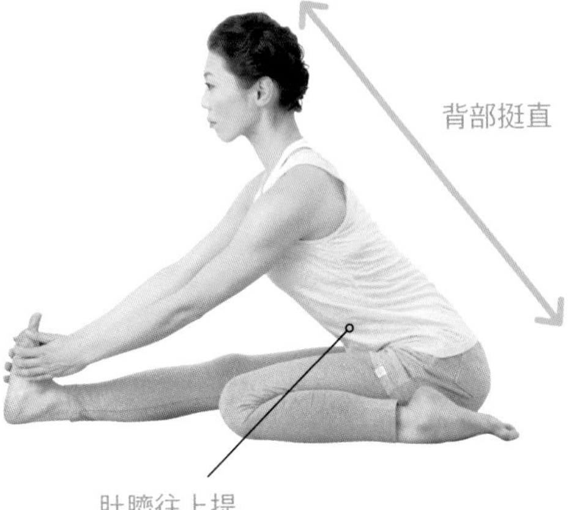
背部挺直
肚臍往上提

2 雙手握住往前伸的腳

把背挺直，身體輕輕前彎，雙手握住右腳。

想像頭頂被往前拉，讓背部延伸

重心均勻落在兩邊的坐骨上

足底 3 點往前推

雙肘敞開，脖子拉長

3 加深前彎

邊吐氣邊加深前彎。手伸得比腳遠一些，用左手握住右手，將右腳扣住。

★反方向也以相同步驟進行

變化型

鷺鶿式

Kraunchasana

「Krauncha」指鷺鶿，因動作和鳥的姿態類似而得名。將單跪伸展式的腿立起來即可。

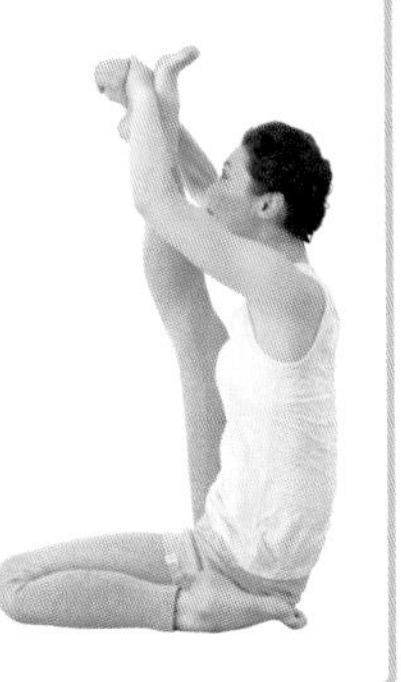

巴拉瓦伽式 50

Bharadvajasana

讚頌聖哲巴拉瓦伽 (Bharadvaj) 的體位法, 能讓心情穩定、平衡。
具有按摩脊椎、提高背部柔軟度、矯正身體歪斜等功效。
在扭轉的體位法中, 屬於難度較低的,
適合當作進入其它高難度扭轉體位法的敲門磚。

效果

- **提高內臟機能**
- **矯正脊椎**
- **矯正骨盆**
- **讓腰緊實**

易 ☆☆★☆☆ 難

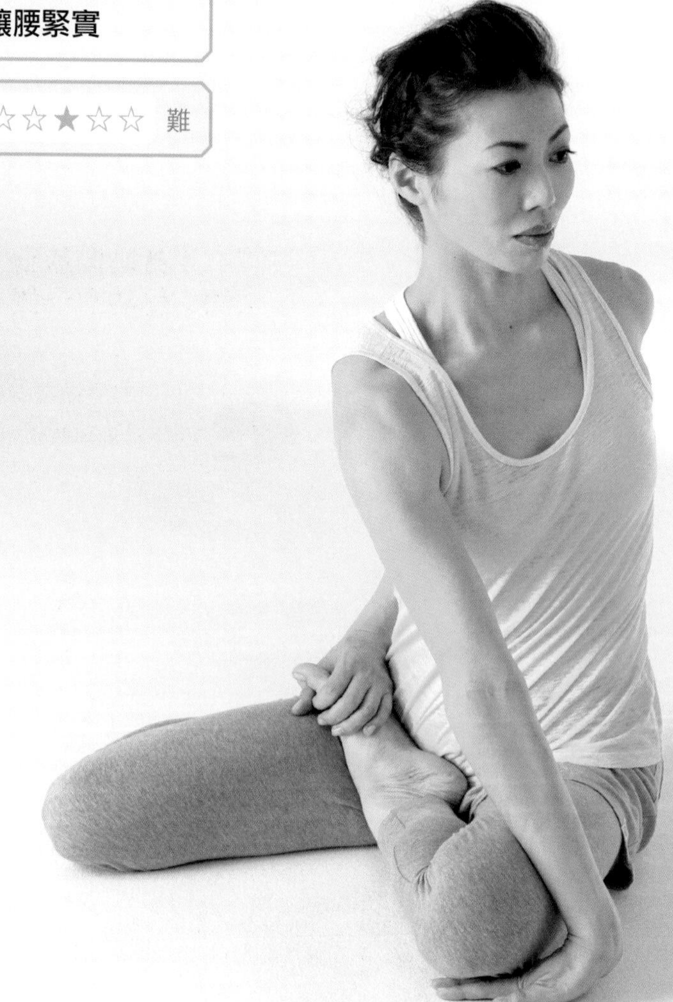

1 坐下，單腿向內屈折

以杖式（P.48）坐下，右腿向內側屈折，腳跟置於臀部旁。將彎曲的腿的腳尖向後伸直，腳板貼在地板上。

腰部不要拱起

2 將伸直腿的腳板握住，拉向身體

左腿彎曲，握住腳板往身體拉。用蓮花坐（P.46）的方式，將左腳被抵在右腿根部上。

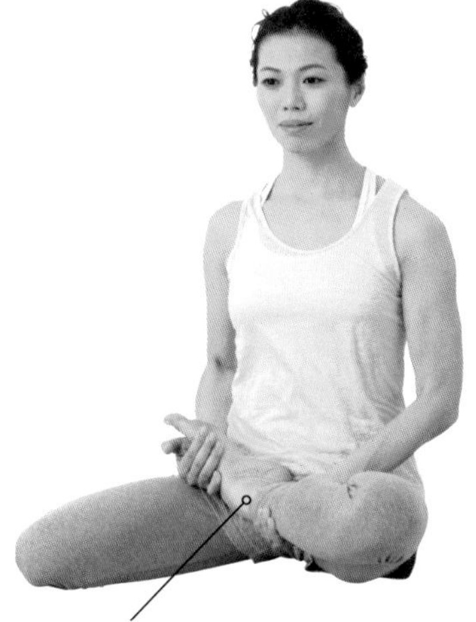

不只腳尖，腳踝也要貼在大腿根部上

3 將上半身轉向放在上面的腳的那一側

左肩向後轉，左手伸向背後，握住左腳拇趾。右手貼在左膝外側，將上半身往左大幅扭轉。

★反方向也以相同步驟進行

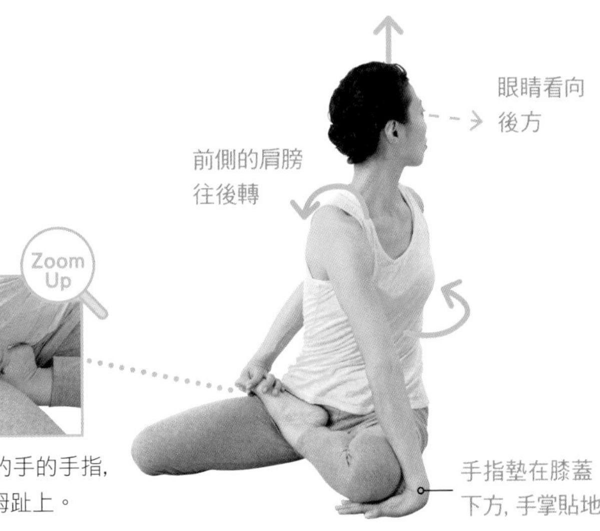
Zoom Up

眼睛看向後方

前側的肩膀往後轉

將繞到後面的手的手指，扣在腳的大拇趾上。

手指墊在膝蓋下方，手掌貼地

半魚王式 51

Ardha Matsyendrasana

供奉人稱「魚王」的聖哲——瑪茲央卓 (Matsyendra) 的體位法。
是代表性的扭轉體位法。「Ardha」是一半的意思。
將脊椎半扭向側邊，便能透過扭轉，按摩下腹部，活化膀胱與腸子。

效果

- 提高內臟機能
- 矯正骨骼
- 矯正骨盆
- 讓腰變緊實

易 ☆☆★☆☆ 難

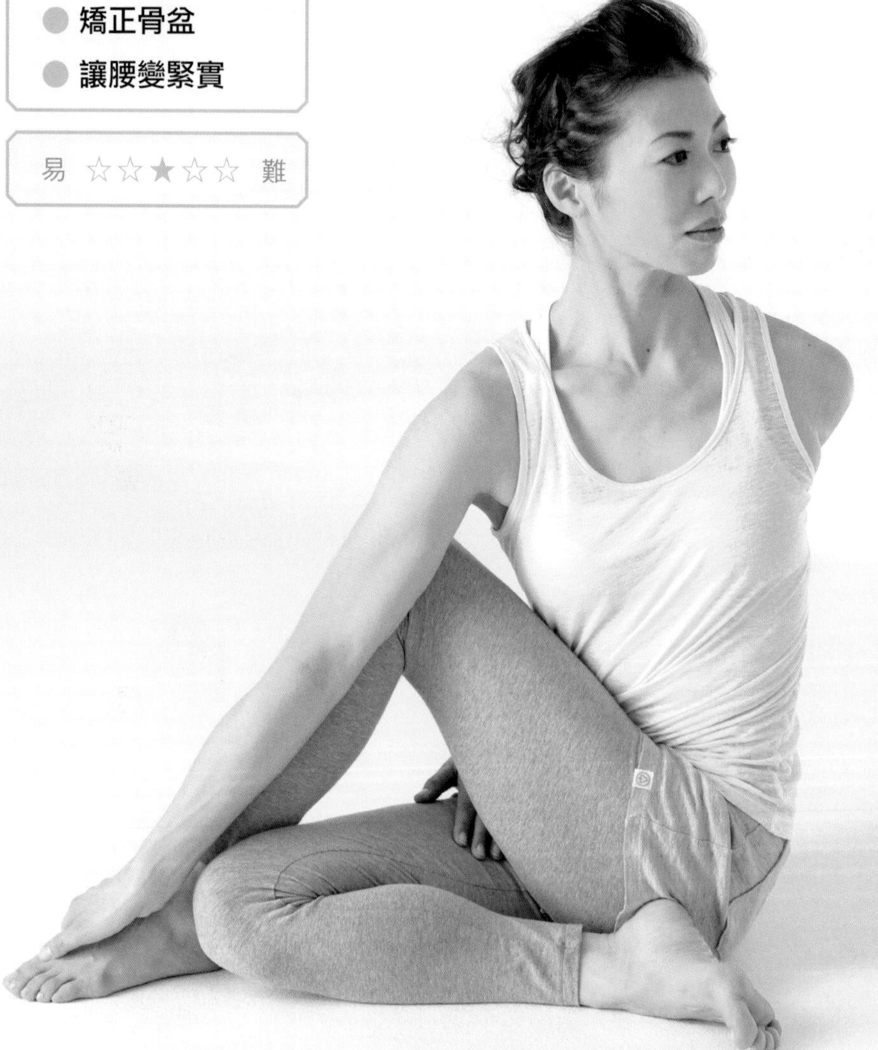

1 坐下後雙腿彎曲、交叉

以杖式（P.48）坐下，右膝立起，倒向外側，左腳底置於右大腿外側。

腰不要拱起

手呈杯狀（P.89），來支撐身體

2 上半身扭轉，單手舉高

左手拉向後方，上半身轉向左側，同時將右手往正上方舉高。

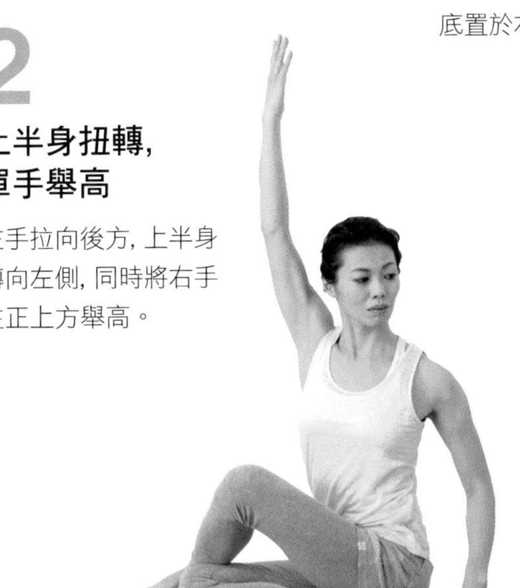

3 再度加深扭轉

右手置於左膝外側，握住左腳踝。左手碰右腿根部，加深扭轉。

★反方向也以相同步驟進行

眼睛朝後看

肩膀向後轉

利用手臂與膝蓋互推的力量加深扭轉

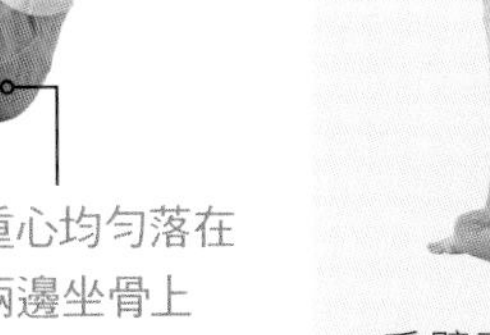

重心均勻落在兩邊坐骨上

這樣也OK

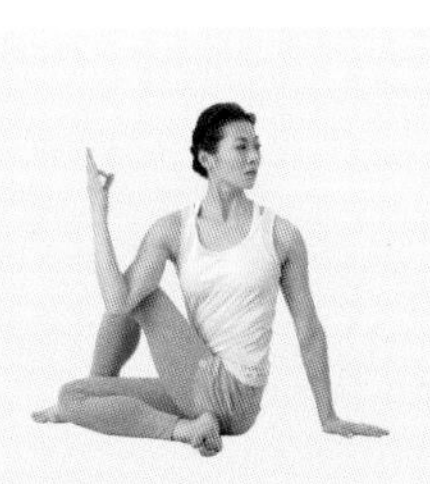

手臂不要纏住身體，改成置於後方支撐身體。用放在膝蓋上的手結智慧手印（P.47）。

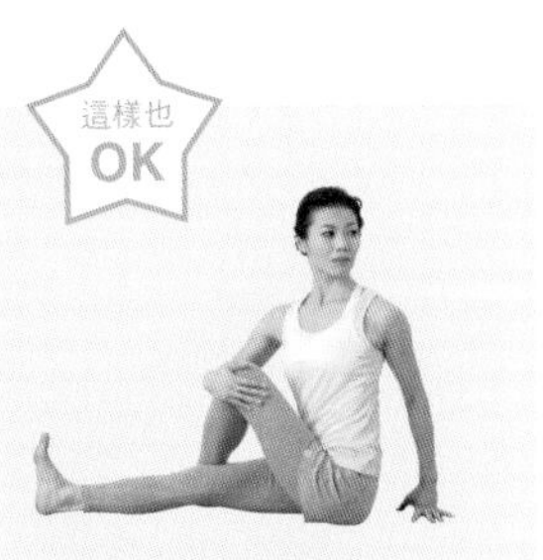

單腿伸直，將彎曲的膝蓋用相反側的手抱住。想要輕鬆扭轉時可以用這個體位法。

聖哲馬里奇式 I

52

Marichyasana I

讚頌馬里奇 (Marichya) 的體位法。祂是創造之神梵天的兒子，七聖哲之一。
練習時手不伸向前方，而要透過身體的深層肌肉來前彎，藉此活化內臟。
重複練習後，胸部與肩膀一帶的柔軟度都會提高，會更容易握住另一隻手。
在精神面，這個體式具有讓心情穩定、平衡的功效。

效果

- 提高髖關節的柔軟度
- 提高內臟機能
- 矯正脊椎
- 使心情穩定

易 ☆☆★☆☆ 難

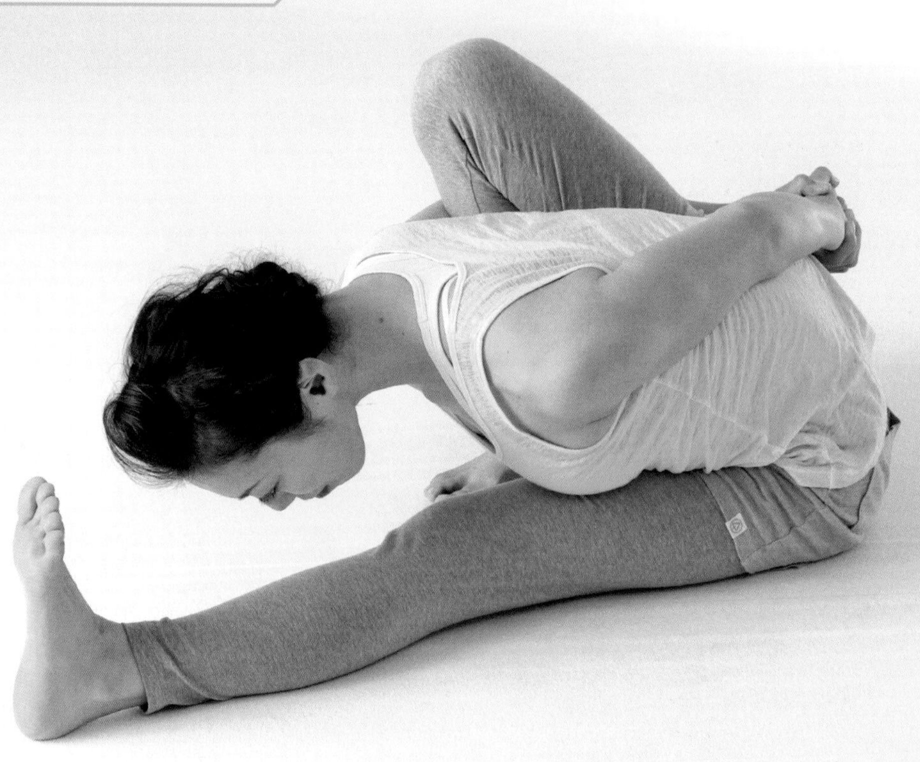

1 坐下, 單膝立起

先做杖式 (P.48), 右腿彎曲靠向胸部, 並保持身體直立。

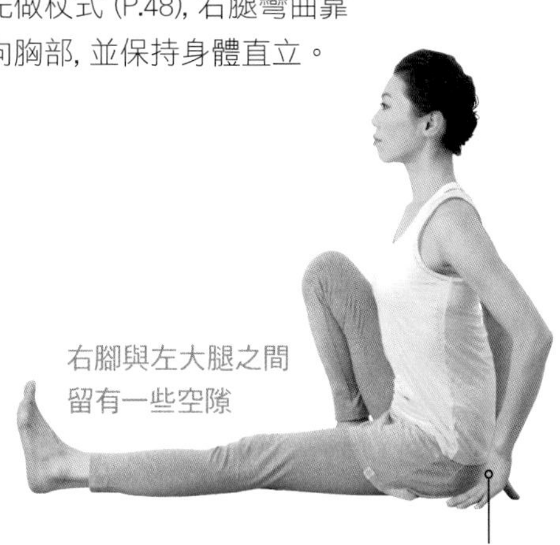
右腳與左大腿之間
留有一些空隙
雙手支撐身體

2 單手舉高

右臂朝正上方舉高。

3 上半身往前倒, 雙手握於背後

邊將上半身往前倒, 邊將右臂、左臂依序轉到後方。讓右臂繞過右小腿外側, 用右手握住左手腕。

★反方向也以相同步驟進行

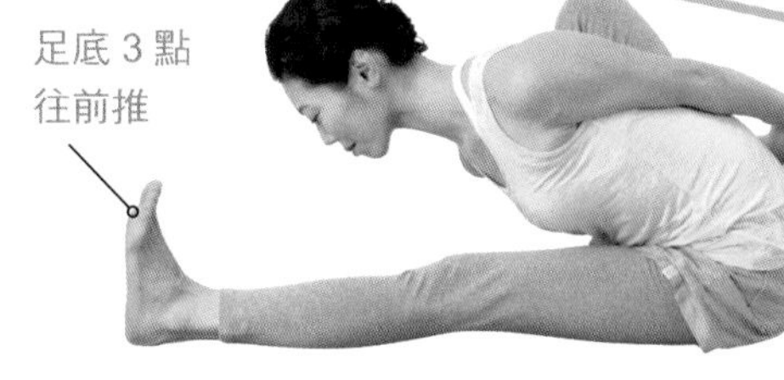
肩胛骨向下收攏。
邊伸展背肌, 邊將
頭頂往前延伸
將手臂掛在小
腿下方, 雙肘
打直
足底 3 點
往前推
尾骨向下

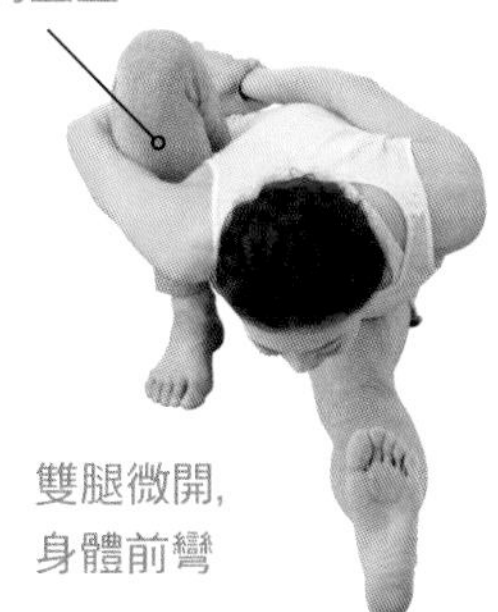
【正面】
小腿維持直立
雙腿微開,
身體前彎

變化型

聖哲馬里奇式 II

Marichyasana II

將伸直的腿按照蓮花坐 (P.120) 的方式擺好。讓腳壓住肚臍, 提高對內臟的刺激。

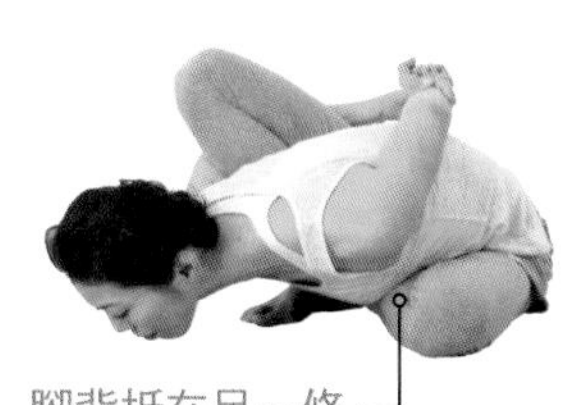
腳背抵在另一條
腿的根部上

聖哲馬里奇式 III 53

Marichyasana III

坐著扭轉的體位法，用來供奉七聖哲之一的馬里奇。

透過扭轉，能讓腰部苗條緊實。

握不到手腕時，可以先握手指、手掌，再慢慢握到手腕。

聖哲馬里奇式從 I 到 IV，難度依序遞增。

效果

- 提高肋骨一帶的柔軟度
- 提昇內臟機能
- 矯正脊椎
- 使心情穩定

易 ☆☆★☆☆ 難

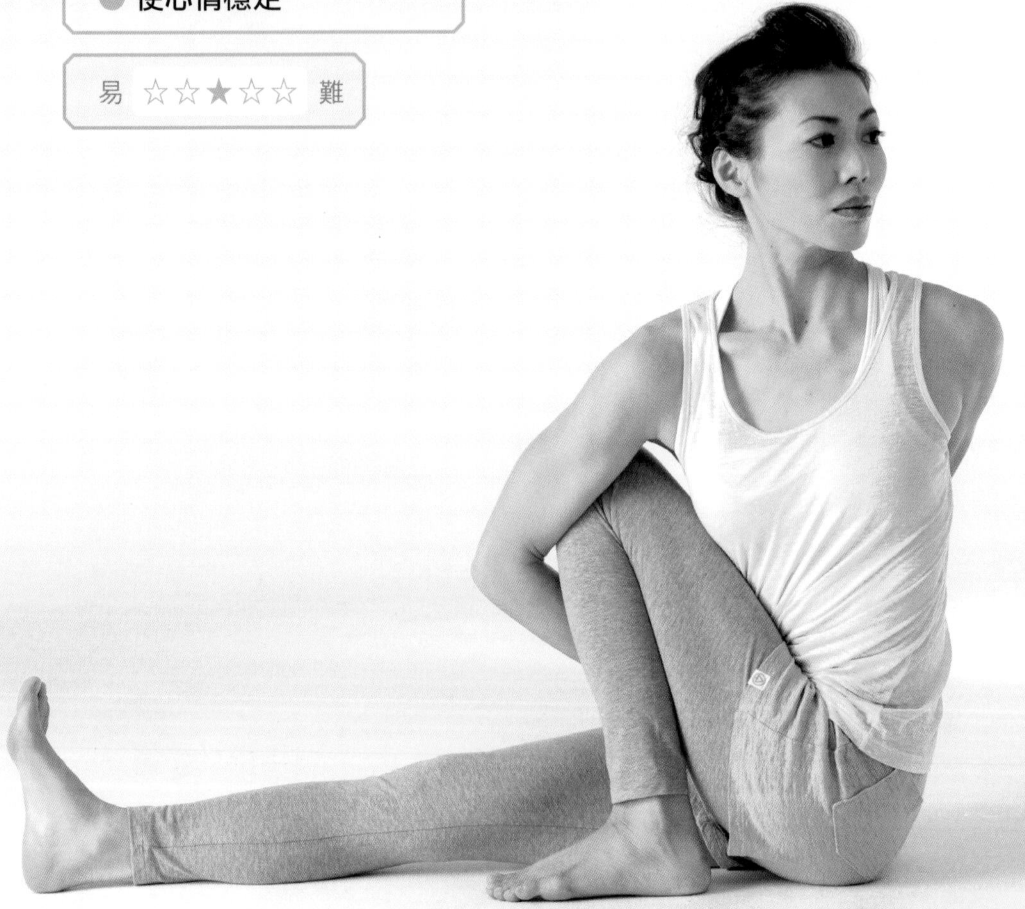

1 坐好後單膝立起

以杖式 (P.48) 坐下，左膝靠近胸前。

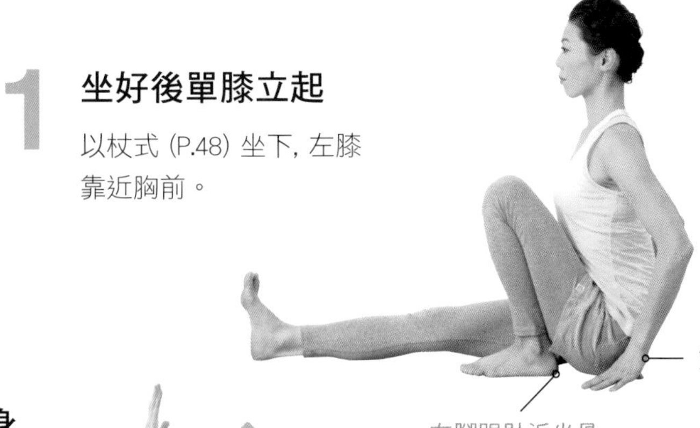
雙手支撐身體
左腳跟貼近坐骨

2 扭轉上半身，單手舉高

左手往後擺，讓上半身往左邊扭轉。同時將右手朝正上方舉高。

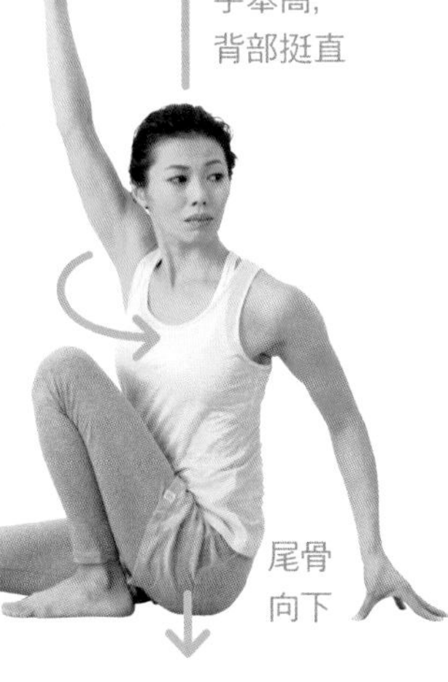
手舉高，
背部挺直
尾骨
向下

雙肩轉動，擴胸

Zoom Up

手臂從膝蓋外側緊緊卡住。

體重平均分散在骨盆兩側

3 雙手握於背後，加深扭轉

將右手卡在左膝外側，進一步扭轉上半身。左手轉到背後，右手握住左手腕。

★反方向也以相同步驟進行

變化型

聖哲馬里奇式 IV

Marichyasana IV

將伸直的腿以蓮花坐 (P.120) 的方式擺好。把聖哲馬里奇式II (P.131) 與聖哲馬里奇式III (P.132) 結合起來。

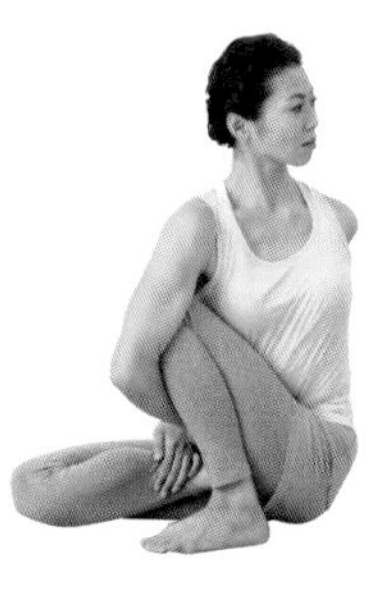

船式 54

Navasana

像船一樣, 將身體屈起、平衡的體位法。「Nava」是「船」的意思。
練習時若無法好好使用深層肌肉, 大腿很快就累了。
記得腹肌、背肌要出力, 並讓不必用力的地方放鬆。
想保持姿勢, 核心肌群需要一定的力量。

效果

- 讓全身緊實
- 培養平衡感
- 提高集中力
- 消除便秘

易 ☆☆★☆☆ 難

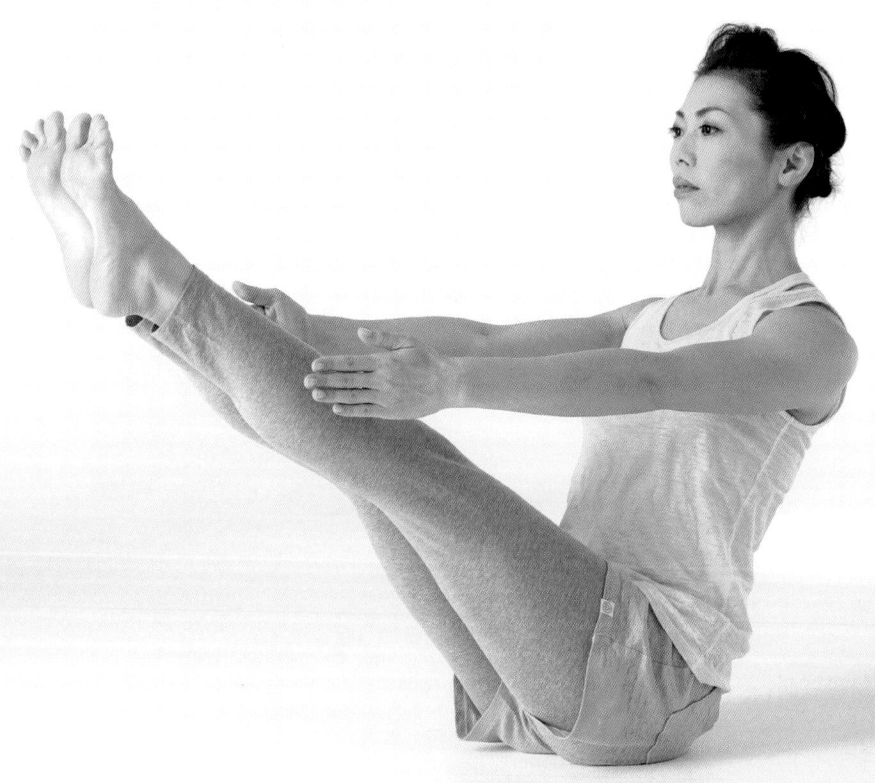

1 坐下，雙膝屈起

以杖式 (P.48) 坐下，雙膝屈起，雙手置於膝蓋後側。

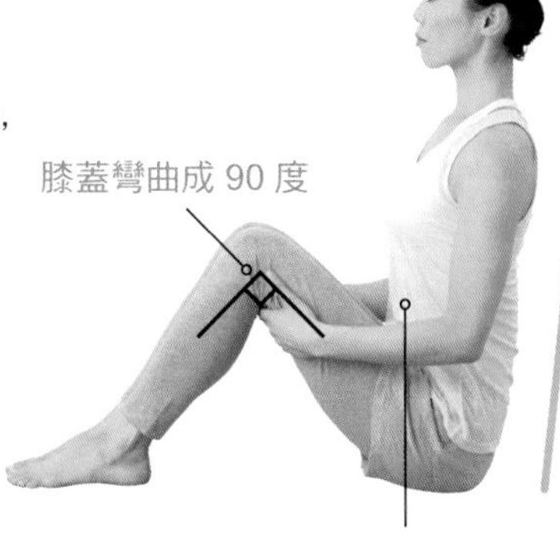
膝蓋彎曲成 90 度
從尾骨到頭頂
保持一直線
大腿根部折起，
肚臍靠向大腿

2 邊往後倒，邊將雙腿抬高

一點一點地將上半身往後倒。手抱著腿，讓雙腿從地面上抬高。

腰不要拱起
兩邊的坐骨穩穩的坐著

3 雙腿伸直，手放開，維持平衡

雙腿伸直，手臂往前伸，與地板平行。肚臍往上提，腰打直。

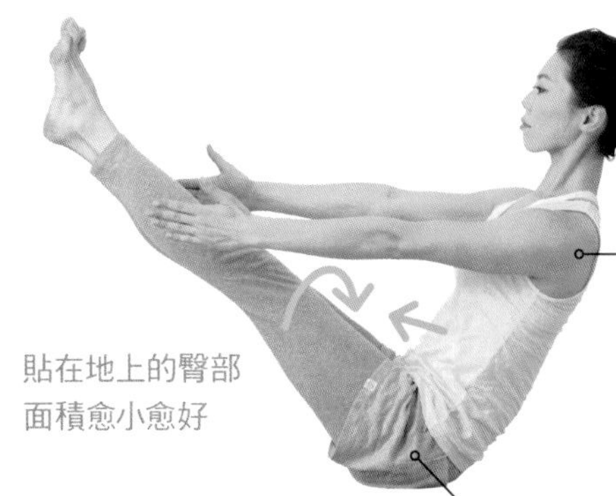
肩膀向後拉，
脖子伸長
貼在地上的臀部
面積愈小愈好
大腿轉向內側，
肚臍靠向大腿

變化型

扭轉船式

Parivrtta Navasana

「Parivrtta」是「旋轉」的意思。雙手展開呈一直線，扭轉腹部，維持平衡。

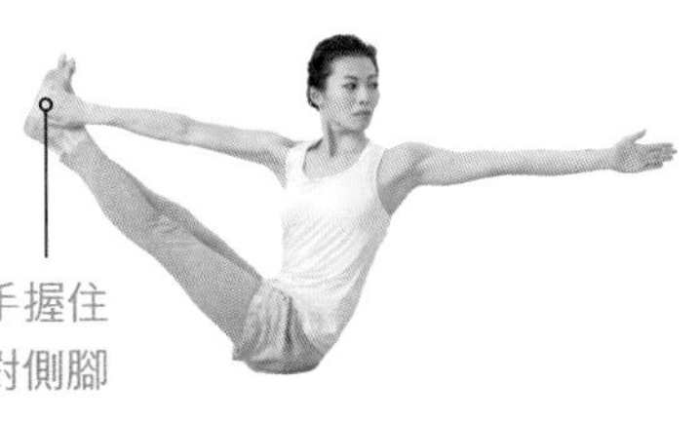
手握住
對側腳

臉朝上背部伸展式 I

Urdhva Mukha Paschimottanasana I

55

這個體位法是坐姿前彎 (P.50) 的變化型, 必須以臀部支撐全身。
「Urdhva Mukha」是向上的意思。
需要有力的核心肌群、前彎的柔軟度, 以及優異的平衡感。
建議先用船式 (P.134) 練習如何以臀部為支點保持平衡, 再來挑戰。

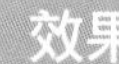
效果

- 強化核心肌群
- 培養平衡感
- 提高集中力
- 提昇內臟機能

易 ☆☆★☆☆ 難

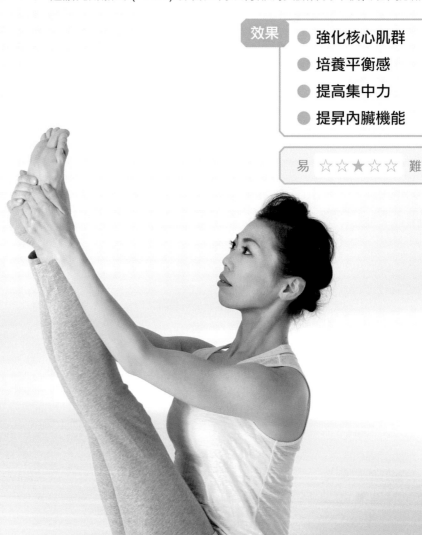

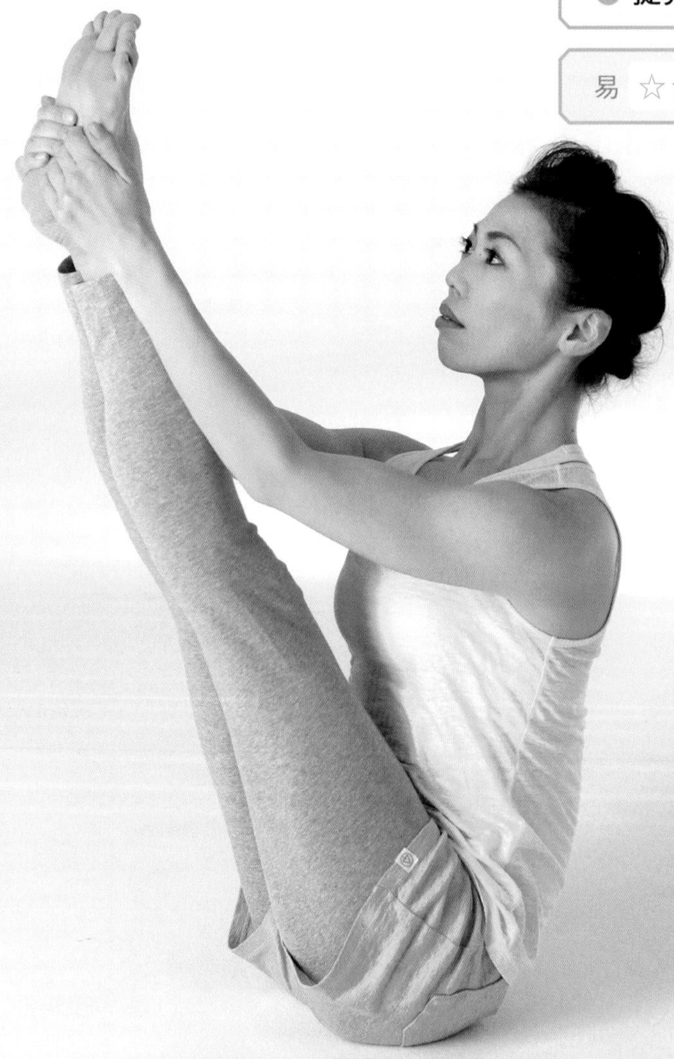

1 坐下，握住腳底

以杖式（P.48）坐好，雙膝併攏彎曲，從外側握住兩邊的腳底。

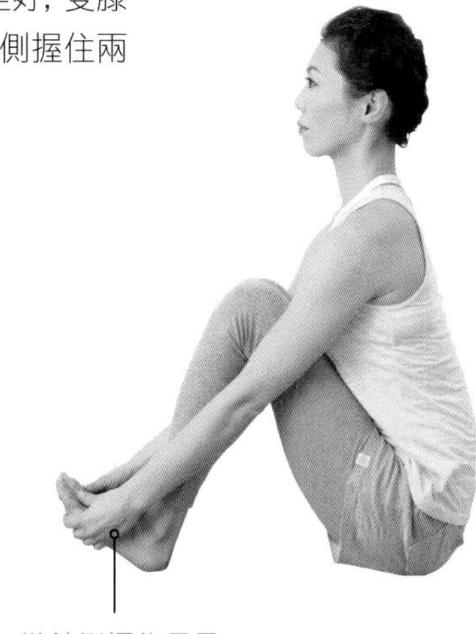

從外側握住足弓

2 膝蓋伸直，用臀部維持平衡

握著雙腳將膝蓋打直，讓腿與上半身呈 V 字型。用臀部支撐身體，維持平衡。

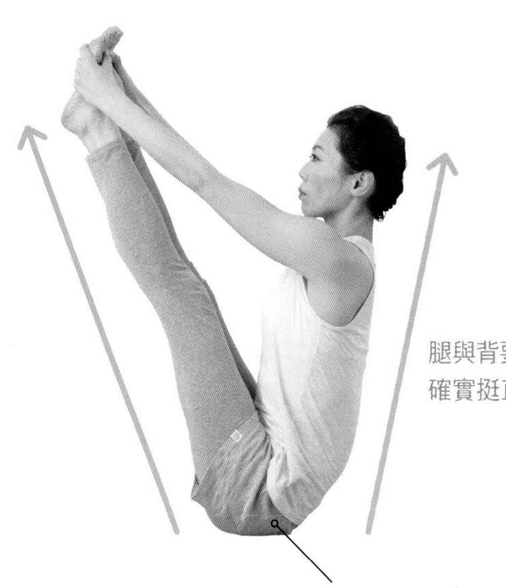

腿與背要確實挺直

用兩邊坐骨保持平衡

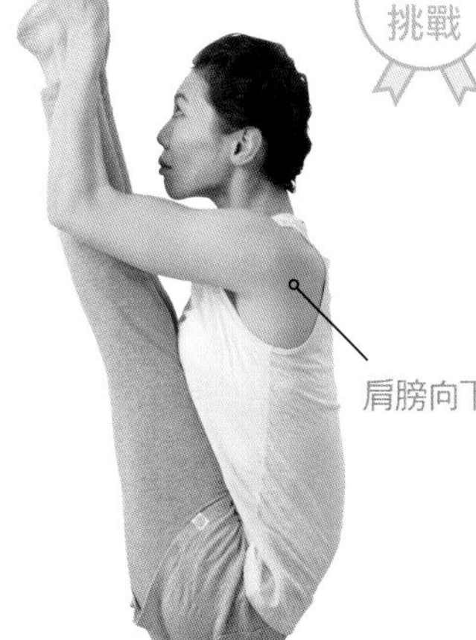

進階挑戰

肩膀向下

大腿貼緊胸部，將身體折起來

變化型

臉朝上背部伸展式 II

Urdhva Mukha Paschimottanasana II

背貼在地板上，腹部翻向天空，伸展背部。

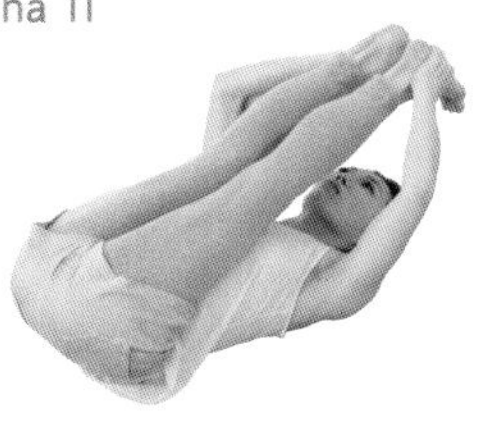

仰臥手抓腳拇趾伸展式 56

Supta Padangusthasana

「Supta」是「躺臥」的意思,「Padangustha」是「腳拇趾」。
仰躺後把腿張開, 握住腳拇趾。
若握腳趾有困難, 可以用瑜伽繩輔助。
能讓雙腿緊實, 促進骨盆周圍血液循環。

效果

- 鍛鍊大腿後側
- 提高髖關節的柔軟度
- 強化核心肌群
- 改善婦女疾病等不適

易 ☆★☆☆☆ 難

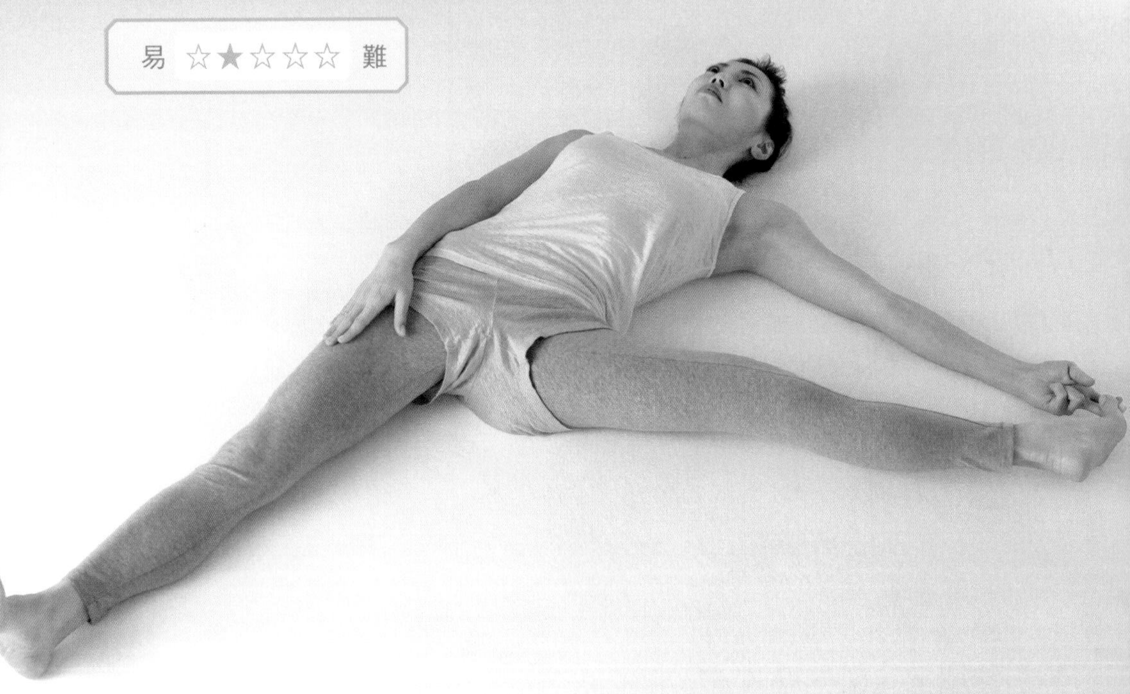

1

仰躺

躺下後雙腿併攏，雙手置於身體兩側，做躺著的山式 (P.32)。

2

單腿抬高，手握腳拇趾

左腳抬高，左手捉住腳拇趾。右腳不動，右手壓在右大腿上。

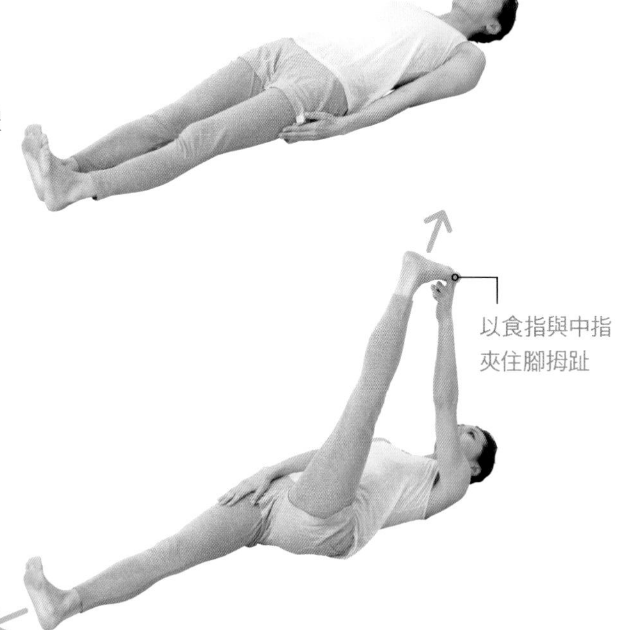
以食指與中指
夾住腳拇趾

3

將抬高的腿向側邊打開

右手壓大腿，讓大腿後側緊緊貼住地板。將左腿向左邊打開，放到地板上。

★反方向也以相同步驟進行

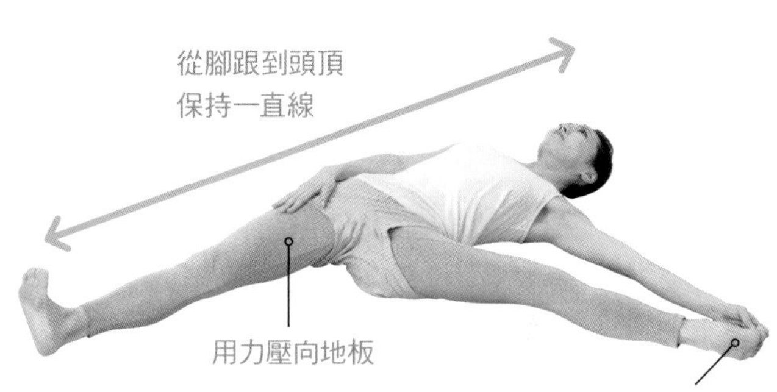
從腳跟到頭頂
保持一直線
用力壓向地板
若重心腳會浮起來，可以讓
張開的腿也跟著浮起來

輔具

用瑜伽繩套住腳底

單腳抬高，伸上天空，將瑜伽繩套在抬高的腳的足弓上。這樣即使手碰不到腳趾，也能順利練習。

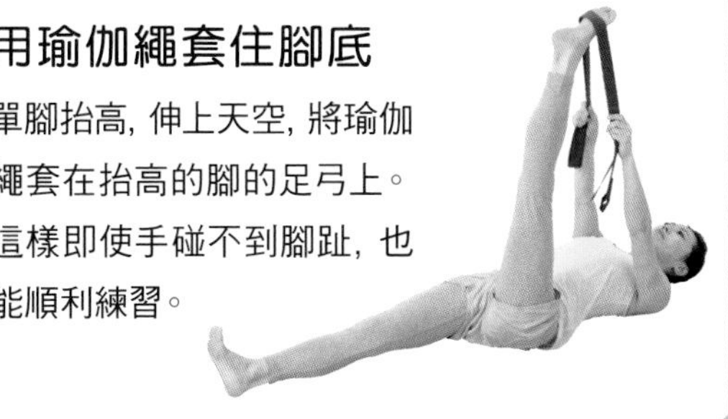

進階挑戰

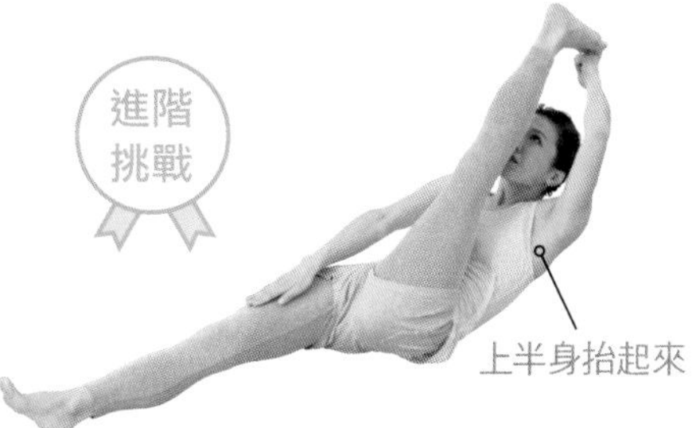
上半身抬起來

腳不要倒向側邊，將腿往胸前拉，鼻尖碰小腿。

牛臉式 57

Gomukhasana

「Go」是「牛」的意思,「muka」是臉。
從上往下看時,下半身的輪廓就像一頭牛的臉。
交疊的膝蓋如牛的鼻子,左右腳則是牛的耳朵。
這個體位法能均勻地刺激上半身與下半身,促進全身血液循環。

效果

- 提高集中力
- 舒緩肩膀痠痛
- 讓上臂緊實
- 矯正脊椎

易 ☆☆★☆☆ 難

1 坐下，雙腿倒向側邊

以杖式（P.48）坐下，雙腿彎曲倒向側邊。

腰不要拱起

2 抱住單膝，雙腿交叉

將左膝抱住，交疊在右腳上。左腳跟置於右大腿側邊，貼在地板上。

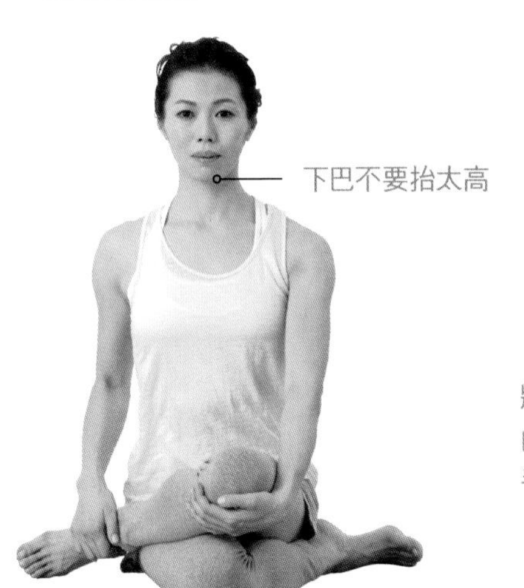
下巴不要抬太高

將抬高的上臂轉向內側，有意識地把手肘向上提

脊椎挺直

繞到背後的手臂轉向外側，使胸部擴張

Zoom Up

雙手交扣於身體中央。

左右膝於中央重疊

3 雙手於背後互握

右手肘抬高到正上方，左手肘繞到背後。彎曲手肘，讓左右手掌心相對，手指互扣。

★反方向也以相同步驟進行

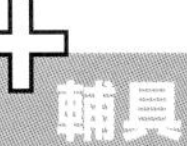

輔具

坐在瑜伽磚上，雙手握瑜伽繩

將瑜伽磚橫放，坐在上面，會更容易掌握骨盆立起的感覺。握住瑜伽繩的兩端，還能補足手臂的長度及柔軟度。

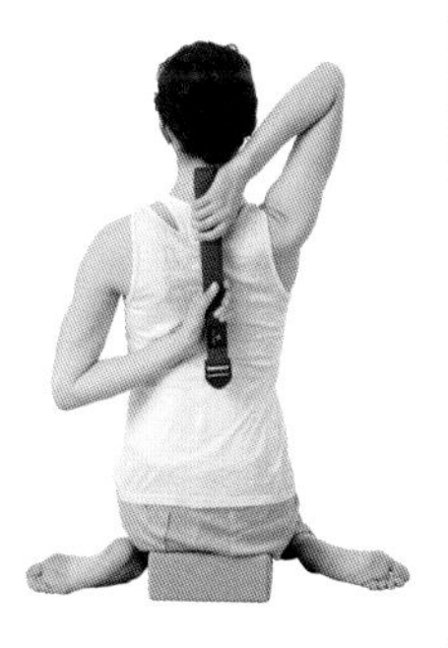

獅式 58

Simhasana

「Simha」是「獅子」的意思。
這是供奉古印度神話中的半人半獅——那羅希摩 (Narasimha) 的體位法，
看起來就像一頭獅子在吼叫並用力喘氣。
透過西瓦身印 (Shambhavi Mudra) 用鬥雞眼盯著眉心，能使意識清明。
可消除疲勞與壓力，讓頭腦神清氣爽。

效果
- 舒緩眼睛疲勞
- 提高呼吸機能
- 消除壓力
- 提高內臟機能

易 ☆★☆☆☆ 難

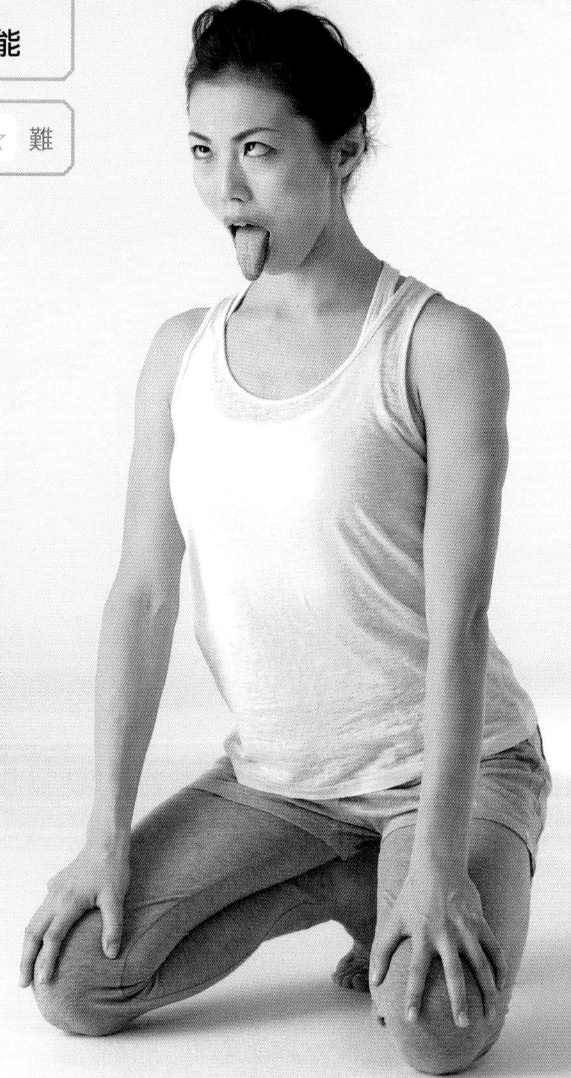

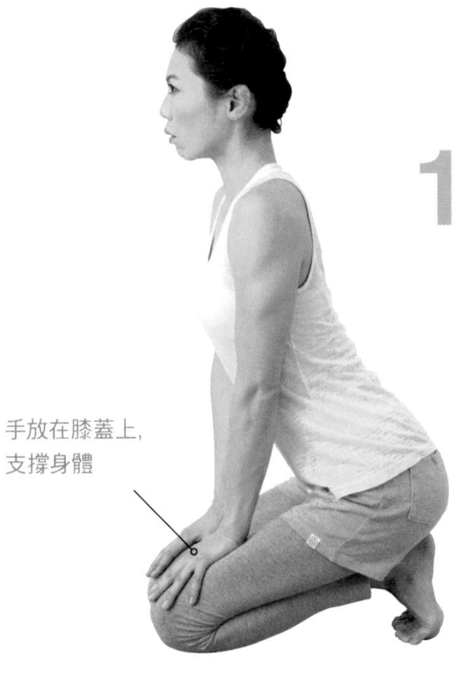
手放在膝蓋上,
支撐身體

1 跪坐後腳趾踮起

以金剛坐 (P.47) 跪坐,
腳跟抬高, 腳趾踮起。

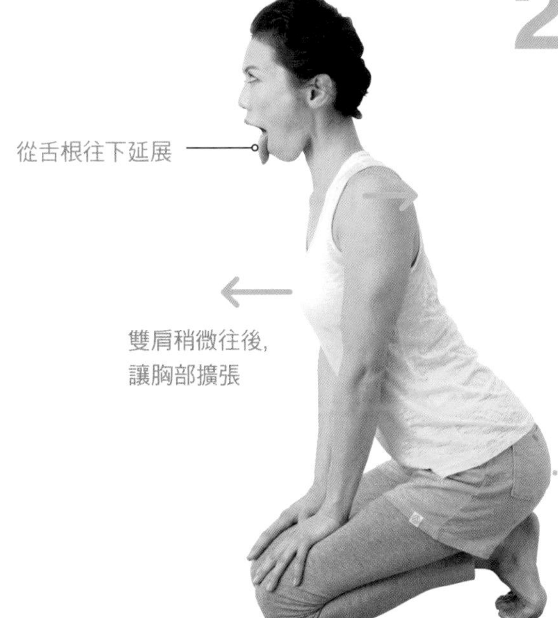
從舌根往下延展
雙肩稍微往後,
讓胸部擴張

2 一邊用力吐氣, 一邊大大伸出舌頭

用鬥雞眼往上看眉心。接著吸氣, 發出「哈」的聲音, 用力吐出舌頭並大力吐氣。吸氣時舌頭可以回到口中, 搭配呼吸一共要進行 5 次。

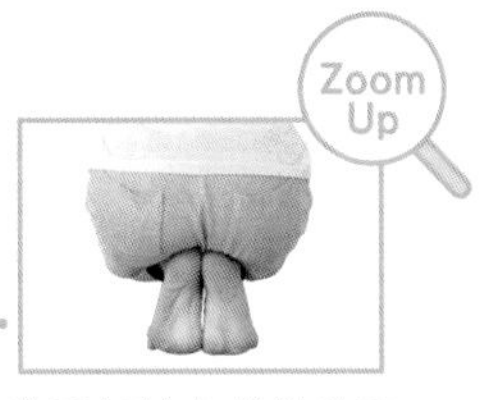
Zoom Up

將臀部放在併攏的腳跟上, 能讓會陰 (陰部與肛門之間) 緊實 (根鎖, Mula Bandham → P.207)。

花圈式 59

Malasana

Mala是「花圈、念珠」的意思。
這是一個用雙手把身體圈住、固定的體位法,
因練習時必須將身體折得小小的, 所以需要柔軟的髖關節。
能刺激腹部, 提昇內臟機能, 緩和生理痛。
若腳跟放下有困難, 可以使用輔具。

效果

- 提昇內臟機能
- 鍛鍊身體背面
- 提高髖關節的柔軟度
- 鍛鍊肩膀周圍

易 ☆☆★☆☆ 難

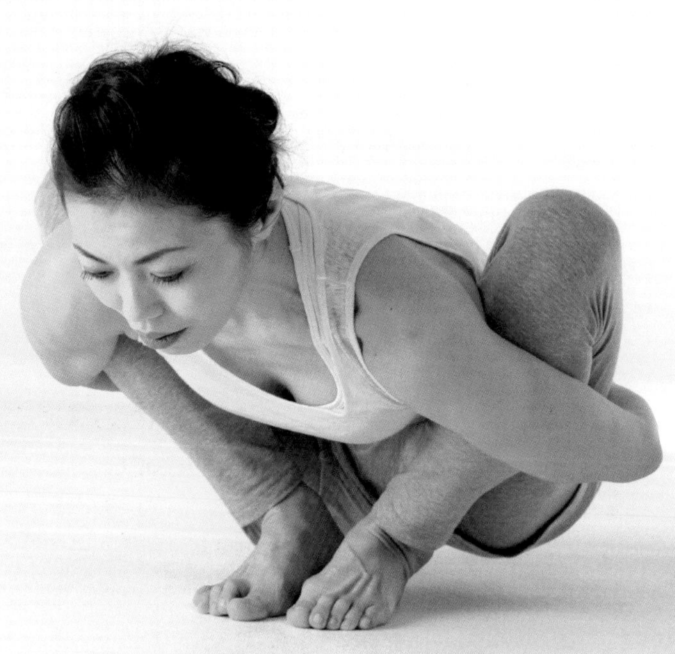

1 蹲下後雙手抱膝

雙腿併攏、蹲下，將膝蓋抱住。

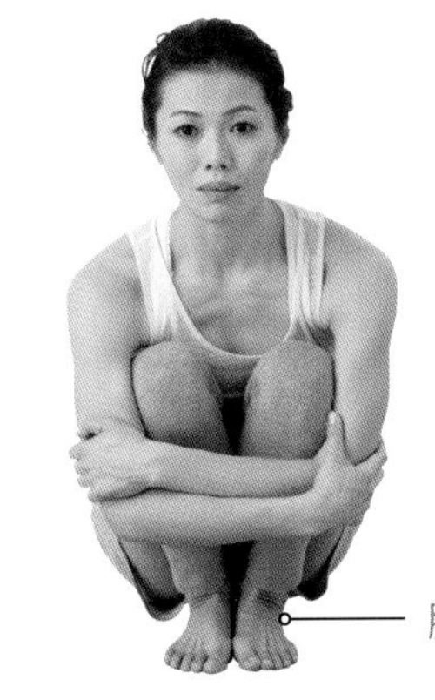
腳跟貼在地板上

2 膝蓋打開，雙手往前伸並點地

膝蓋左右打開，上半身往前頃，雙手朝前方遠遠地伸展。

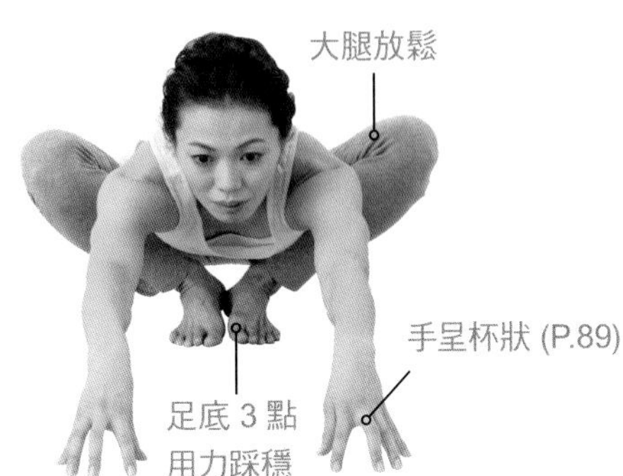
大腿放鬆
手呈杯狀 (P.89)
足底 3 點
用力踩穩

3 雙手繞到背後互扣

雙手從腿的外側繞到背後，將膝蓋夾起來。雙手相對，手指互扣。

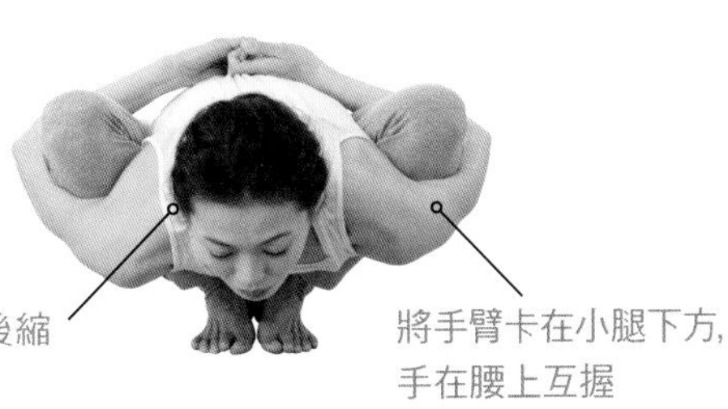
脖子不要往後縮
將手臂卡在小腿下方，
手在腰上互握

變化型

套索扭轉式

Pasasana

「Pasa」是「繩子、束縛」的意思。這是一個用雙手將身體捆住的體位法。

上半身扭轉，抱住膝蓋

在背後握住另一隻手的手腕

輔具

將瑜伽磚墊在腳跟下

若腳跟碰不到地板，可以在 2 的姿勢時，將瑜伽磚墊在腳跟下，這樣比較容易保持平衡。

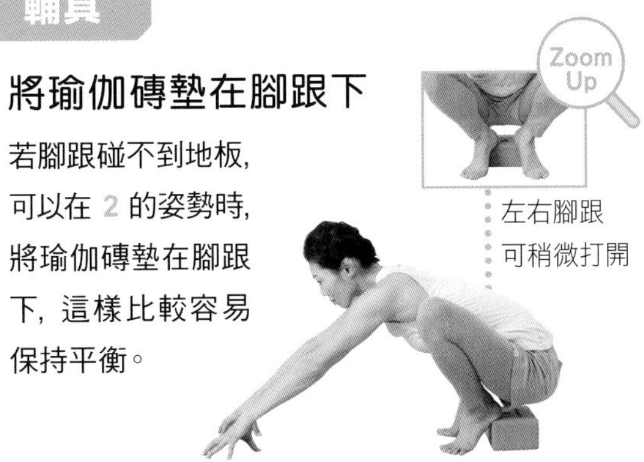
Zoom
Up
左右腳跟
可稍微打開

龜式 60

Kurmasana

「Kurma」是「烏龜」的意思，這是一個姿勢像烏龜的體位法。
能提高下半身的柔軟度，並消除上半身的僵硬痠痛。
練習時必須深呼吸，將肩膀和脖子放鬆。
能穩定情緒、舒緩神經，對身心都有正面的影響。

效果
- 提高髖關節的柔軟度
- 提高大腿後側的柔軟度
- 鍛鍊腰部、背部
- 使心情穩定

易 ☆☆☆★☆ 難

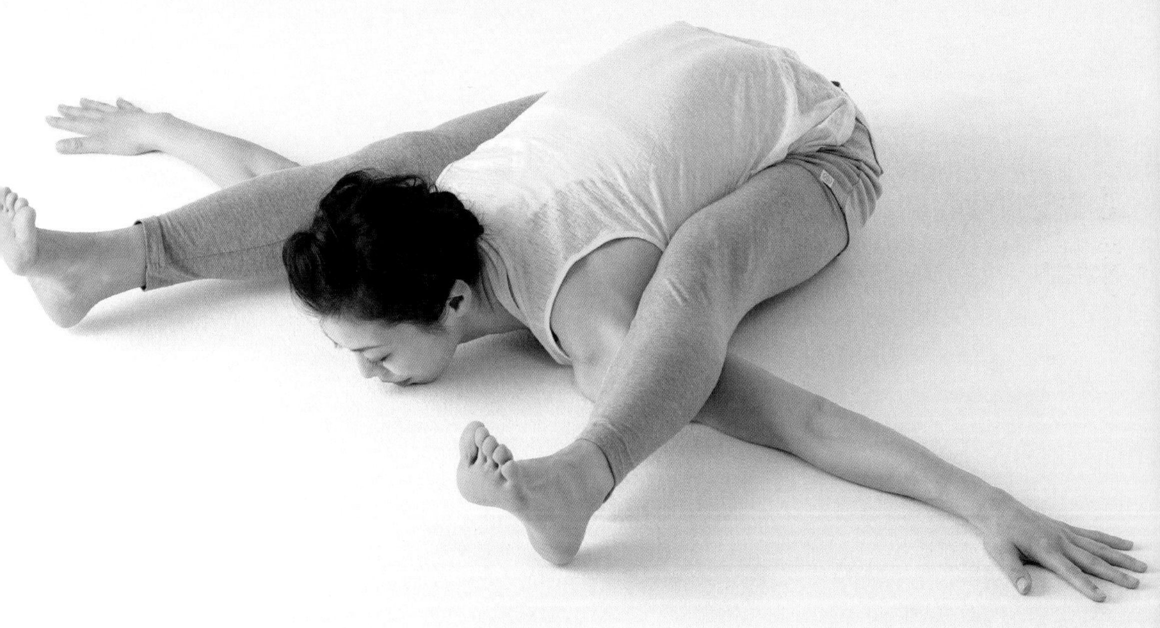

1 坐下後前彎，手臂鑽入膝蓋下方

用杖式 (P.48) 坐下，腳輕輕打開，將上半身往前傾。雙腿彎曲，手臂鑽入膝蓋下方。

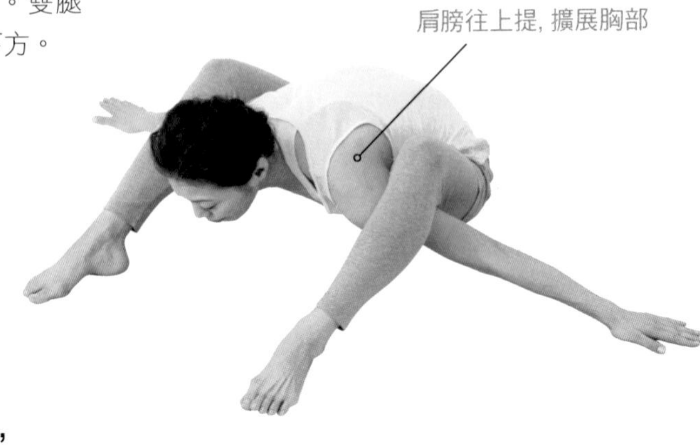
肩膀往上提，擴展胸部

2 下巴抵在地板上，腳從地板上騰空。

進一步加深前彎。將下巴貼在地板上，腳往肩膀外側打開。最後把膝蓋用力伸直，讓腳從地板上騰空。

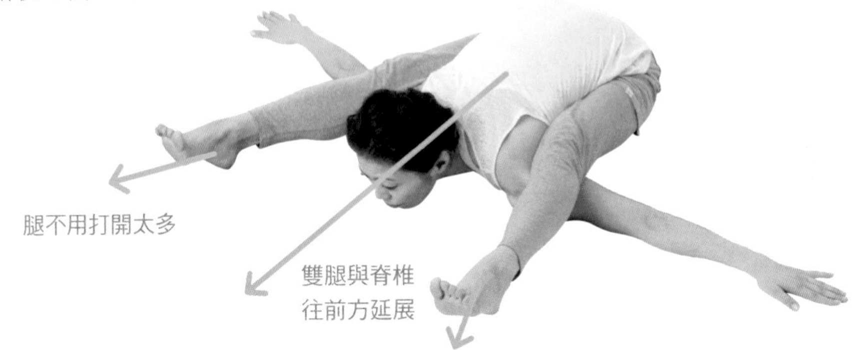
腿不用打開太多
雙腿與脊椎
往前方延展

變化型

睡龜式

Supta Kurmasana

「Supta」是「躺臥」的意思，又譯為「臥龜式」。左右手必須與腳交纏，是難度相當高的體位法。

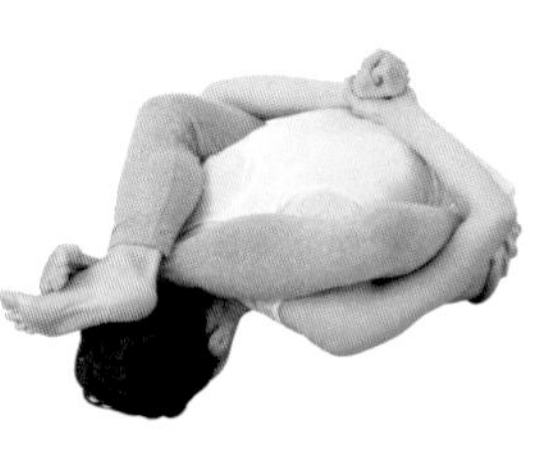

鶴式 61

Bakasana

因看似雙腳站立的鶴而得名。
「Baka」是「鶴」的意思。
這個體位法需要充足的肌力，才能將身體摺疊起來。
在以雙手支撐體重、取得平衡的手臂平衡式中，
這個姿勢比較適合初學者。

效果

- 鍛鍊手臂、肩膀、手腕
- 培養平衡感
- 強化核心肌群
- 培養膽量

易 ☆☆☆★☆ 難

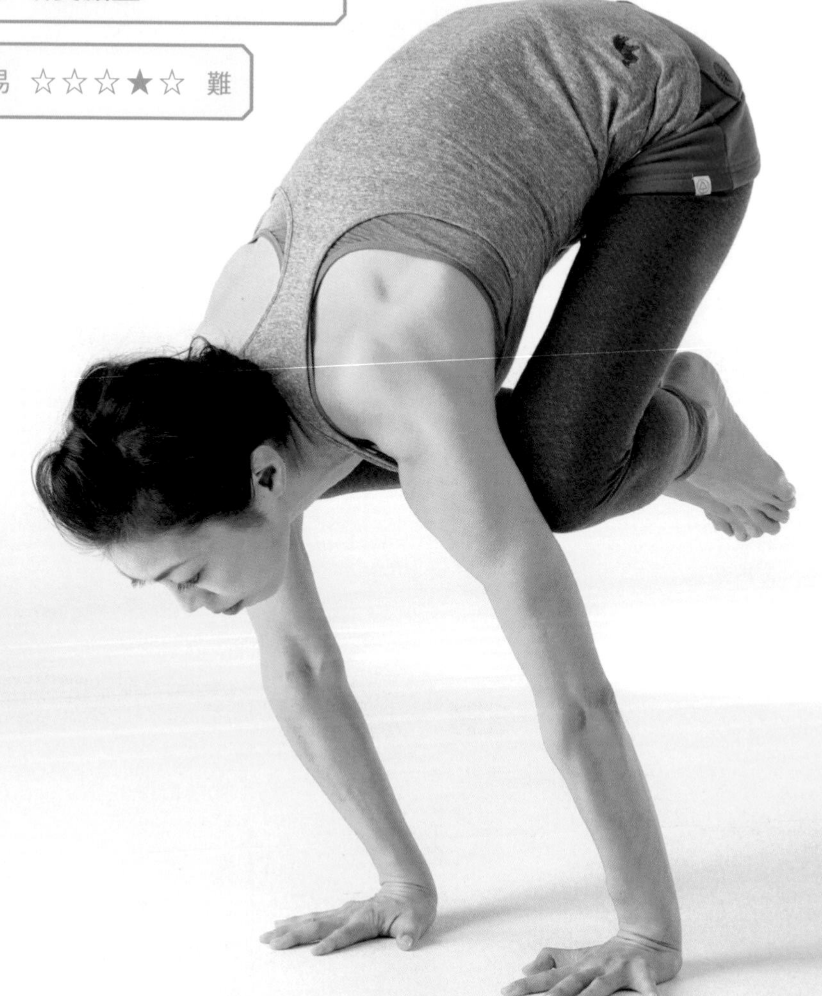

1 雙手貼地，膝蓋夾入腋下

雙手打開與肩同寬，貼在地板上。腳尖踮起，雙肘向正後方彎曲，讓膝蓋卡入腋下。

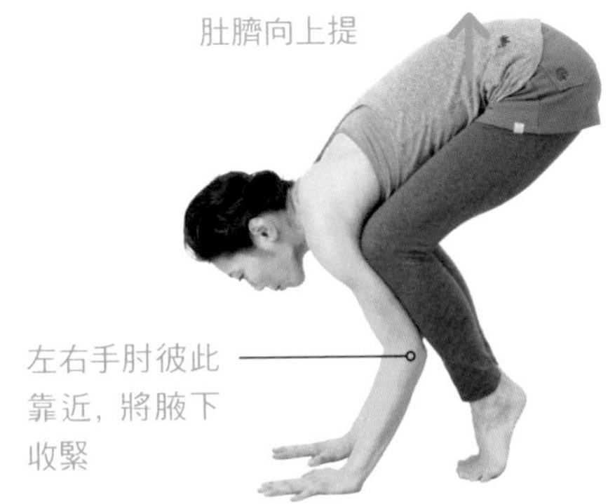
肚臍向上提
左右手肘彼此靠近，將腋下收緊

2 用雙手支撐身體

腳尖從地板上騰空，慢慢把重心轉移到雙手上。

初學者到這裡就好

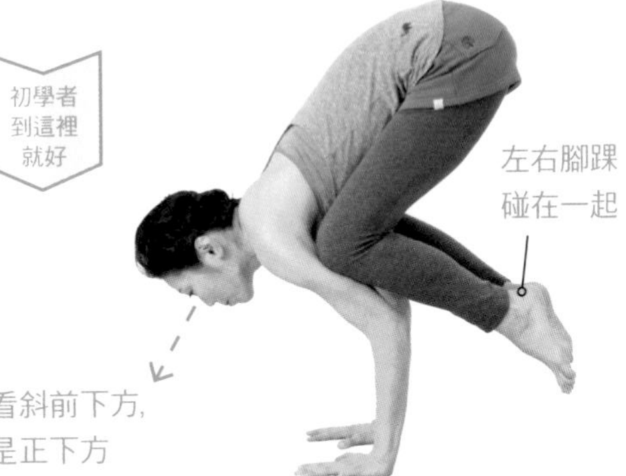
左右腳踝碰在一起
眼睛看斜前下方，而不是正下方

3 手肘伸直，把腳往上縮

邊將重心往前挪，邊把手肘伸直。同時將腳抬高，腳尖靠近臀部，保持平衡。

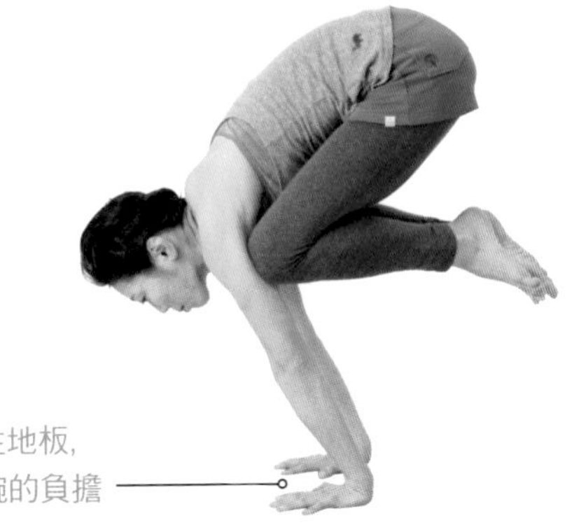
以握力捉住地板，能降低手腕的負擔

變化型

烏鴉式

Kakasana

「Kaka」是「烏鴉」的意思。手肘彎曲，維持上面 **2** 如同烏鴉的姿勢。

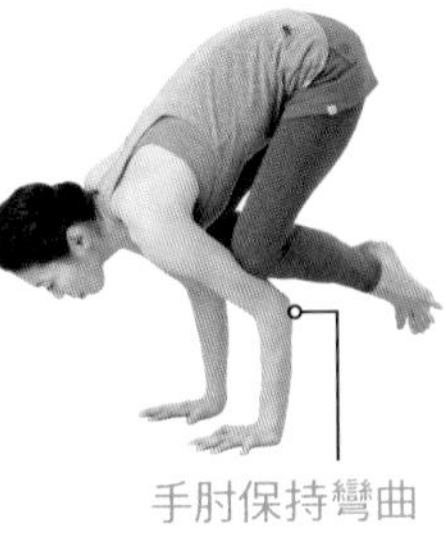
手肘保持彎曲

側鶴式

Parsva Bakasana

「Parsva」是「斜邊、身體側面」的意思。從手肘彎曲的烏鴉式衍生而來。

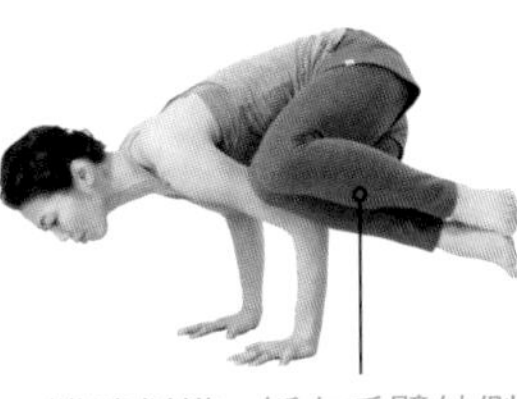
雙膝併攏，抵在手臂外側

※進入這個體位法的方式，可以參考 P.159 的動作 **1**

單腿掛肩壓力式 62

Eka Hasta Bhujasana

「Eka」是「1」的意思，「Hasta」是「手」，「Bhuja」是手臂。
這是一個將單腿伸向前方，另一條腿掛在手臂上，用雙手把身體支撐起來的體位法。
要將腿伸直並使身體騰空，腹部的肌肉與腰一帶的深層肌肉都要很有力量才行。
在精神面，這個體位法能使人樂觀積極。

效果

- 提高髖關節的柔軟度
- 鍛鍊手臂、肩膀、手腕
- 培養平衡感
- 強化核心肌群

易 ☆☆★☆☆ 難

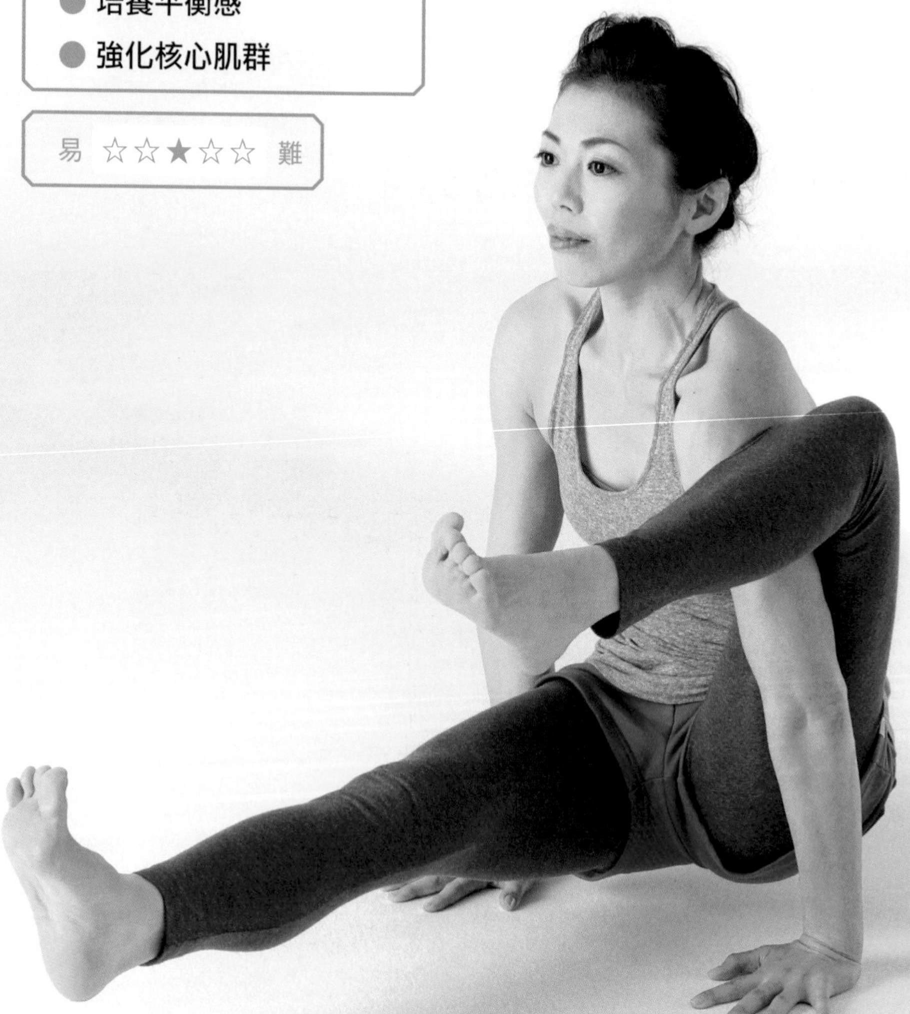

1 坐下，單腿舉高

從杖式 (P.48) 將左膝舉高，背稍微拱起來，讓腳跨在左手臂上。

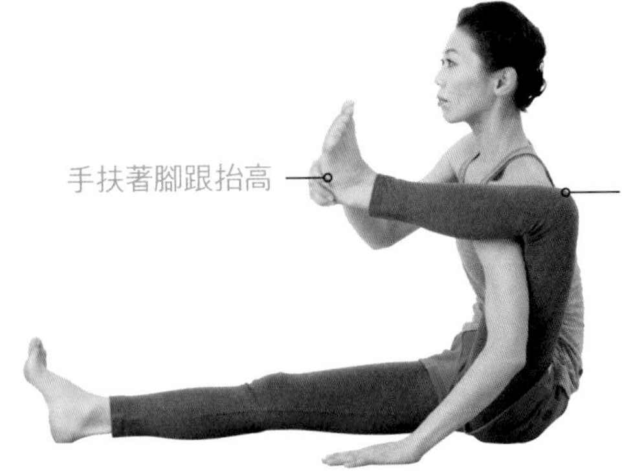
手扶著腳跟抬高
膝蓋後側
抵住肩膀

2 雙手貼於地板

左腳背在左肩上，雙手貼住地板，準備讓身體騰空。

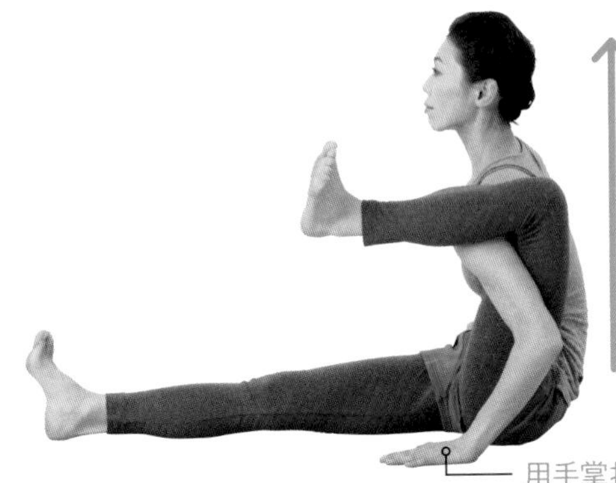
盡可能將
背部挺直
用手掌扣住地板

3 全身從地板上騰空

將伸直的右腿根部朝髖關節方向往後拉，並把手臂伸直，讓臀部與腿同時騰空。

★反方向也以相同步驟進行

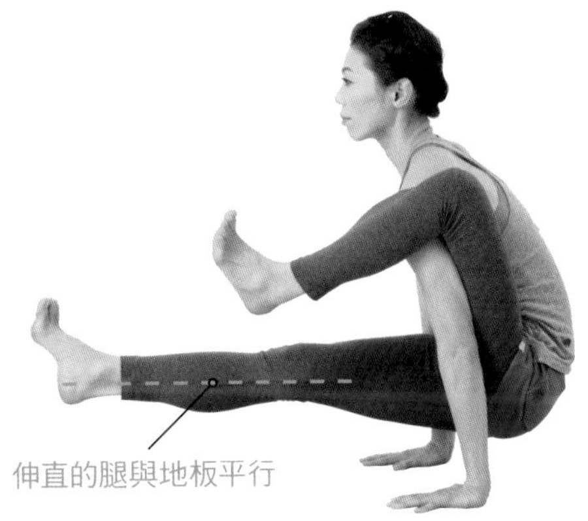
伸直的腿與地板平行

變化型

八角平衡式

Astavakrasana

「Astavakra」是「八角」的意思，同時也是聖哲阿士塔伐克拉的名字。雙腿將單臂夾住，扭轉身體，以手臂保持平衡。

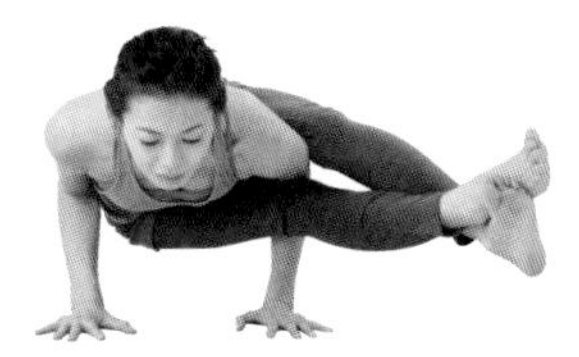

螢火蟲式 63

Tittibhasana

「Tittibha」是「螢火蟲」的意思, 這是一個模仿昆蟲的手臂平衡體位法。
進階者可以把腳抬高, 讓腿與地板的角度將近垂直。
先練習龜式 (P.146) 與鶴式 (P.148), 是學會螢火蟲式的捷徑。
與其它所有的手臂平衡式一樣, 能強化手腕與手臂。

效果

- 提昇內臟機能
- 提高大腿後側的柔軟度
- 提高髖關節的柔軟度
- 鍛鍊手臂、肩膀、手腕

易 ☆☆☆★☆ 難

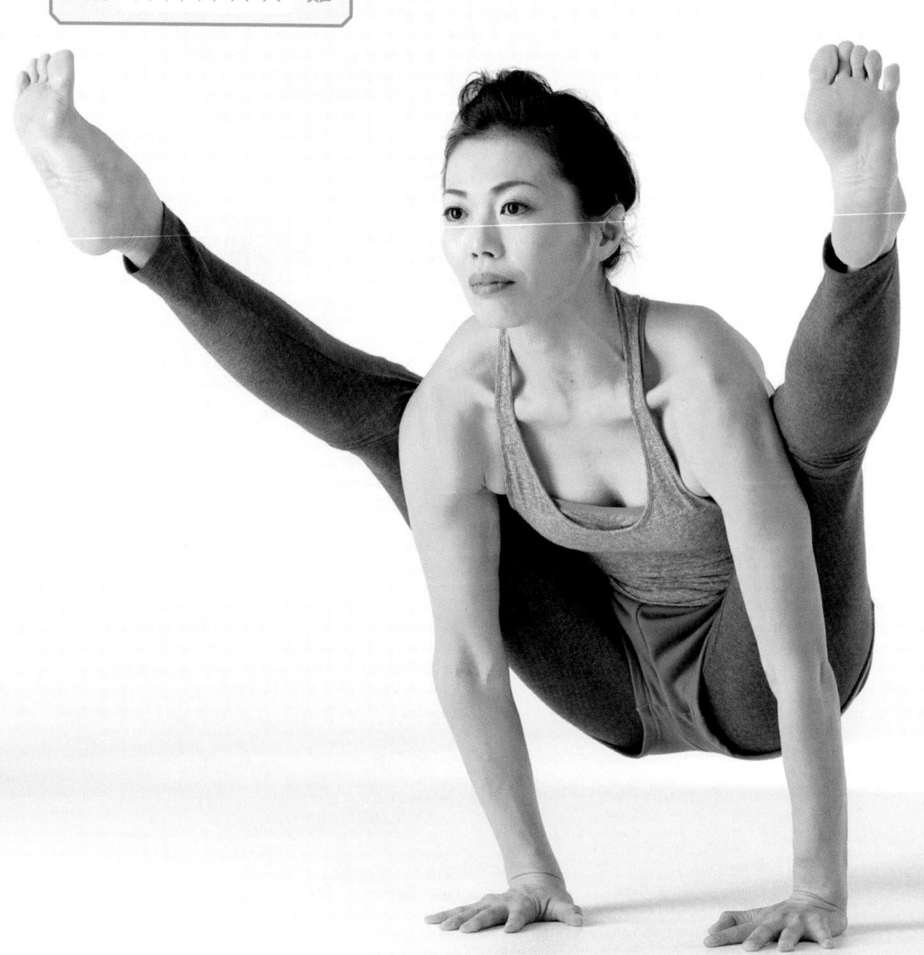

1 從站姿讓雙手著地

雙腳打開站好，腰往下沉，身體向前彎，肩膀放入雙腿之間，手貼在地板上。

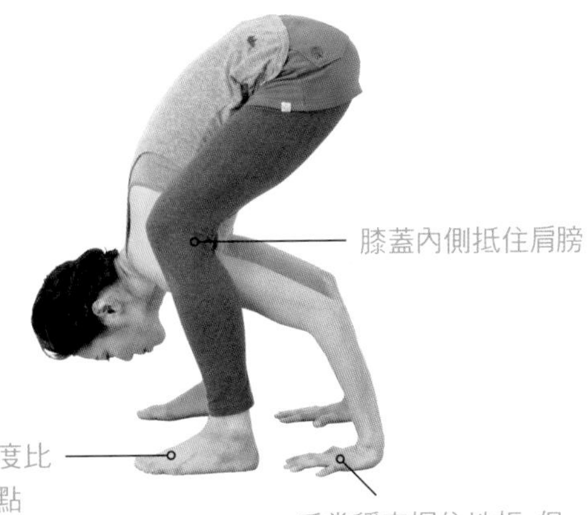
膝蓋內側抵住肩膀
腳打開的幅度比
腰部稍寬一點
手掌穩定握住地板，但
要注意別讓手腕疼痛

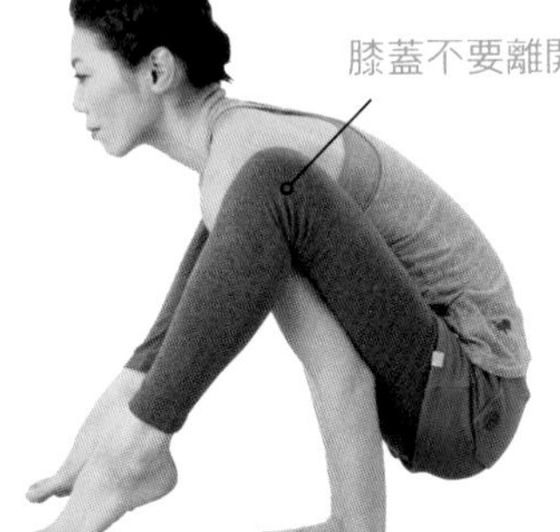
膝蓋不要離開肩膀

2 雙腳騰空，維持平衡

慢慢讓腰往下沉，用手撐住身體，雙腳從地板上騰空。

初學者到這裡就好

腳板伸直，拇趾球蹬出

3 雙腿伸直，用大腿內側夾住手臂

雙肘與雙膝用力打直，雙腿將上臂夾緊。

變化型

夾上臂式

Bhujapidasana

「Bhuja」是「手臂」的意思，「pida」是「壓迫」。這是一個夾住手臂、雙腿交纏的體位法，能鍛鍊全身的肌肉。

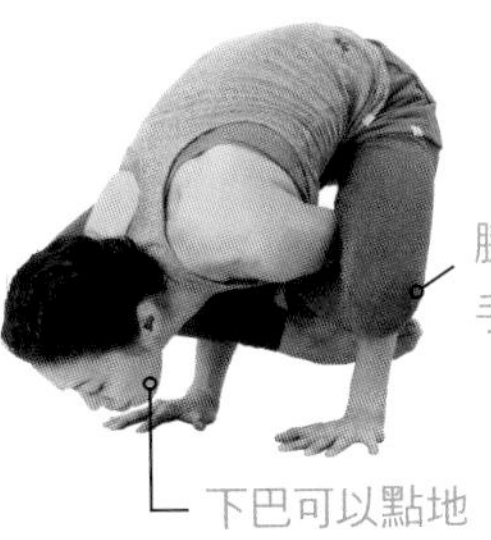
腿夾住
手臂外側
下巴可以點地

側平板式 64

Vasisthasana

供奉印度神話七聖哲之一瓦希施塔 (Vasistha) 的體位法。
要用單臂保持平衡，需要強壯的手腕與強勁的臂力，除了核心肌群以外，精神也要很集中。
能充分鍛鍊雙腿，提昇髖關節的柔軟度。
練習的時候可以想像身體被牆壁前後包夾，來控制身體。

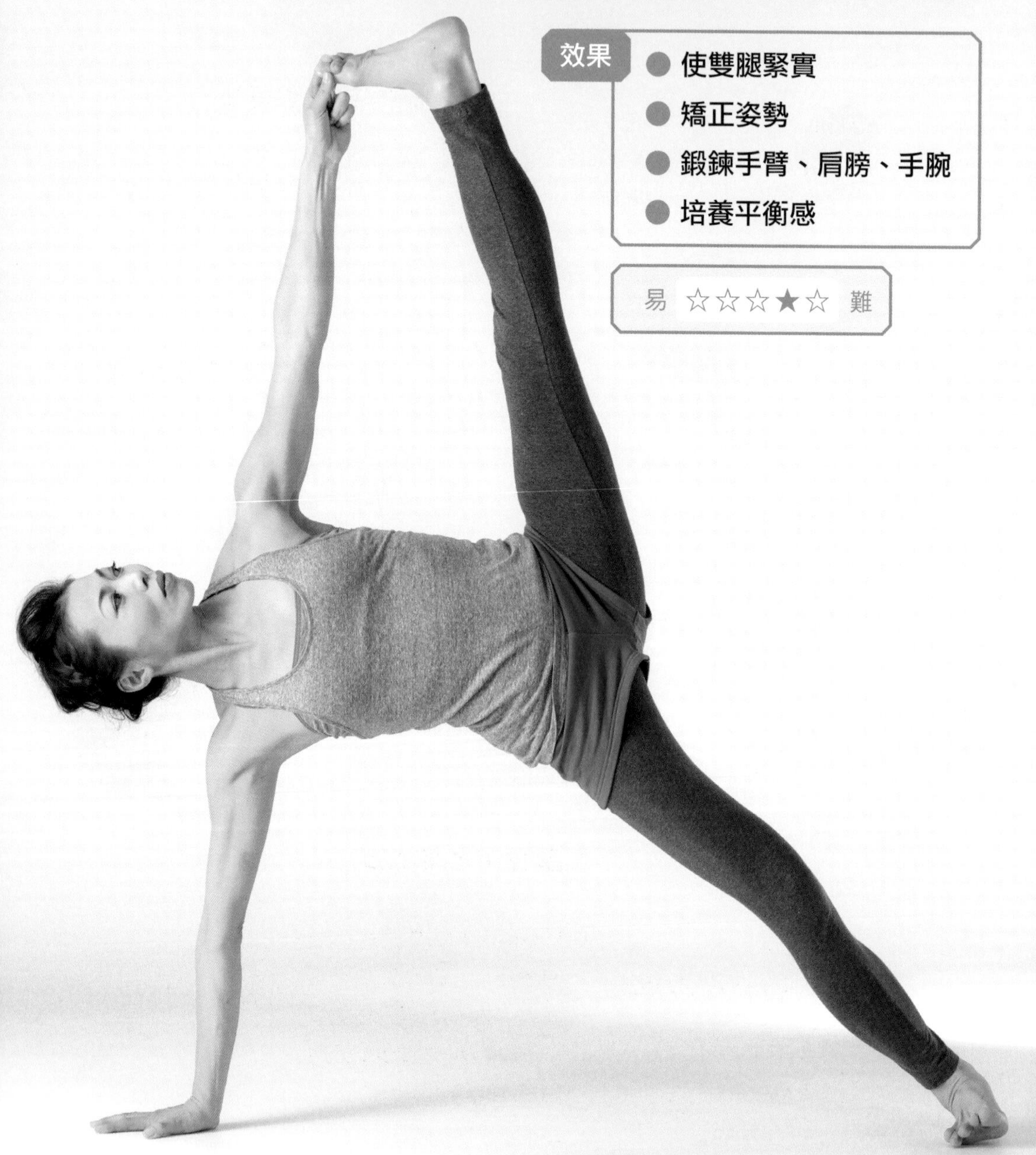

效果

- 使雙腿緊實
- 矯正姿勢
- 鍛鍊手臂、肩膀、手腕
- 培養平衡感

易 ☆☆☆★☆ 難

1 身體保持一直線，以雙手支撐

四肢著地後膝蓋打直，讓身體騰空。腳跟到頭頂保持一直線，只用雙手雙腳撐在地板上。

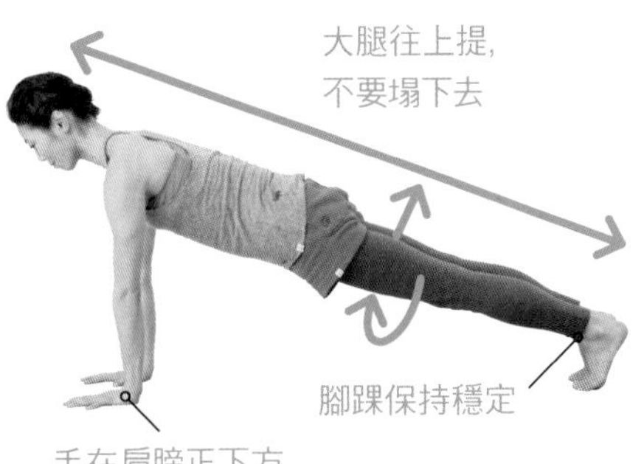
大腿往上提，
不要塌下去
腳踝保持穩定
手在肩膀正下方

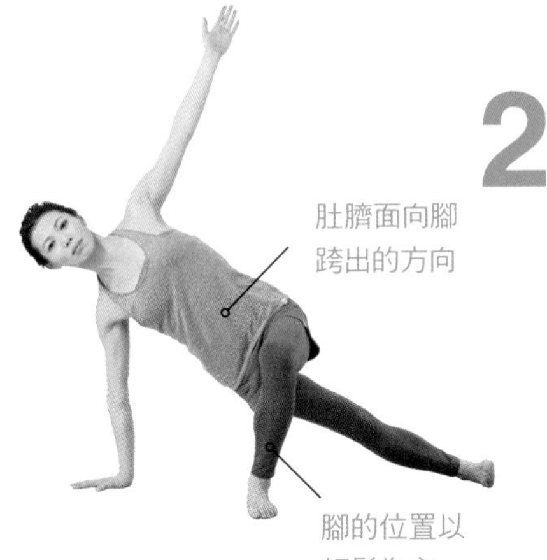
肚臍面向腳
跨出的方向
腳的位置以
輕鬆為主

2 單腿彎曲，將手臂展開

身體轉向左方，左腳往前跨出，右腳小趾側抵在地板，同時左手往上舉高。

3 雙腿併攏

將跨出的左腳併攏到右腳旁。

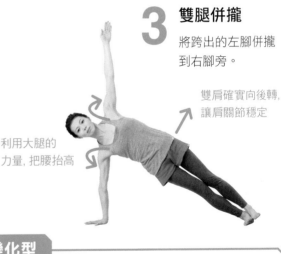

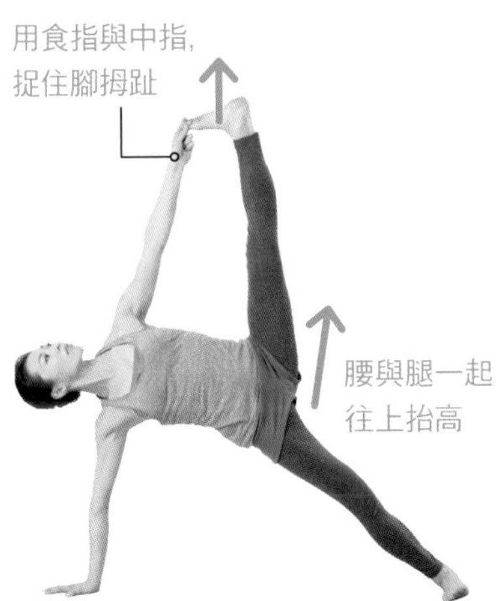
用食指與中指，
捉住腳拇趾
腰與腿一起
往上抬高
雙肩確實向後轉，
讓肩關節穩定
利用大腿的
力量，把腰抬高

4 單腳抬高，以同側的手捉住腳尖

左腳舉高，左手握住左腳拇趾，眼睛看向左腳尖。

★反方向也以相同步驟進行

變化型

聖哲卡西雅伯式

Kasyapasana

讚頌聖哲卡西雅伯 (Kasyapa) 的體位法。將單腳以蓮花坐 (P.46) 的方式抵在恥骨上，手從背後繞過來，握住腳尖，保持平衡。

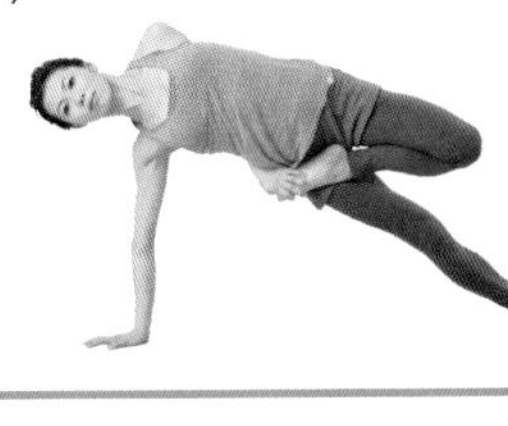

聖哲康迪亞式 I

Eka Pada Kaundinyasana I

65

單腳掛在肩膀上, 將腿前後張開, 以雙手平衡。
「Eka」是「1」的意思,「Pada」是「腳」。
這是一個供奉聖哲康迪亞 (Kaundinya) 的體位法,
需要強大的肌力與柔軟的髖關節, 難度非常高。
除了能鍛鍊全身肌肉, 還能讓人變得積極樂觀。

效果

- 提高髖關節的柔軟度
- 鍛鍊手臂、肩膀、手腕
- 強化核心肌群
- 鍛鍊大腿後側

易 ☆☆☆★☆ 難

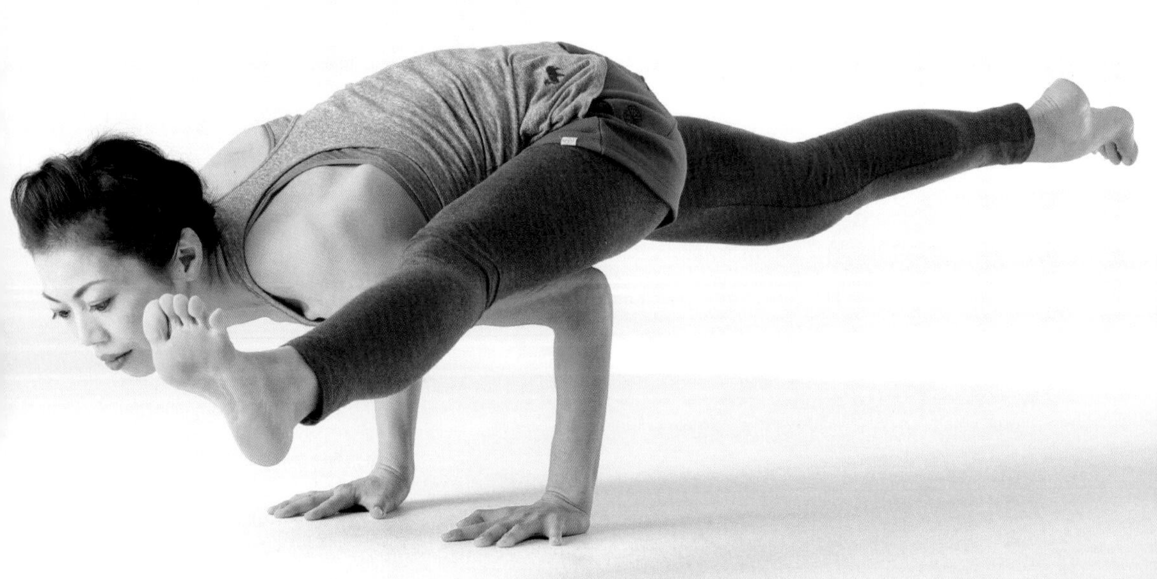

1 雙手貼地，單腿跨在手臂上

將腿前後大幅張開，左膝彎曲，雙手置於左腳內側。左腳尖踮起，左臂從左腳下方鑽過。

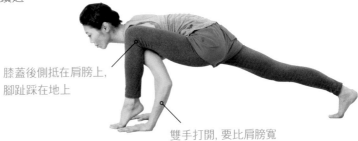

膝蓋後側抵在肩膀上，腳趾踩在地上

雙手打開，要比肩膀寬

2 腿打直，重心往胸前挪

左腿伸直，雙手用握力捉住地板，將重心移往胸前。

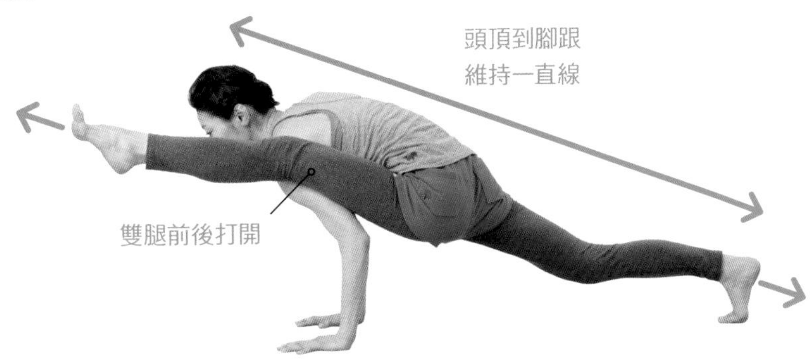
頭頂到腳跟
維持一直線
雙腿前後打開

3 膝蓋彎曲，雙腿騰空

以膝蓋為支撐點，將胸部往下挪，同時將右腿從地板上騰空。雙腳腳跟朝前後用力蹬出去。

★反方向也以相同步驟進行

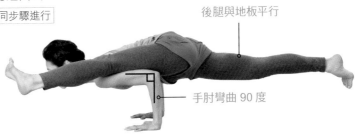

後腿與地板平行

手肘彎曲 90 度

聖哲康迪亞式 II

66

Eka Pada Kaundinyasana II

這是一個在聖哲康迪亞式I中加入扭轉的體位法,
方法是先做側鶴式 (P.149), 再將雙腳打開。
藉由扭轉軀幹, 按摩腹部, 能提昇內臟機能、重整脊椎。
練習時記得讓腰直直地面向側邊, 徹底扭轉軀幹, 並將雙膝打直。

效果

- 提高髖關節的柔軟度
- 鍛鍊大腿後側
- 提昇內臟機能
- 鍛鍊手臂、肩膀、手腕

易 ☆☆☆★☆ 難

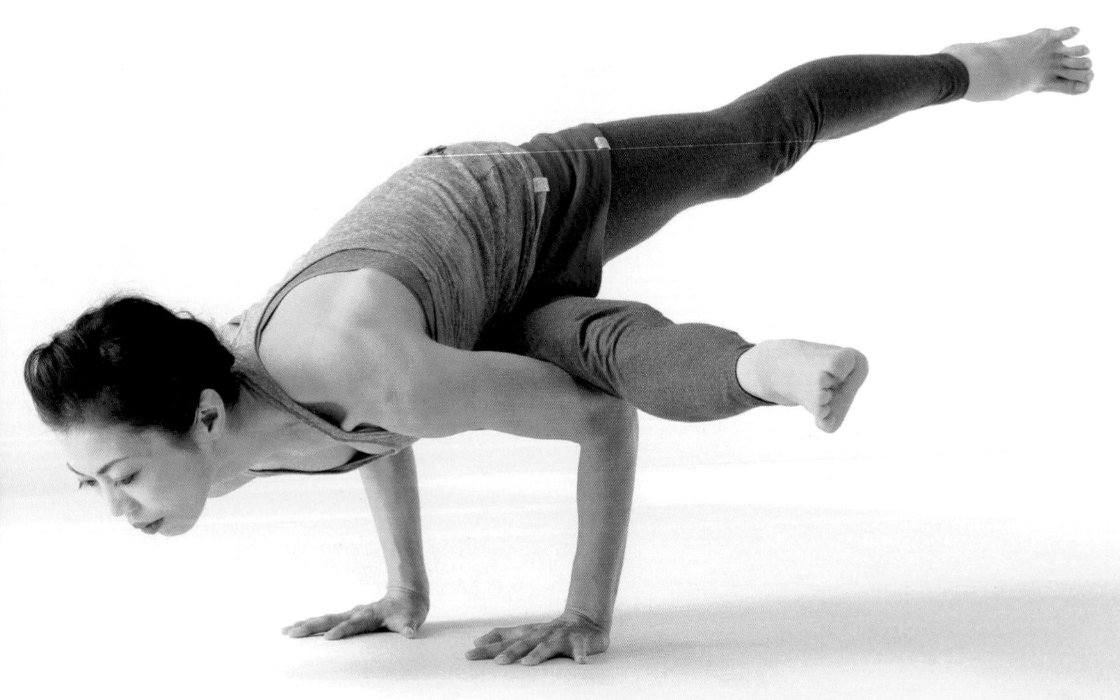

1 先做側鶴式

蹲下，腳尖踮起，將上半身往右轉，右膝外側抵在左手肘上。將雙手置於右側的地板上，做出側鶴式（P.149）。

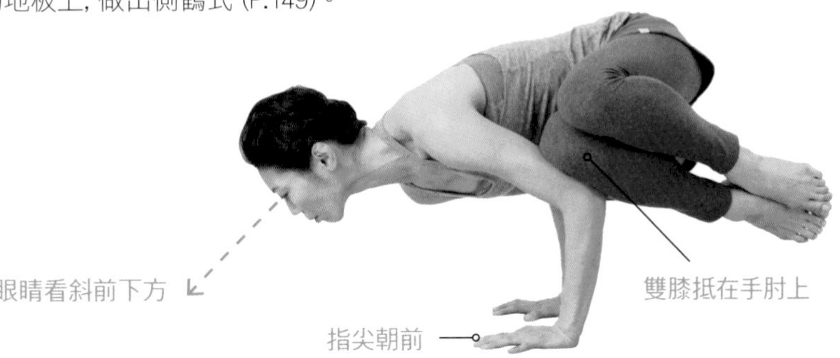

眼睛看斜前下方
雙膝抵在手肘上
指尖朝前

2 膝蓋打直

將膝蓋伸直，維持平衡。

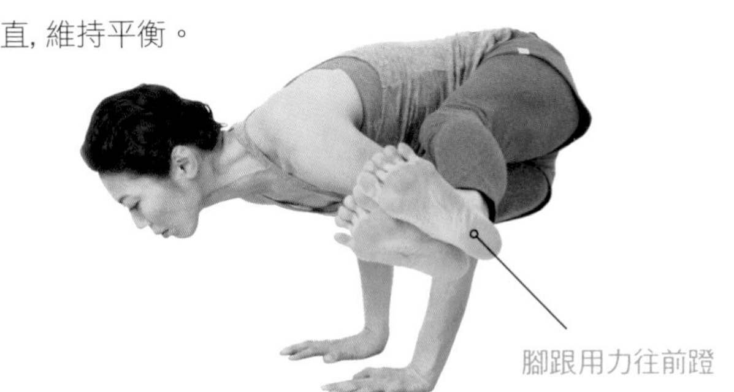

腳跟用力往前蹬

3 將上方的腳往後伸直

左腳往後伸直，雙腿打開。將背部挺直，讓頭頂與左腳跟離遠一點。

★反方向也以相同步驟進行

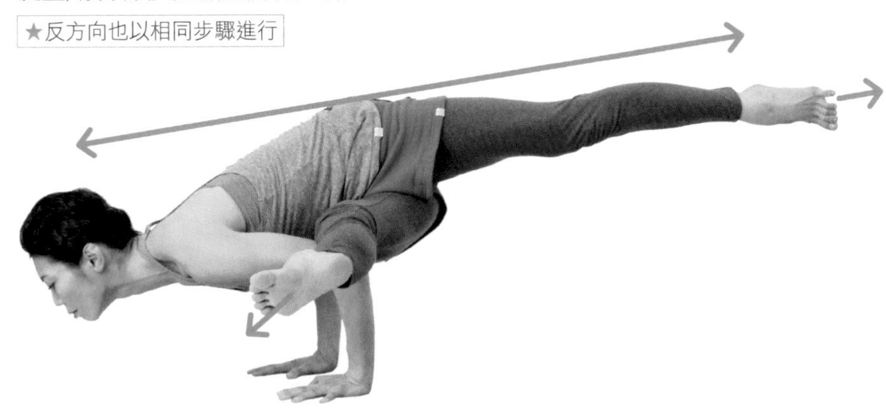

公雞式 67

Kukkutasana

「Kukkuta」是「公雞」的意思, 因看起來像一隻雙腳站立的雞而得名。
方法是以蓮花坐 (P.46) 將腿架起, 手臂穿過腿的空隙, 讓身體騰空。
重複練習蓮花坐, 提高髖關節的柔軟度, 手臂就會更容易穿過空隙。
能讓腹部緊實, 強化肩膀、手臂與手腕。

效果

- 提高髖關節的柔軟度
- 讓腹部緊實
- 鍛鍊手臂、肩膀、手腕
- 培養平衡感

易 ☆☆☆★☆ 難

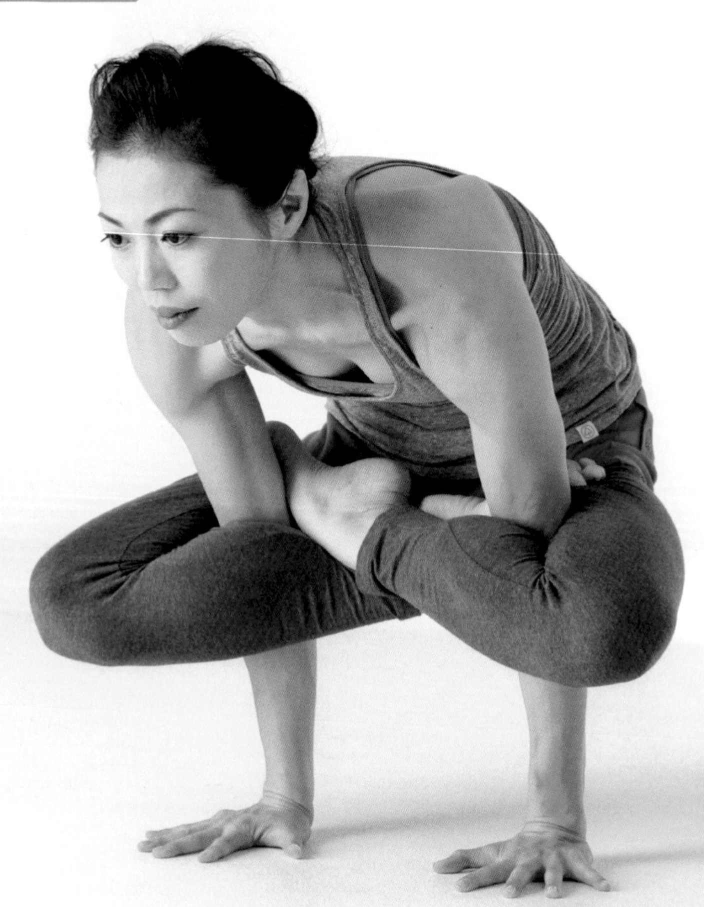

1 擺好蓮花坐

用蓮花坐 (P.46) 將腿擺好。

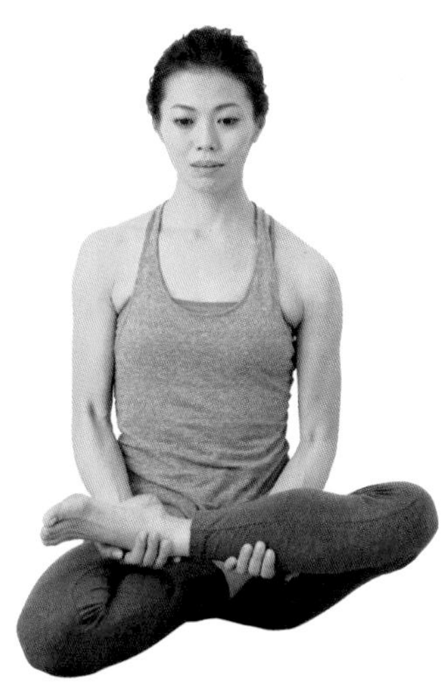

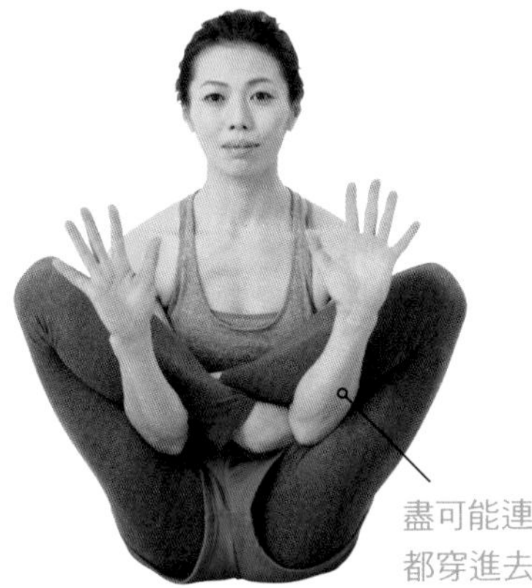

盡可能連手肘
都穿進去

2 將手臂穿過左右腿的空隙

將手臂穿過小腿肚與大腿之間。先把手指鑽進去，然後一邊維持腳的姿勢，一邊把膝蓋抬高，讓手臂慢慢穿進去。

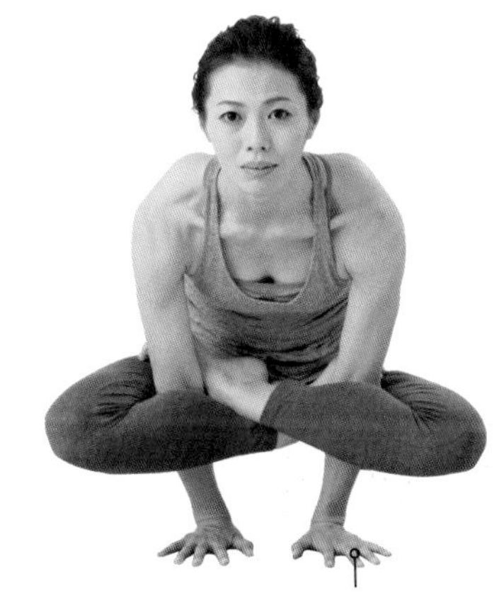

抓穩地板

3 把膝蓋抬起來，從地板上騰空

讓身體的重心落在手掌上，將膝蓋用力往上抬，拉近胸前。

★反方向也以相同步驟進行

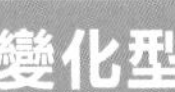
變化型

上公雞式

Urdhva Kukkutasana

「Urdhva」是「上」的意思，先以蓮花坐坐好，再讓腳靠近腋下，手臂不要穿過雙腿空隙，腳要盡量抬高。

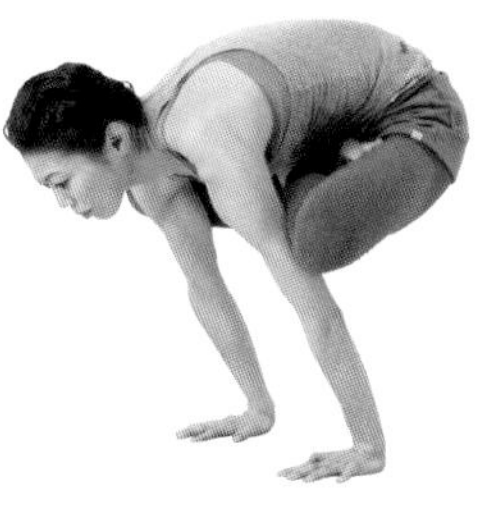

孔雀式 68

Mayurasana

「Mayura」是孔雀的意思, 雙腿往後伸直, 看起來就像孔雀長長的尾羽。
將這個體位法練熟後, 就能輕鬆完成所有的手臂平衡式了,
因此孔雀式又稱終極的手臂平衡式。
由於手指向後, 所以能鍛鍊上臂、手腕、手肘。

效果
- 鍛鍊核心肌群
- 提高內臟機能
- 鍛鍊手臂、肩膀、手腕
- 培養平衡感

易 ☆☆☆☆★ 難

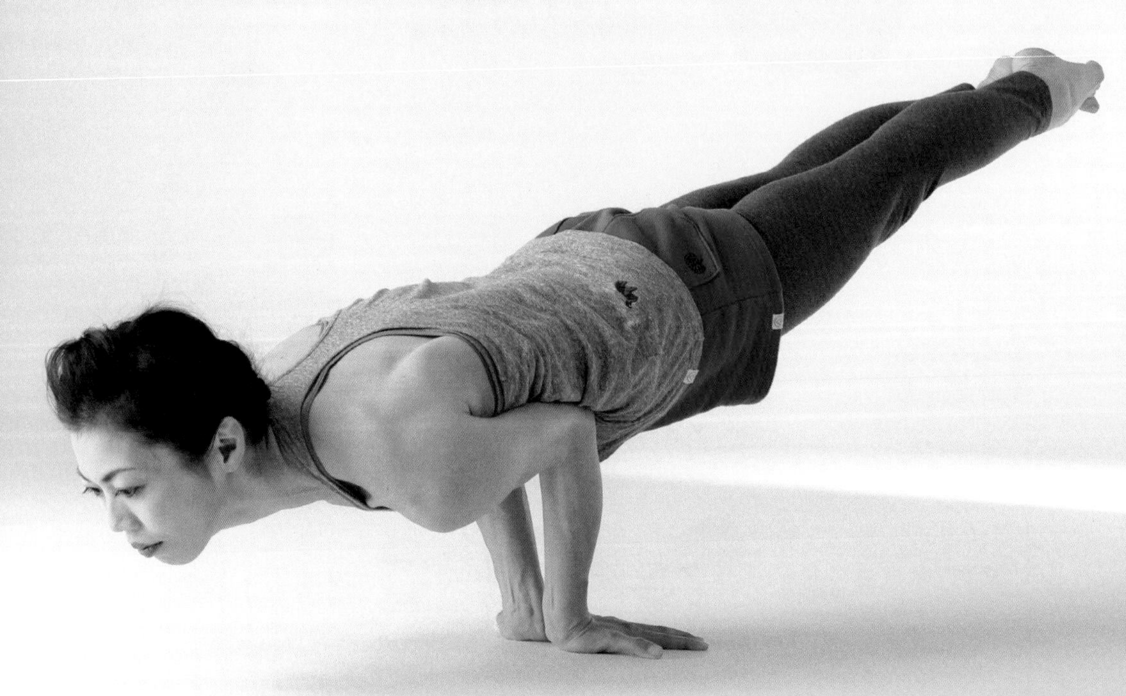

1 跪坐，腳尖踮起，手臂併攏

從金剛坐 (P.47) 將腳尖踮起，手掌朝上，手肘併攏，雙臂彼此靠近。

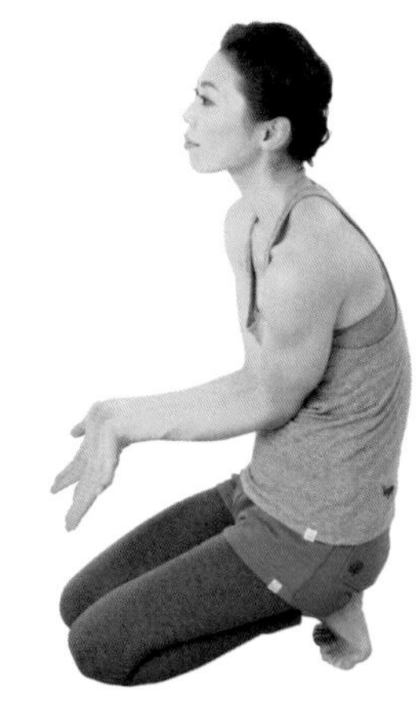

2 雙手貼地，腳伸直

將身體往前傾，雙手置於地板上，雙肘併攏，抵在心窩上。雙腿打直，腳尖踮起。

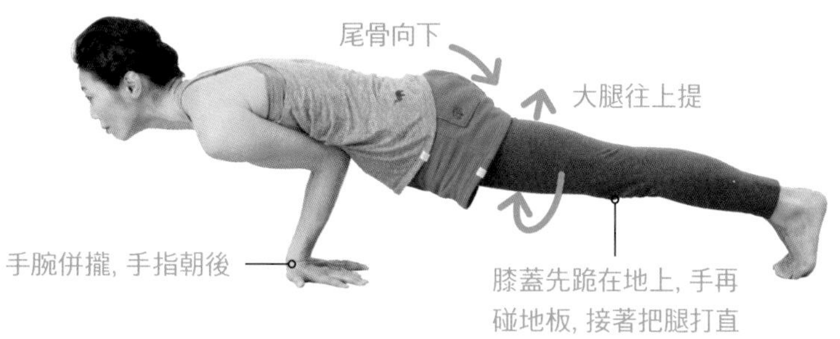
尾骨向下
大腿往上提
手腕併攏，手指朝後
膝蓋先跪在地上，手再碰地板，接著把腿打直

3 雙腿抬高

上半身往下倒，雙腿抬高，有意識地從頭頂到腳跟用力伸展。

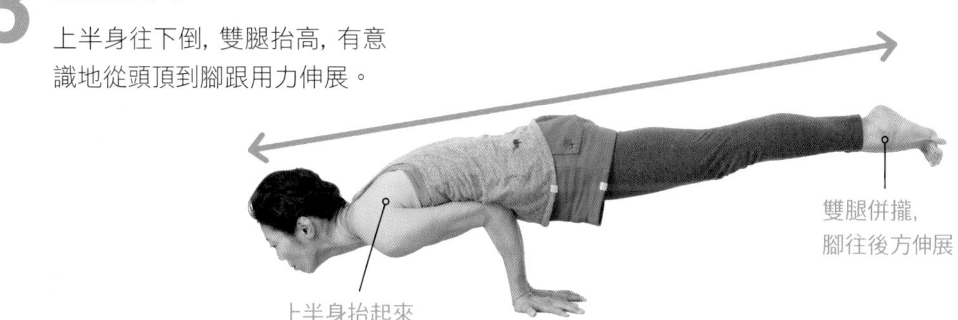
雙腿併攏，腳往後方伸展
上半身抬起來

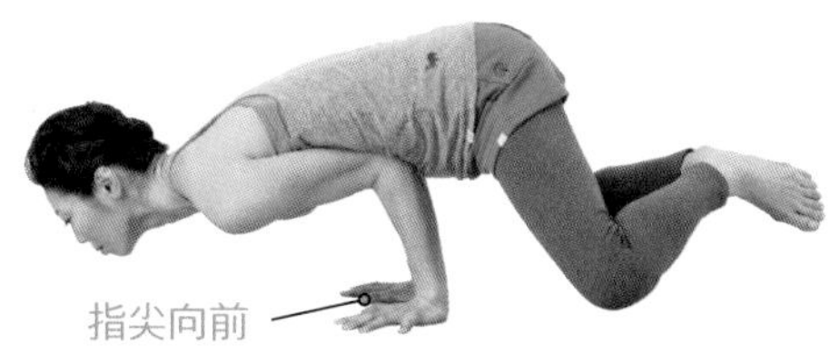
指尖向前

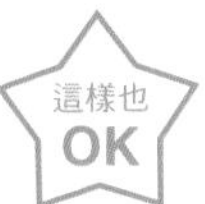
這樣也
OK

雙腿彎曲，腳底相對，會比較容易平衡。

單腿下犬式 69

Eka Pada Adho Mukha Svanasana

「Eka」是「1」的意思,「Pada」是「腳」,「Adho Mukha」是「向下」,「Svanasana」是「犬」。這是一個從下犬式 (P.42) 將單腿抬高、後仰的體位法。由於頭部朝下, 能加速全身血液循環, 還能徹底伸展髖關節到大腿前側, 提昇柔軟度。又名「半蠍式」。

效果

- 讓腿部緊實
- 伸展大腿前後
- 鍛鍊手臂、雙腿
- 使心情樂觀、積極

易 ☆☆★☆☆ 難

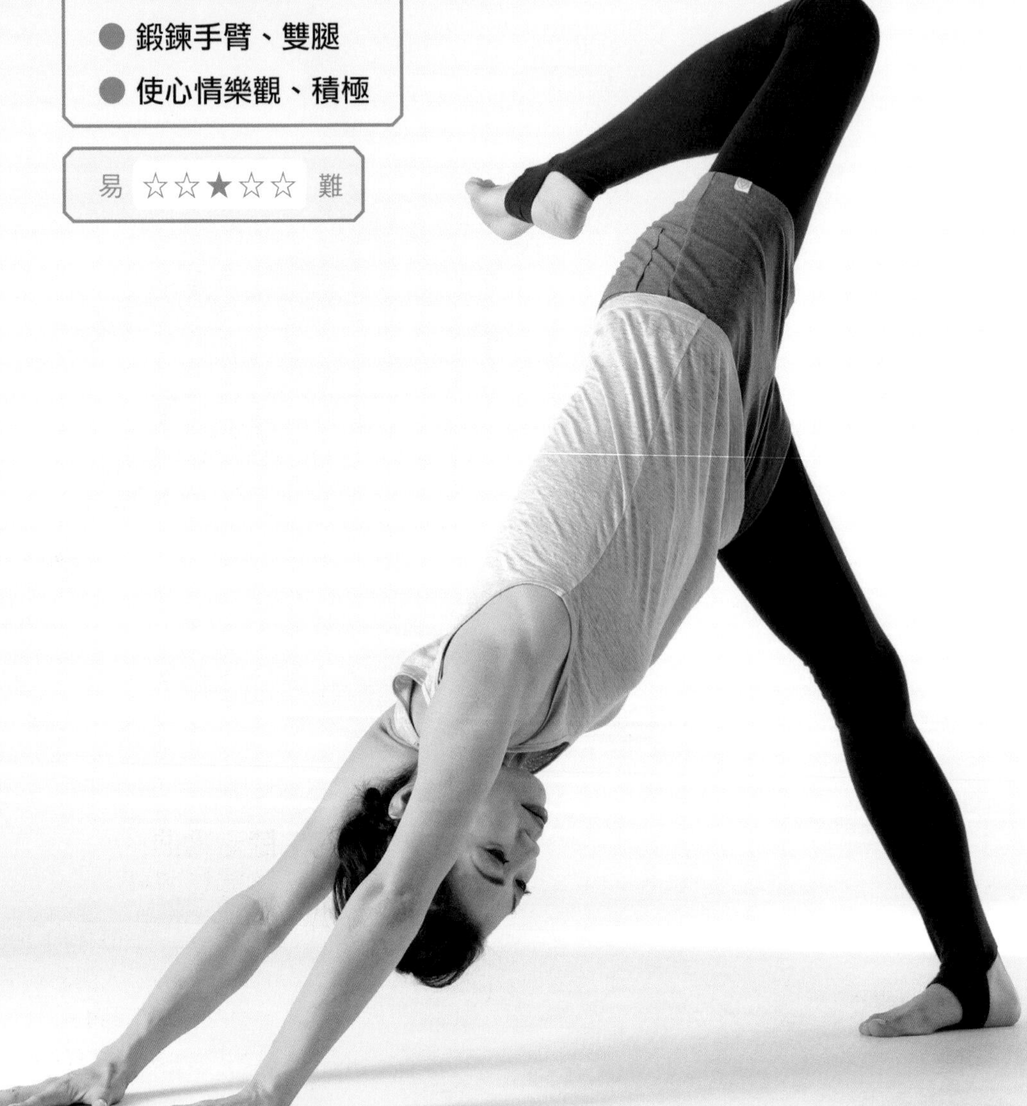

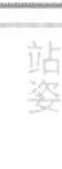

1 做下犬式

擺出下犬式 (P.42)。

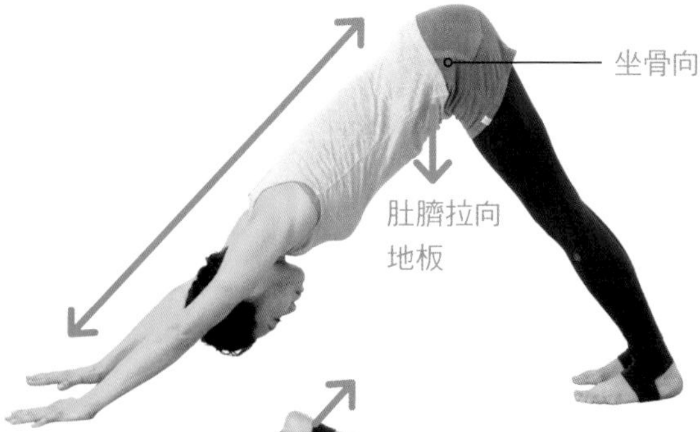

坐骨向上提
肚臍拉向
地板

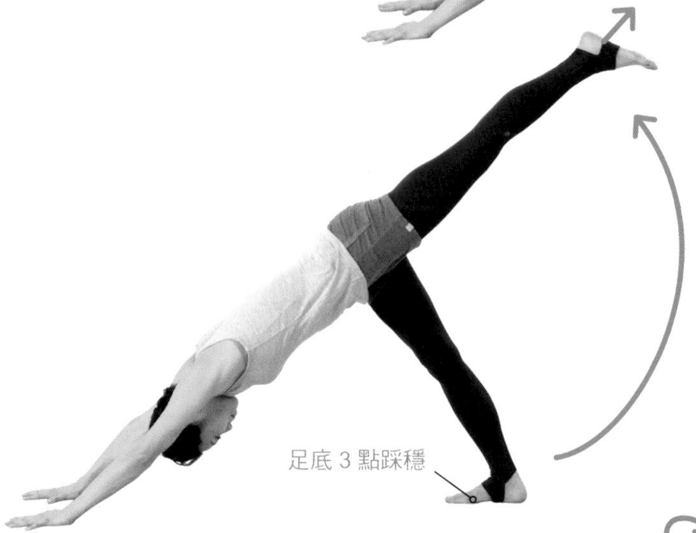

2 單腳抬高

上半身維持不動，左腳朝正上方盡量抬高，注意不要用力過猛而造成腰的負擔。

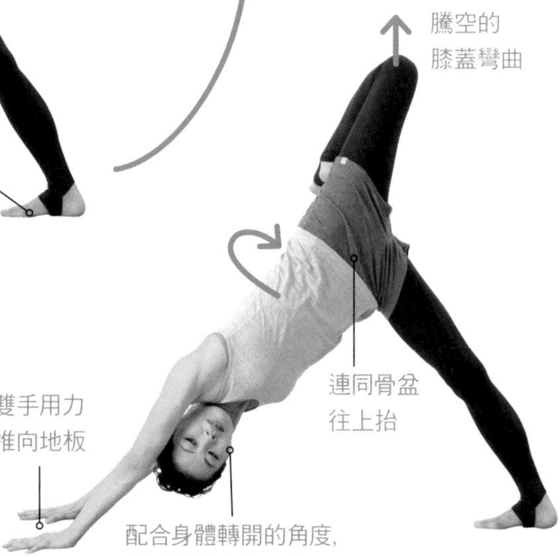

足底 3 點踩穩
騰空的
膝蓋彎曲
連同骨盆
往上抬
雙手用力
推向地板
配合身體轉開的角度，
從手臂下方往上看

變化型

單手上弓式

Eka Hasta Urdhva Dhanurasana

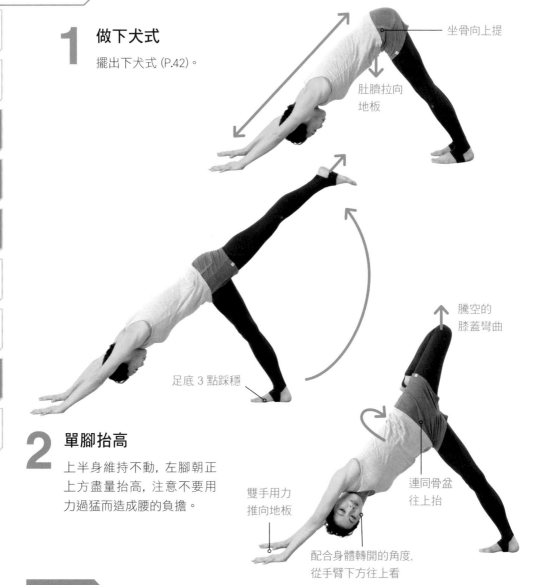

「Hasta」是「手」的意思。後仰後，將抬高的腿放到地板上，單手騰空。手放到地板上，就會變成上弓式 (P.186)。

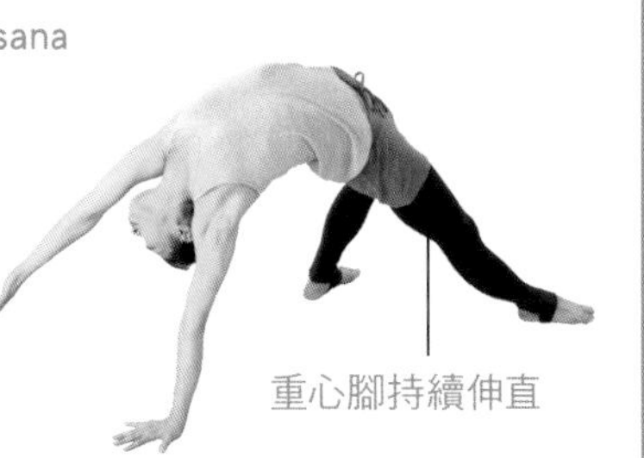
重心腳持續伸直

3 膝蓋彎曲，髖關節打開

左腿彎曲，左膝抬向正上方。一邊感受大腿的伸展，一邊將髖關節打開。

★反方向也以相同步驟進行

蝗蟲式 70

Salabhasana

「Salabha」是「蝗蟲」的意思。
這是一個趴在地上、將下半身抬高的體位法, 看起來就像一隻蝗蟲。
能讓大腿後側到臀部緊實, 具有提臀的效果。
多做後仰的體位法, 使核心肌群有力, 腿就能漸漸抬高了。

效果

- 鍛鍊身體背面的肌肉
- 強化核心肌群
- 讓臀部緊實
- 鍛鍊手臂、肩膀、手腕

易 ☆☆☆★☆ 難

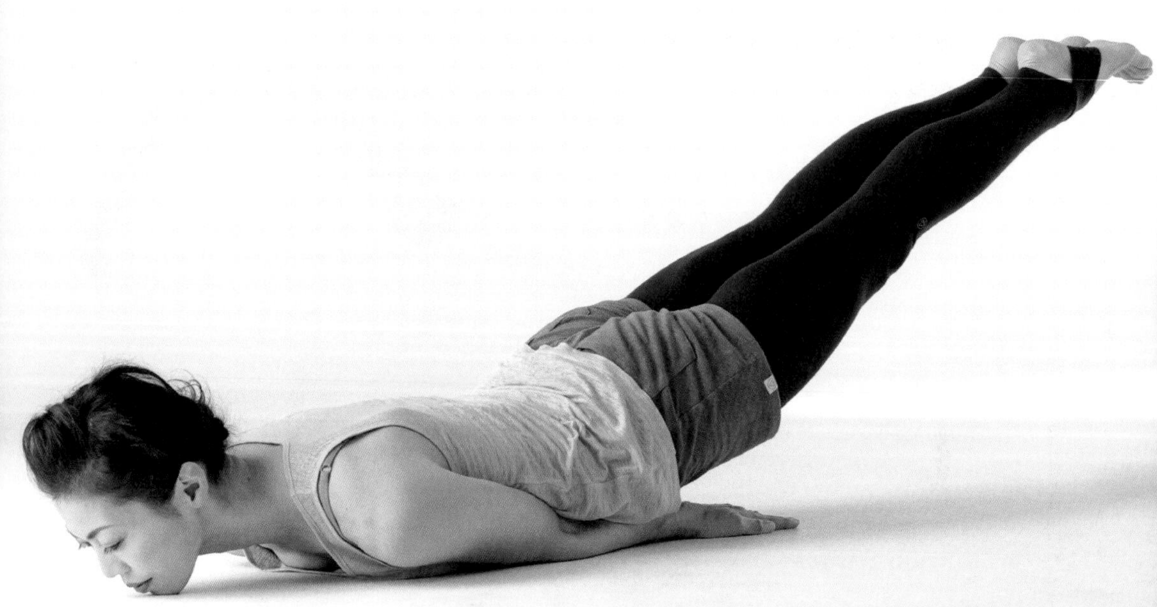

1 趴著，雙手壓在身體下

趴好後下巴著地。雙手壓在身體下，手掌貼向地板，肩膀邊向外轉，邊把手臂埋入骨盆下方。

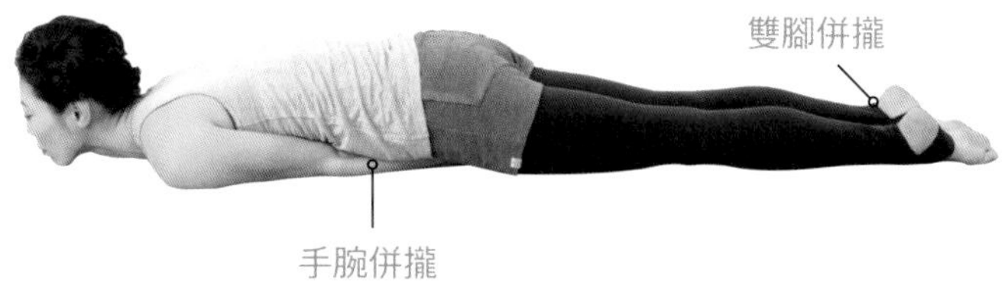
雙腳併攏
手腕併攏

2 雙腿從地板騰空

用力收緊臀部與大腿後側的肌肉，讓雙腿抬起來。

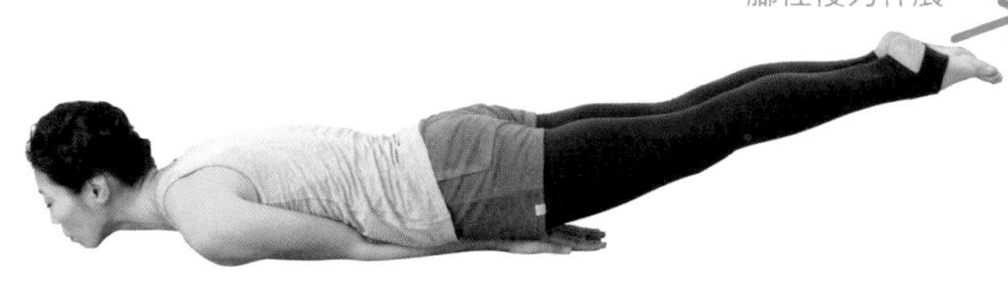
腳往後方伸展

3 邊推地，邊把腳抬高

手臂與胸部推地，讓腳抬得更高。

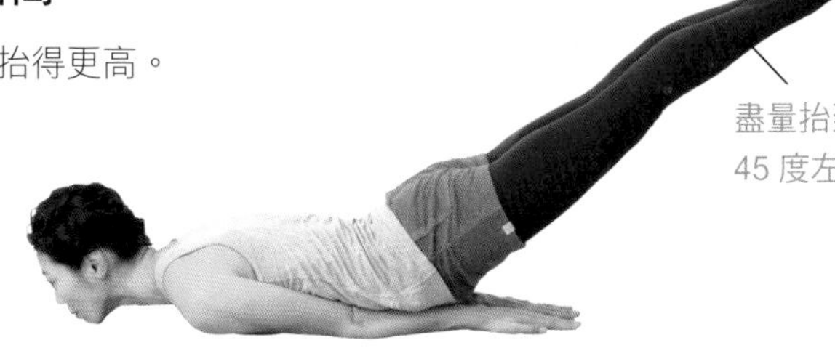
盡量抬到
45 度左右

進階挑戰

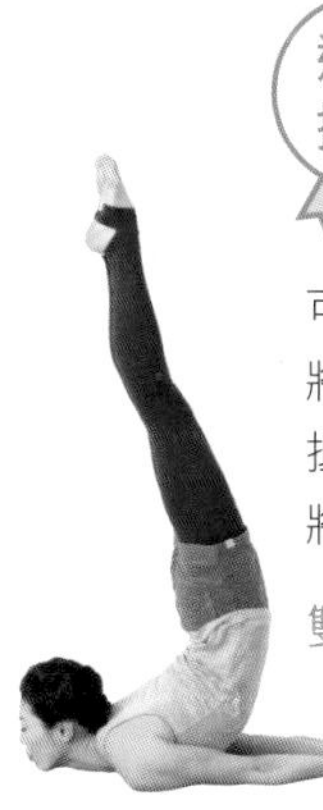

可以單腳逐一抬高。將其中一隻腳的腳底抵在伸直腿的膝蓋上，將腿撐起來。

雙手推地，保持平衡

這樣也OK

腹部從地板騰空，背部大幅後彎。雙腳併攏，朝正上方舉高。

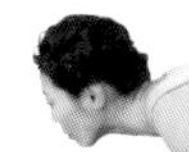

弓式 71

Dhanurasana

「Dhanura」是「弓」的意思。
這是一個將身體彎成弓狀的體位法，能提高背部的柔軟度，伸展身體正面的肌肉，還能讓交感神經處於優位，使人樂觀積極，充滿幹勁。
具有讓上臂、背部、臀部緊實的功效。

效果

- 強化身體背部
- 舒緩肩膀僵硬
- 提高內臟機能
- 提昇肩膀、胸部、腰的柔軟度

易 ☆☆★☆☆ 難

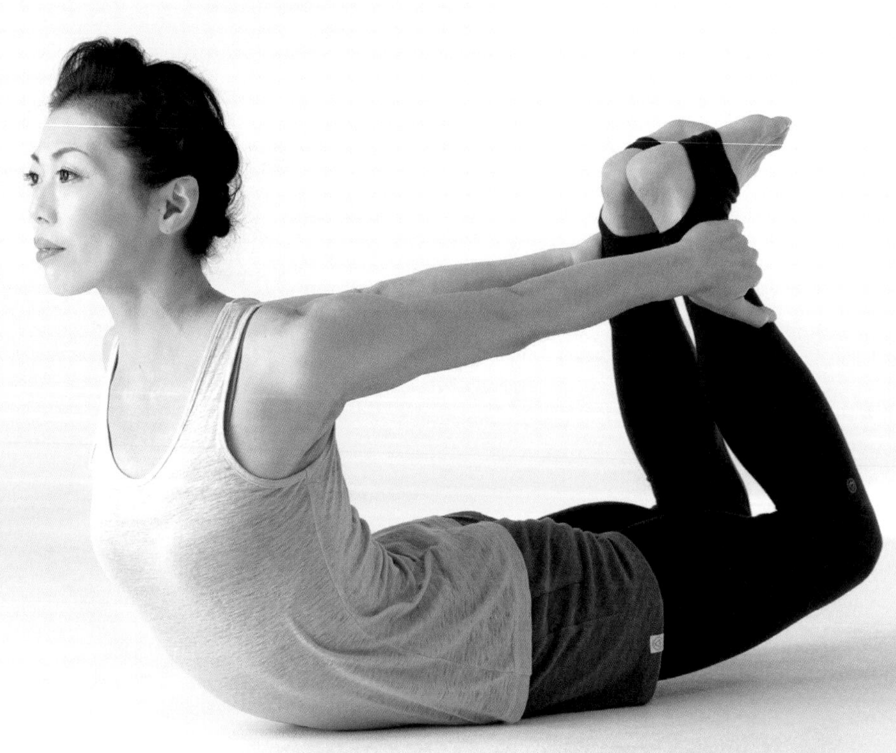

1 趴下後握住兩邊的腳踝

趴下後額頭點地。雙膝彎曲,
雙手握住腳踝。

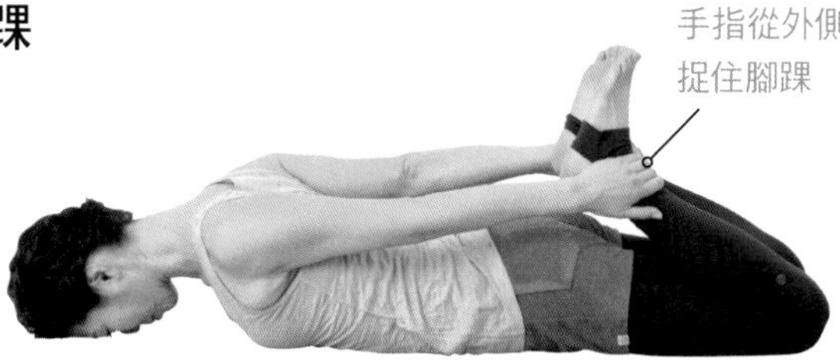
手指從外側
捉住腳踝

2 將胸部與膝蓋抬高

吸氣後肩膀用力往後拉。用把膝蓋
伸直的力量, 將上半身與腿抬起來。

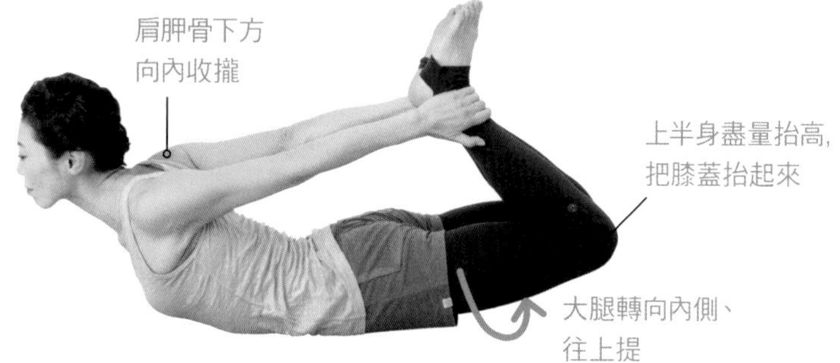
肩胛骨下方
向內收攏
上半身盡量抬高,
把膝蓋抬起來
大腿轉向內側、
往上提

3 腳高高舉起

讓背更大幅度地後彎, 胸部、
膝蓋、腳抬高。

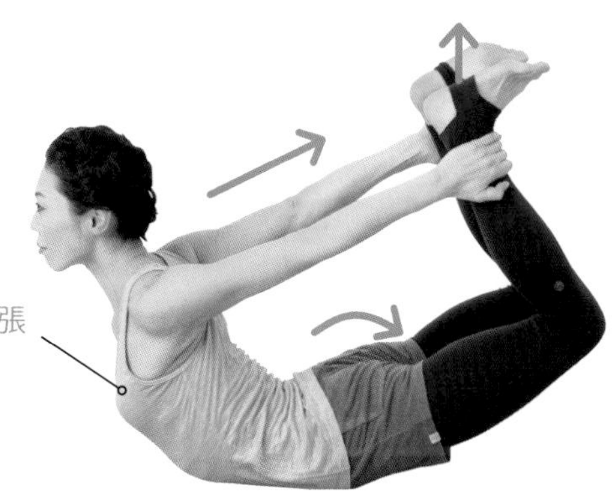
胸部自然擴張
尾骨壓向地板,
以保護腰部

變化型

側弓式

Parsva Dhanurasana

「Parsva」是「側邊」的意思,
側躺進行弓式即可。好好握
住腳踝, 讓身體後彎。

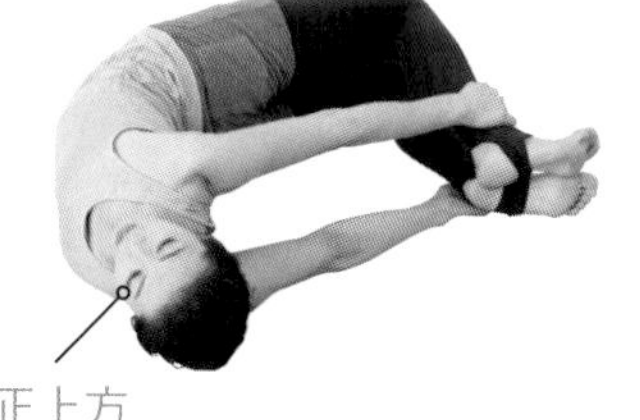
眼睛看正上方

蛙式 72

Bhekasana

這是一個模仿青蛙的體位法。「Bheka」是「青蛙」的意思。
能刺激髖關節, 改善關節不適。
用手推腳藉此伸展腳踝, 還能維持足弓健康。
一開始可以先做半蛙式 (P.171), 單腳輪流進行。

效果

- 強化身體背面的肌肉
- 鍛鍊核心肌群
- 鍛鍊大腿
- 提高肩膀、胸部的柔軟度

易 ☆☆☆★☆ 難

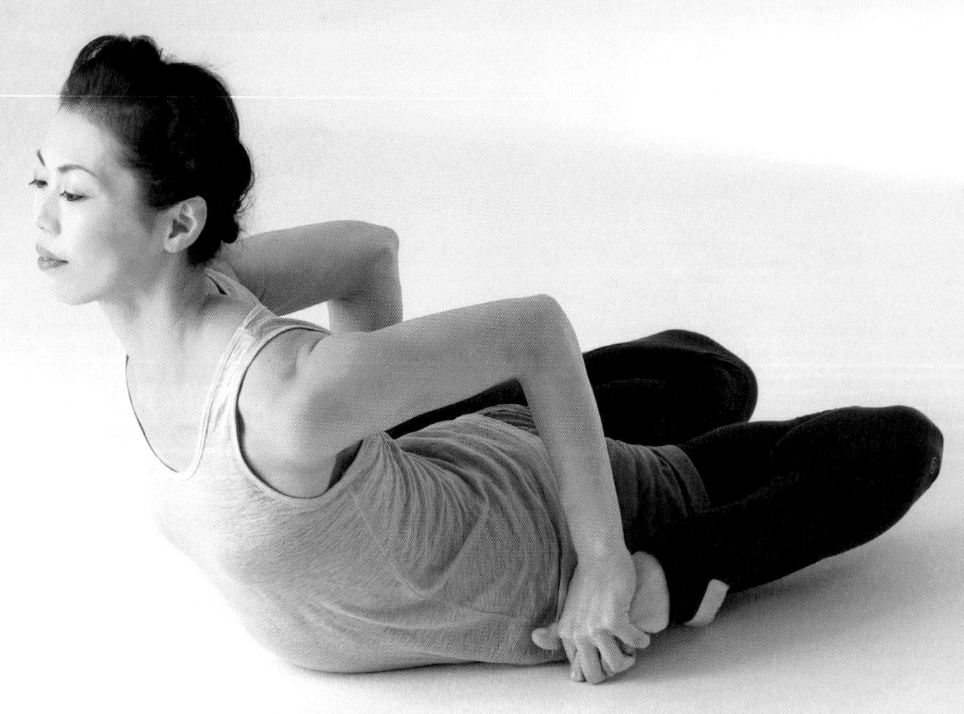

1 趴下後用膝蓋跪立，單腳彎曲

趴下後擺出人面獅身式（P.69）雙腿張開與腰同寬。左腳彎曲，左手握住左腳尖。

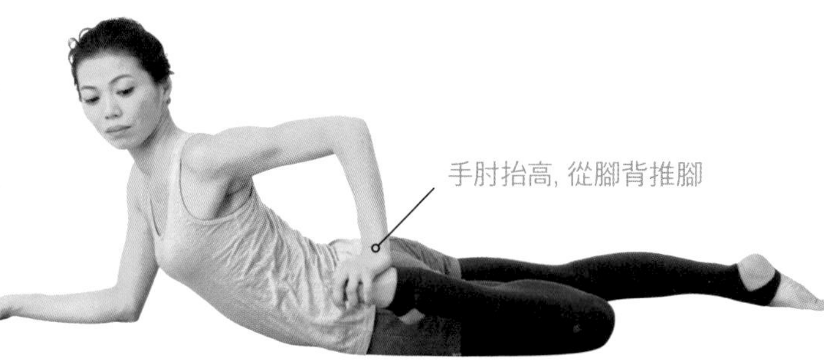
手肘抬高，從腳背推腳

2 上半身貼到地板上，捉住雙腳

彎著左腳將上半身倒下，額頭貼地。右腳與左腳同樣彎曲，右手握住右腳尖。

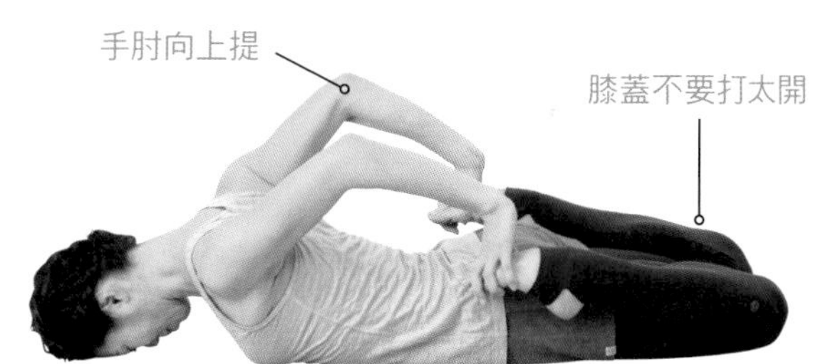
手肘向上提
膝蓋不要打太開

3 將腳底往下壓，上半身提起

將兩邊的腳底往地板壓，上半身抬高。

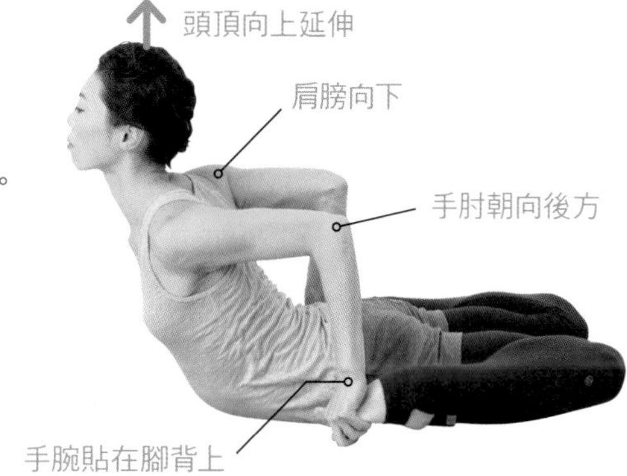
頭頂向上延伸
肩膀向下
手肘朝向後方
手腕貼在腳背上

變化型

半蛙式

Ardha Bhekasana

「Ardha」是「一半」的意思，用單腳輪流進行蛙式。先用英雄坐 (P.52) 等體位法，伸展大腿前側，做起來會比較容易。

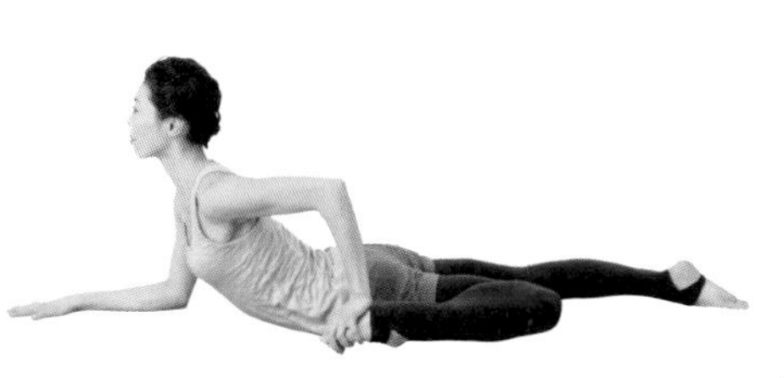

反向棒式 73

Purvottanasana

「Purvo」是「東」的意思，「ottana」是「用力伸展」。
瑜伽在傳統上必須朝著日出的東方進行。
透過這個朝東方的體位法, 能伸展身體正面,
讓肩膀與胸部恰到好處地擴展, 適合當作高強度前彎後的緩和動作。
與正面朝下的棒式相反, 稱為反向棒式。

效果
- 鍛鍊手臂
- 強化核心肌群
- 舒緩肩膀痠痛
- 提高集中力

易 ☆☆★☆☆ 難

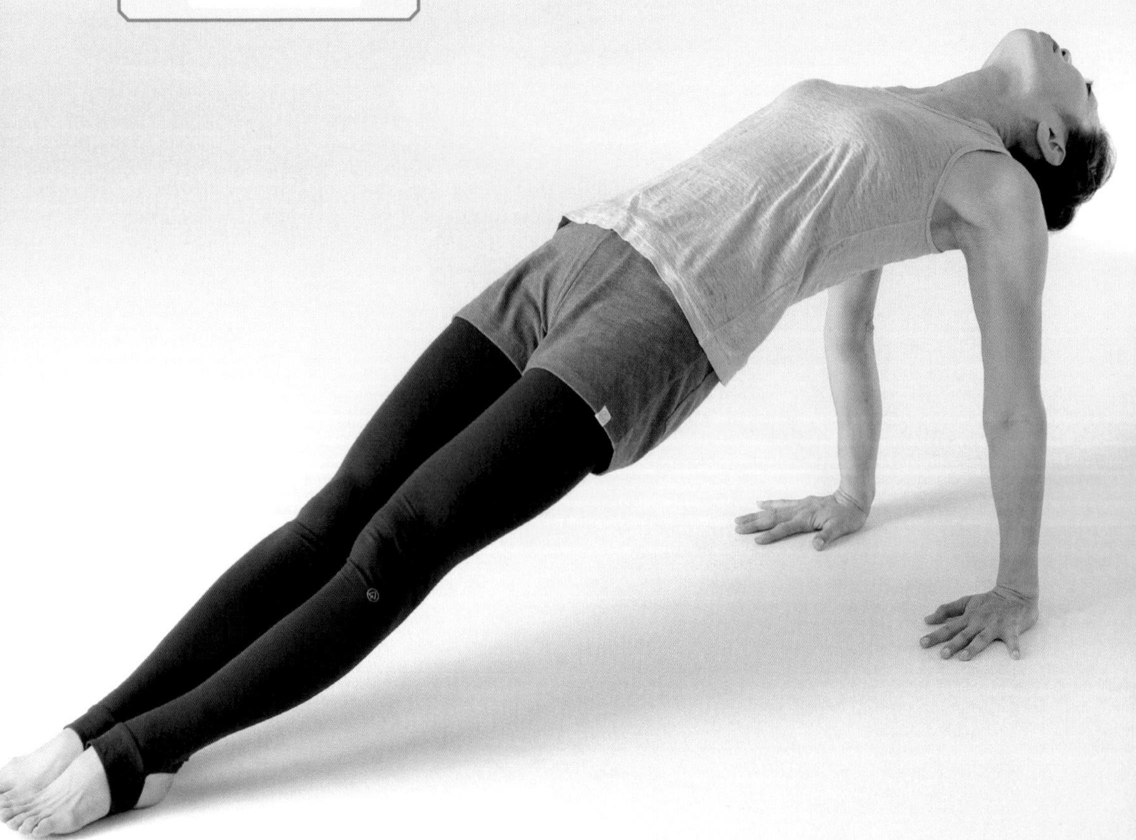

1 坐下，雙手置於臀部後方

以杖式 (P.48) 坐下，將雙手往後拉，讓上半身輕輕向後倒。腰不要拱起，手指朝腳趾的方向伸直。

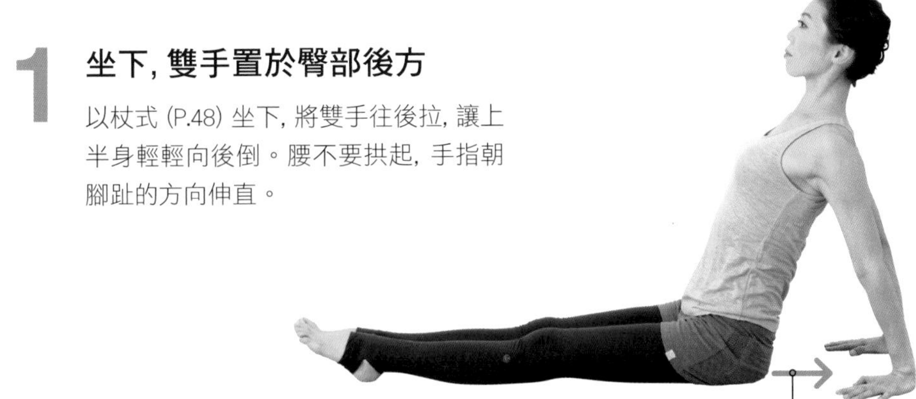
手置於臀部後方，中間保持
一個手掌的距離，手指張開

2 腰抬高，伸展身體正面的肌肉

雙腿用力夾緊，大腿根部往上推。

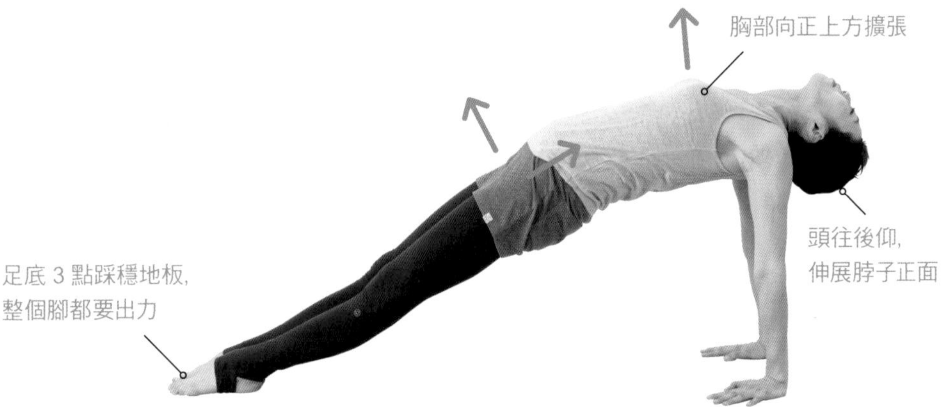
胸部向正上方擴張
頭往後仰，
伸展脖子正面
足底 3 點踩穩地板，
整個腳都要出力

變化型

桌式

Purvottanasana

從反向棒式衍生出來的體位法。
雙腿彎曲，看起來就像一張桌子。
腿彎起來會讓難度提高。

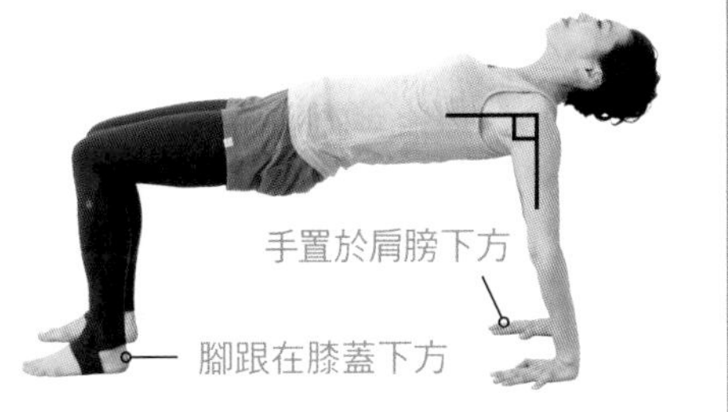
手置於肩膀下方
腳跟在膝蓋下方

駱駝式 74

Ustrasana

「Ustra」是「駱駝」的意思, 因胸部朝上, 像駱駝的雙峰一樣而得名。
這個姿勢能伸展整條脊椎, 有效改善駝背, 還能藉由擴胸讓胸部變挺。
記得練習時要按照身體的狀況去調整, 不要讓頸部、腰部有過大的負擔。

效果
- 強化脊椎
- 提高背部的柔軟度
- 鍛鍊身體正面的肌肉
- 舒緩肩膀痠痛

易 ☆☆★☆☆ 難

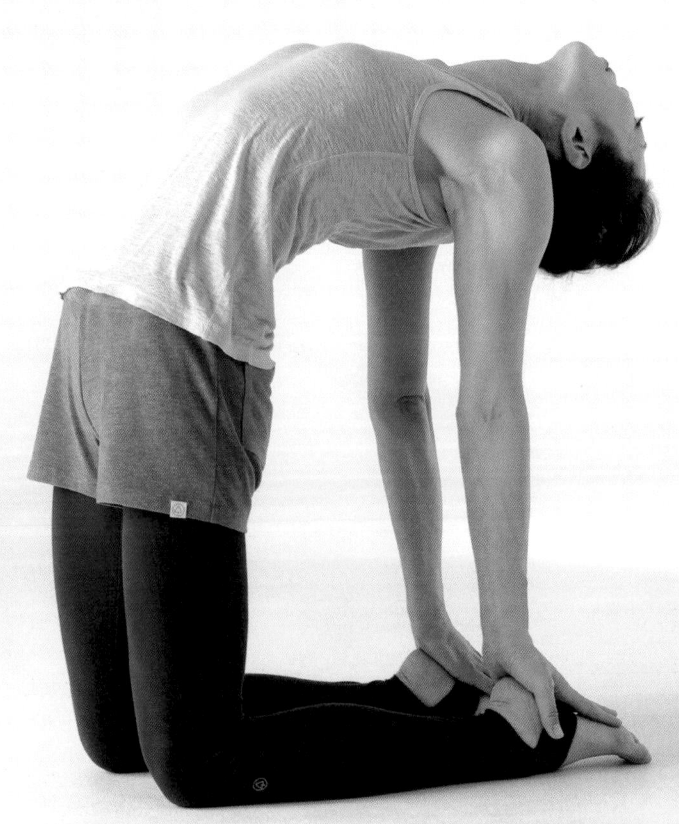

1 跪立後雙手插腰

雙腳打開與肩同寬，雙手插腰。

用腳背中央
推地板

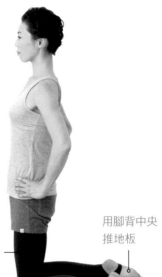

左右大腿平行

2 身體向後彎，雙手碰腳跟

尾骨向下，有意識地將骨盆立起來，然後慢慢將身體向後彎，將雙手朝腳跟的方向延伸。

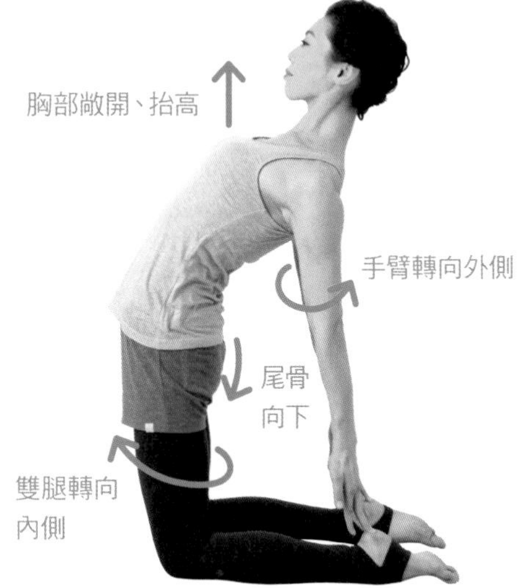
胸部敞開、抬高
手臂轉向外側
尾骨
向下
雙腿轉向
內側

恥骨往內縮，
並往上提

3 握住腳跟，胸部往上抬

胸部朝正上方抬高，兩手握住腳跟。最後將頭往後倒，伸展脖子正面。

輔具

手扶瑜伽磚

將兩個瑜伽磚直立擺放，將手撐在上面。提高手的高度能減輕腰的負擔。腳趾可以踮起來。

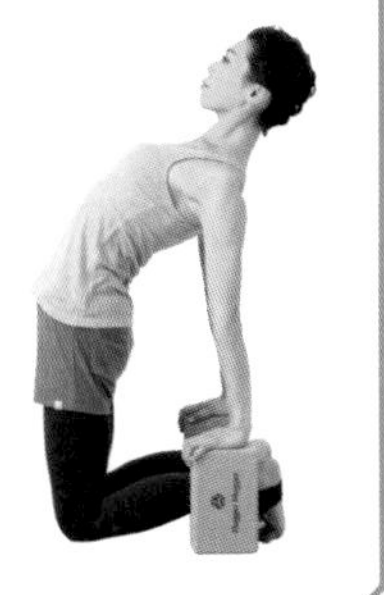

鴿式 75

Kapotasana

「Kapota」是「鴿子」的意思。
這是一個像鴿子一樣把胸部的毛鼓起來的體位法, 適合高階者。
這個動作能讓胸部敞開、橫膈膜上升, 提高心肺機能。
此外, 還能延展脊椎到骨盆, 充分伸展身體正面的肌肉。
建議多練習駱駝式 (P.174) 等後仰的體位法後再進行。

效果
- 強化核心肌群
- 提高背部的柔軟度
- 伸展身體正面
- 舒緩肩膀痠痛

易 ☆☆☆☆★ 難

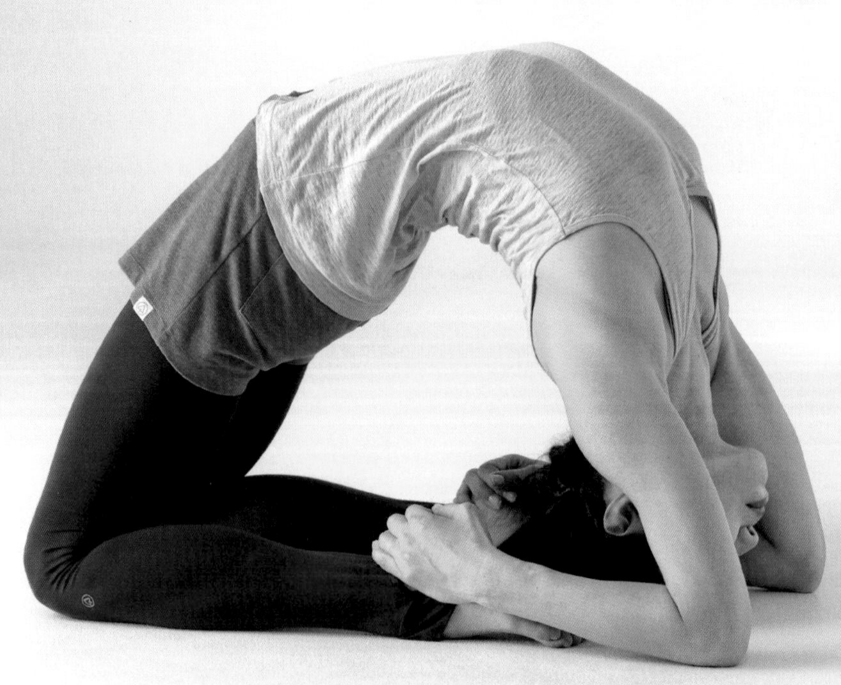

1

跪立後雙手合掌

雙腳打開與肩同寬，膝蓋立起，雙手擺在胸前合掌。

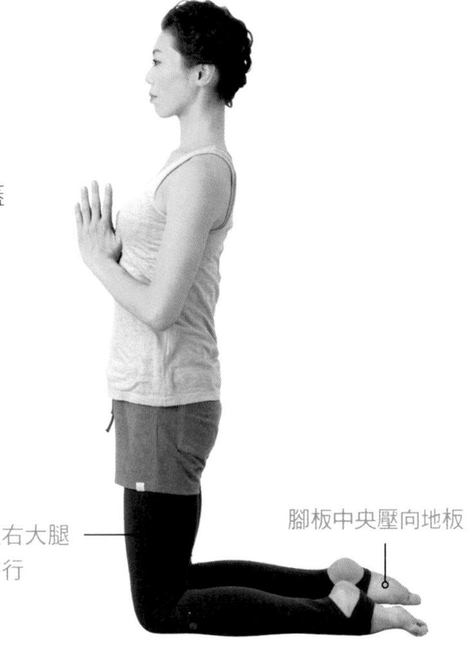
左右大腿
平行
腳板中央壓向地板

2

上半身大幅後仰，手指點地

胸部用力抬高，邊將大腿轉向內側，邊讓尾骨下降，使身體大幅後彎。手臂伸直，雙手點地。

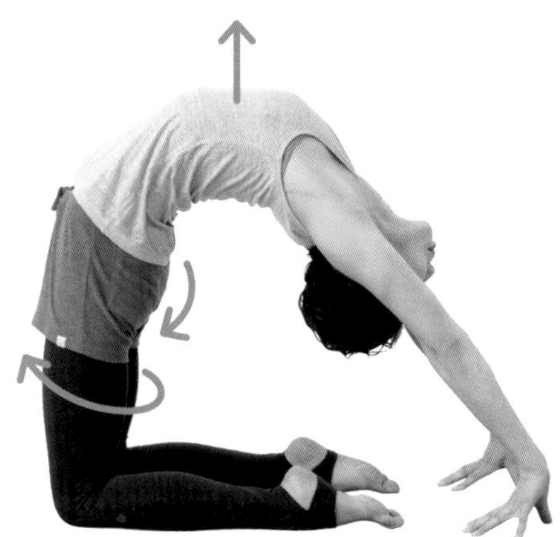

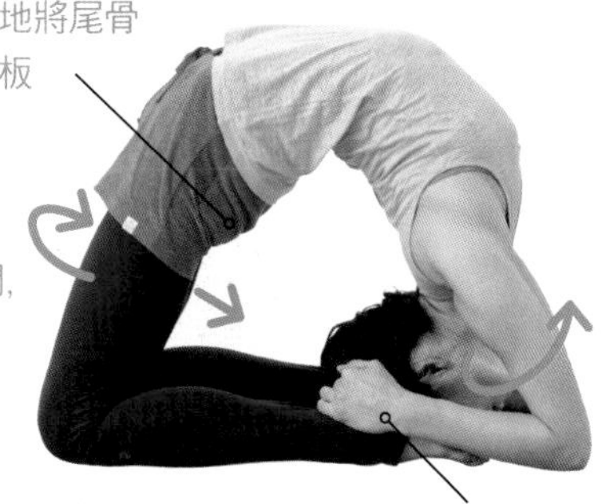
有意識地將尾骨
拉向地板
膝蓋不要打太開，
大腿盡量收攏
將上臂往內轉，手肘不要
打太開，握住雙腳

3

手肘放在地上，捉住雙腳

加深後彎，手肘與額頭貼在地板上，手握雙腳。若能握到腳跟是最理想的。

單腿鴿式 76

Eka Pada Kapotasana

「Eka」是「1」的意思,「Pada」是「腳」,「Kapota」是鴿子。
這是一個像鴿子一樣後仰的體位法, 坐著將一邊的膝蓋打開, 另一邊的腳掛在手臂上,
能促進恥骨、腳跟周圍的血液循環, 調整泌尿系統、生殖系統的機能,
並刺激甲狀腺, 促進荷爾蒙分泌, 達到返老還童的功效。

效果

- 讓腿變緊實
- 舒緩肩膀痠痛
- 使上臂緊實
- 提高髖關節的柔軟度

易 ☆☆☆★☆ 難

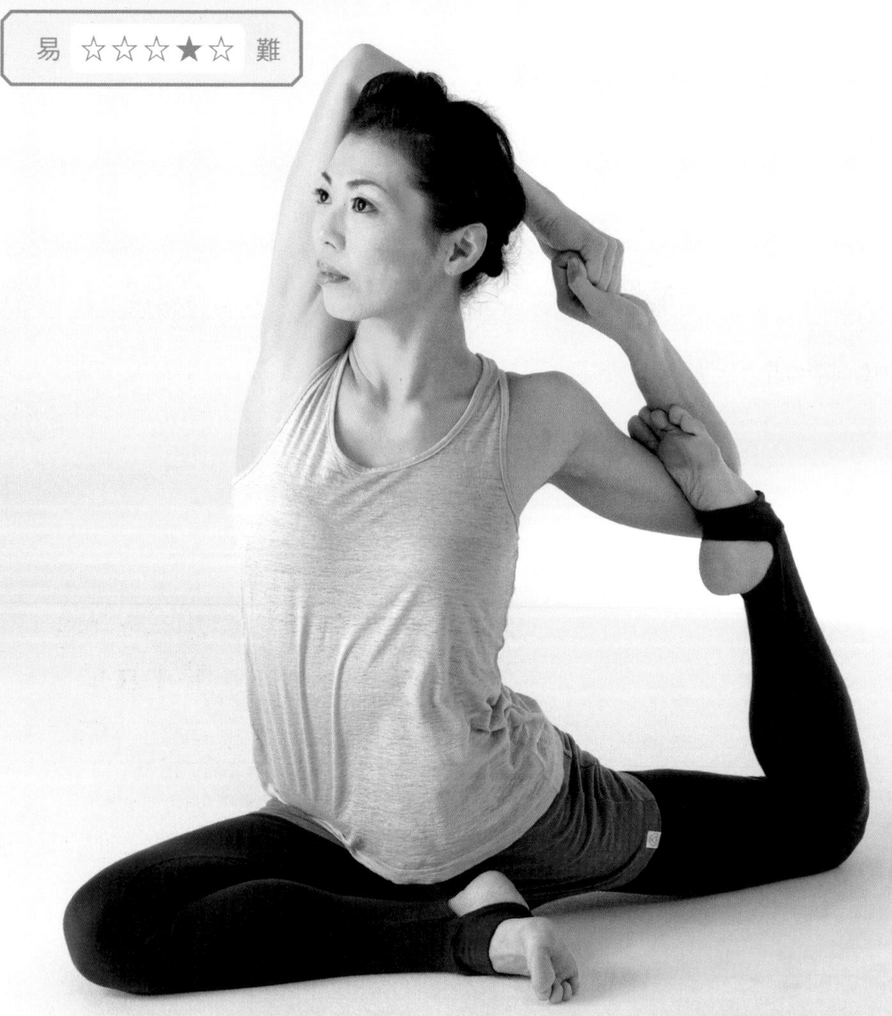

1

張開一邊的膝蓋，另一隻腳往後伸直

先盤腿坐下，再將左腿往後伸直。

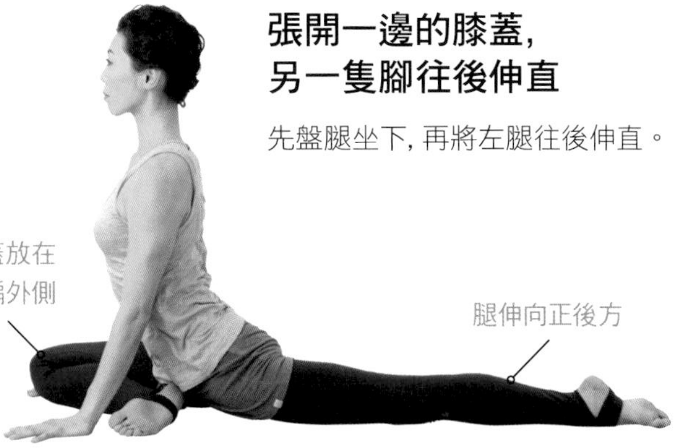

彎曲的膝蓋放在大腿根部偏外側

腿伸向正後方

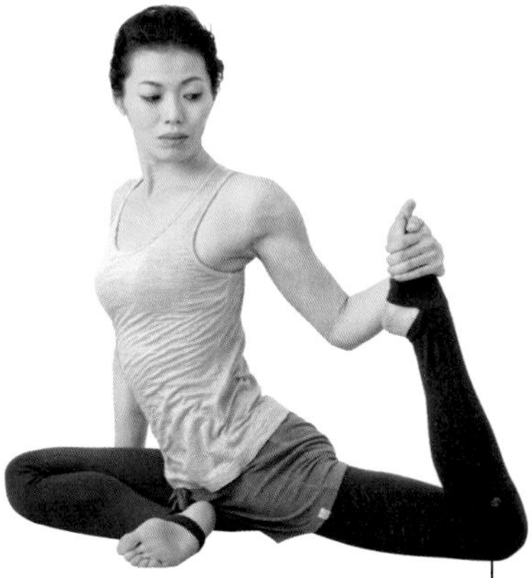

2

後腳屈起，手握腳

將往後伸的腳屈起，左手握左腳尖。

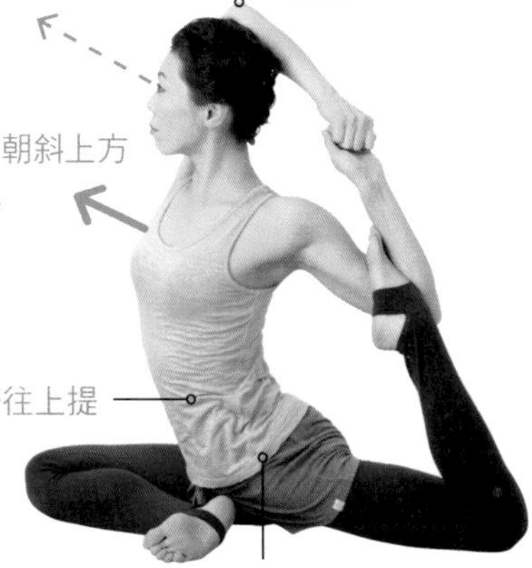

膝蓋不要偏向外側

手肘向正上方抬高

胸部朝斜上方挺起

肚臍往上提

骨盆朝正前方

3

腳卡在手臂上，雙手互扣

左腳尖卡在左手肘上，右手肘抬高，雙手互扣。擴胸，面向正前方。

★反方向也以相同步驟進行

變化型

鴿王式

Eka Pada Rajakapotasana

「Rajakapota」是「鴿王」的意思。握住後彎的腳，可以的話讓額頭碰腳跟。

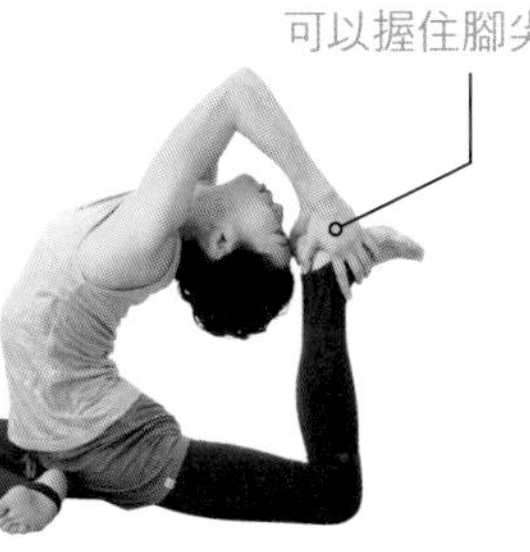

握住腳跟最理想，也可以握住腳尖就好

新月式 77

Anjaneyasana

「Anjaneya」是印度神話中猴王的別名。
這個體位法與神猴哈努曼式 (P.181 下方) 相近, 以彎曲如新月的背部曲線為特色。
能充分伸展髖關節, 強化下半身肌群, 雕塑腿部線條,
並矯正骨盆, 改善婦科疾病等不適。

效果

- 讓腿緊實
- 伸展身體正面的肌肉
- 舒緩肩膀痠痛
- 讓上臂緊實

易 ☆☆★☆☆ 難

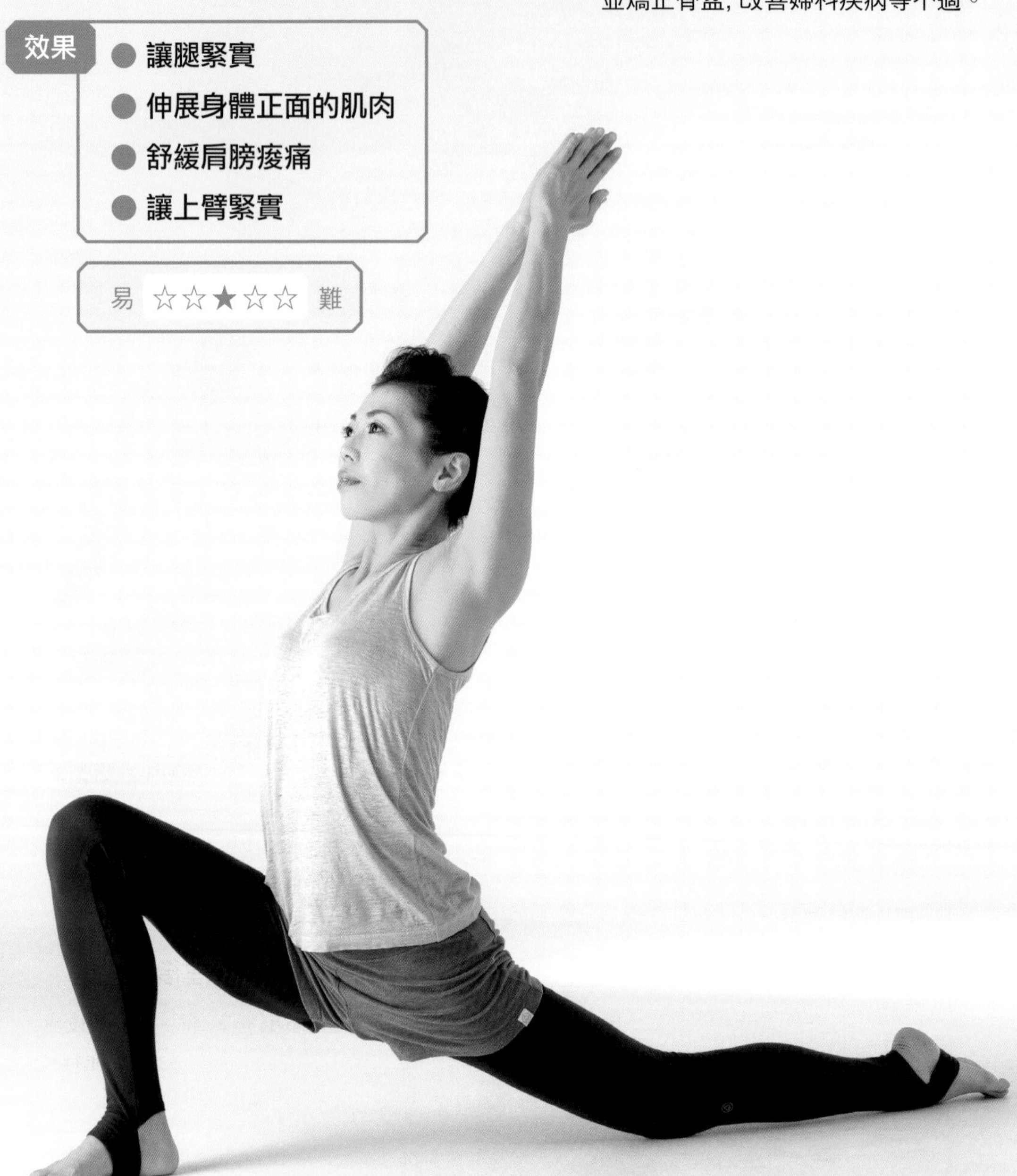

1

跪立後踏出單腳

跪立後右腳大幅往前跨。雙手擺在右膝上，讓骨盆立起。

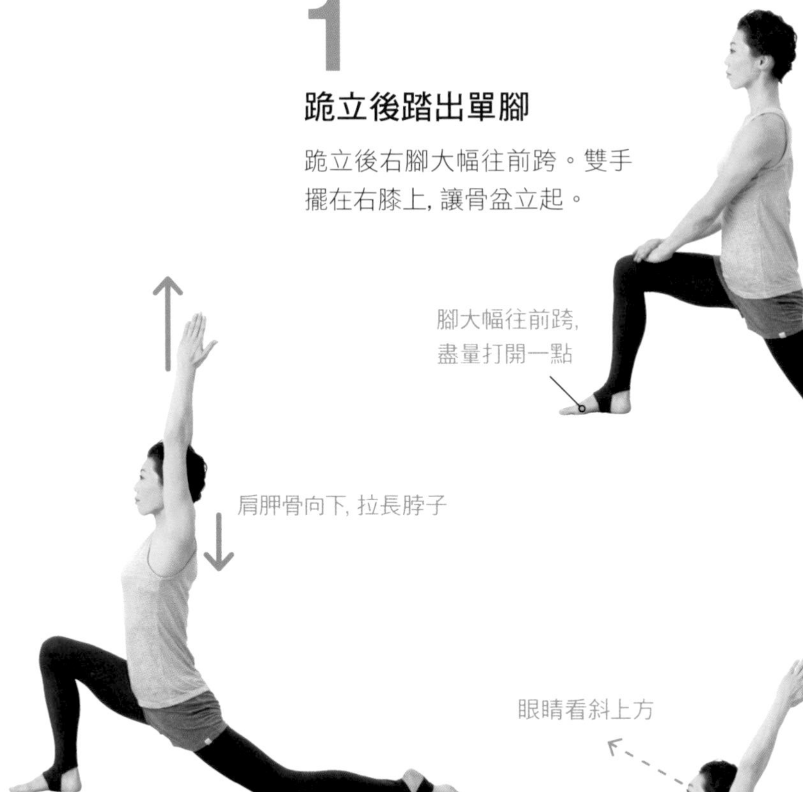
背部挺直
腳大幅往前跨，盡量打開一點
後腿膝蓋要比骨盆的位置還要後面
肩胛骨向下，拉長脖子

2

雙手舉高，重心往前移動

雙手於頭上合掌，伸展身體側邊。利用上半身的重量，讓腰慢慢往下沉，並把重心往前挪。

眼睛看斜上方

重要！
有意識地將肚臍往後拉，使骨盆立起，保護腰部，而不是只讓腰部後彎

雙腿一前一後打開，讓左右大腿呈一直線

3

上半身往後彎

胸部抬高，將上半身往後彎。

★反方向也以相同步驟進行

變化型

神猴哈努曼式

Hanumanasana

供奉神猴哈努曼的體位法，相傳祂十分強壯、英勇，能飛越海洋。將雙腿一前一後打開，手於頭上合掌。

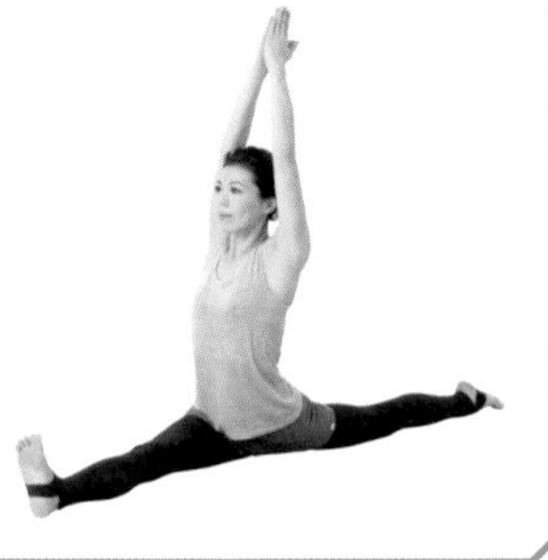

魚式 78

Matsyasana

「Matsya」是印度神話三大神祇之一，毗濕奴的化身。這個字也有「魚」的意思。
這是一個仰躺加後彎的體位法。
練習時將頭頂抵在地板上，能伸展頸部、胸椎，讓身體舒服地展開。
在操作時要特別小心，別讓脖子負擔過重。

效果

- 提高肩膀、胸部的柔軟度
- 提昇呼吸機能
- 提高髖關節的柔軟度
- 伸展整條脊椎

易 ☆☆★☆☆ 難

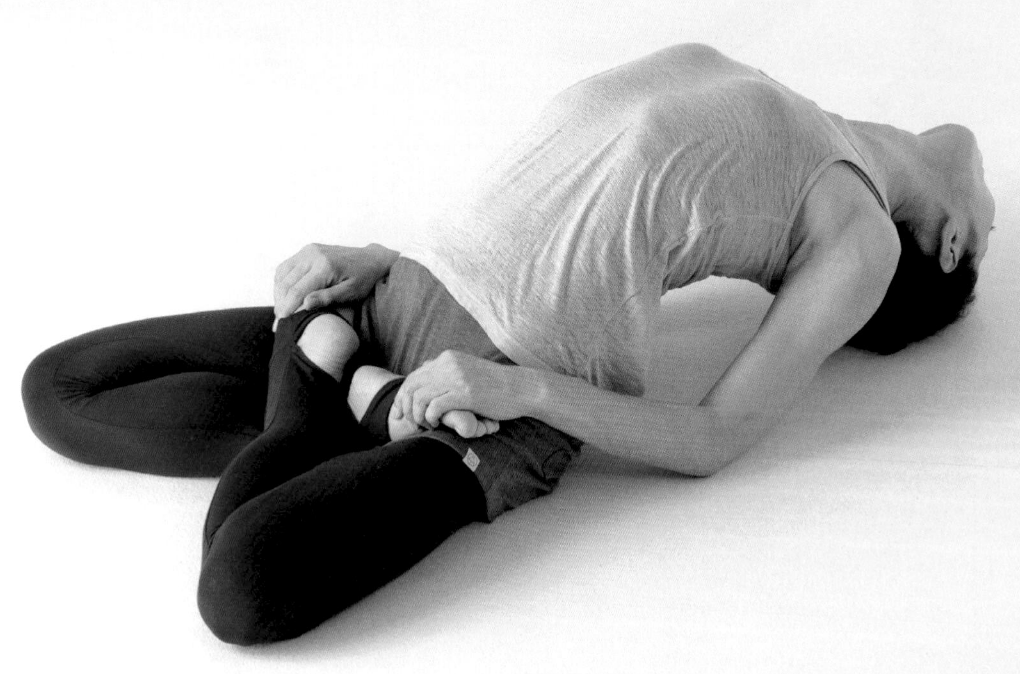

1

擺好蓮花坐

以蓮花坐 (P.46) 坐好。

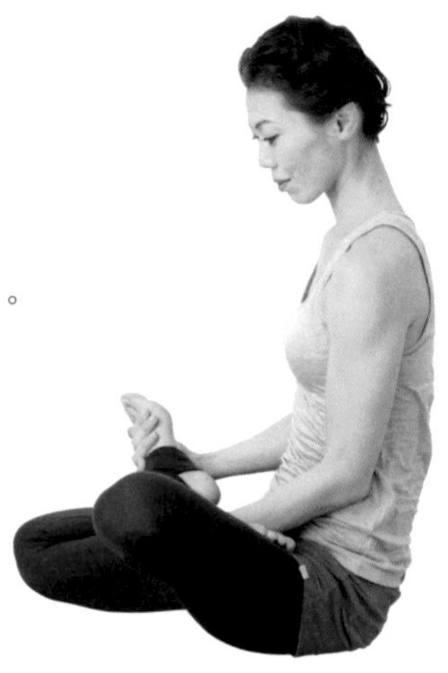

2

上半身往後倒，仰躺在地

雙手貼在地板上，慢慢將上半身往後倒，呈現仰躺的狀態。

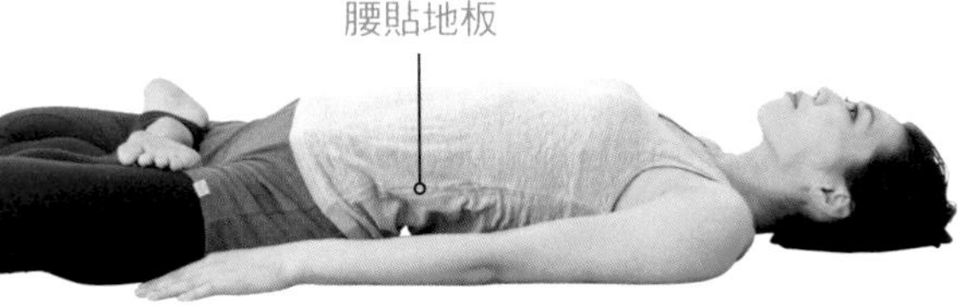
腰貼地板
雙膝彼此靠近

3

手肘壓地板，將背向後彎

右手握住左腳尖，左手握住右腳尖。手肘壓地板，胸部抬高。伸展大腿根部到鎖骨等身體正面的肌肉。

★反方向也以相同步驟進行

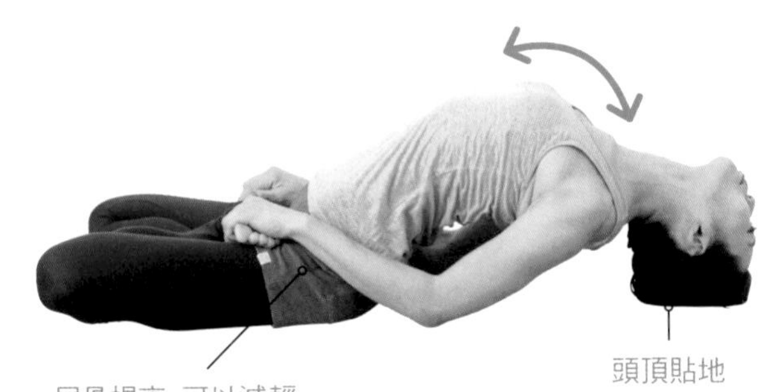
頭頂貼地
尾骨提高，可以減輕腰部的負擔

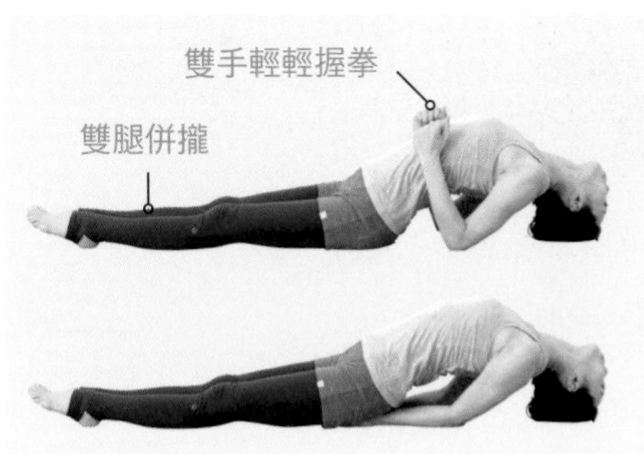
雙手輕輕握拳
雙腿併攏

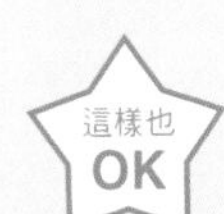
這樣也
OK

雙腿也可以不採蓮花坐。可以將雙手的前臂貼在地板上，雙掌放入坐骨下方。

橋式 79

Setu Bandhasana

「Setu Bandha」是「架橋」的意思，
這是一個將身體後彎，拱成橋狀的體位法，
能伸展胸部和脖子，使臀部肌肉變緊實。
具有刺激甲狀腺、腎上腺、腦下垂體，讓內分泌正常等功能。
這種進階體位法可以鍛鍊脖子的肌肉，但要充分暖身後才能進行。

效果
- 強化雙腿肌肉
- 舒緩肩膀痠痛
- 提高呼吸機能
- 調整自律神經功能

易 ☆☆★☆☆ 難

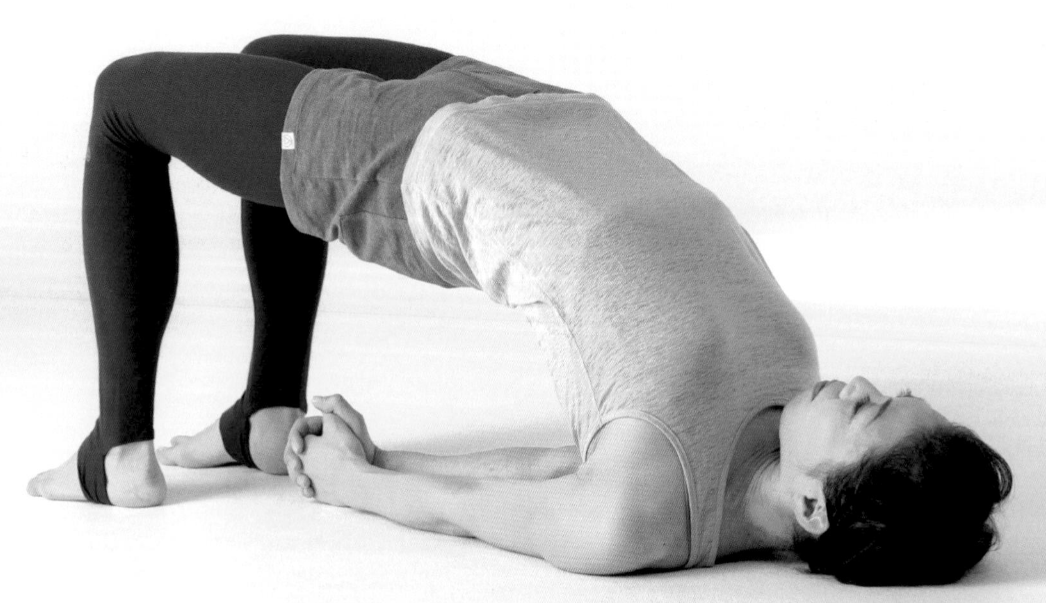

1

仰躺後雙膝彎曲

仰躺後雙膝彎曲，雙腳打開與腰同寬，腳跟移到膝蓋下方。

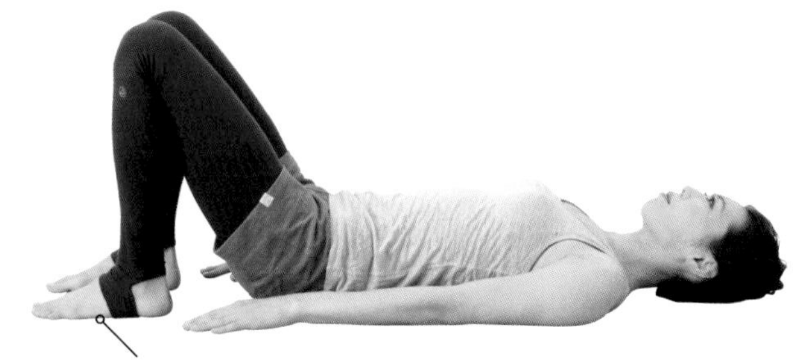
雙腳平行，腳尖不要朝外

2

抬高臀部

將臀部抬高，一邊將兩側的上臂往外轉，一邊把肩膀收攏。

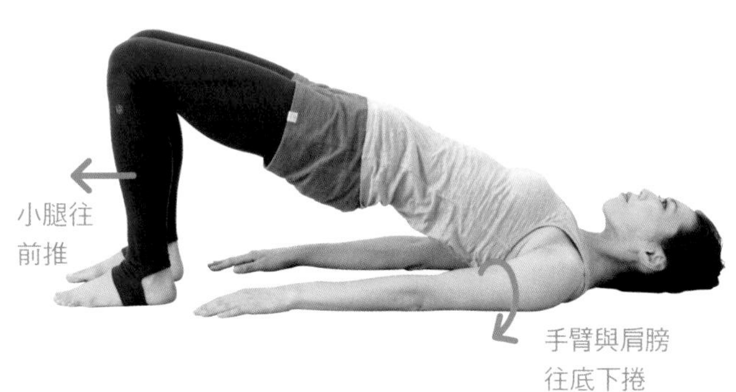
小腿往
前推
手臂與肩膀
往底下捲

3

十指交扣，讓胸部大幅拱起

十指在身體底下交扣，用整條手臂壓地板，把腰抬高。大腿根部往上抬，胸部往斜上方推。

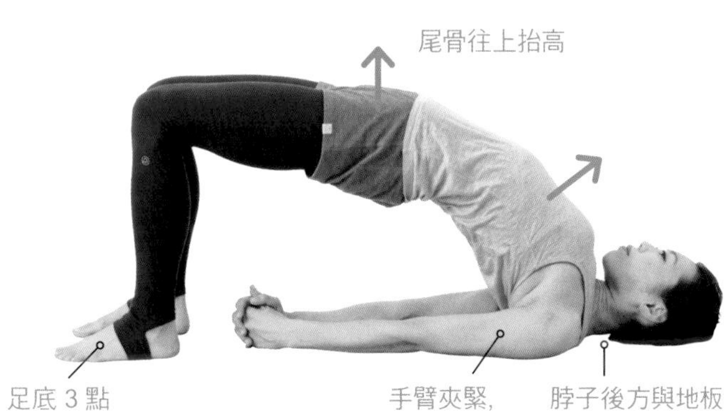
尾骨往上抬高
足底 3 點
踩穩地板
手臂夾緊,
肩膀靠攏
脖子後方與地板
間留有空隙

進階
挑戰

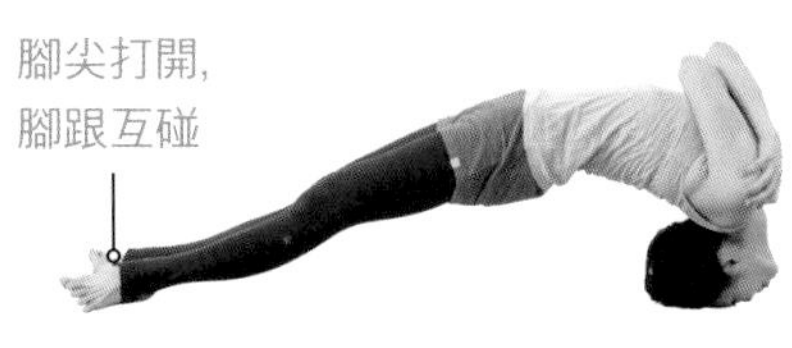
腳尖打開,
腳跟互碰

身體大幅後彎，額頭著地，保持平衡。雙手交叉於胸前，各握住另一側的肩膀。

上弓式 80

Urdhva Dhanurasana

「Urdhva」是「上」的意思, 方法是將弓式 (P.168) 改成朝天花板進行。
這是一個必須使用到全身, 難度極高的後仰體位法, 能強力伸展脊椎。
由於頭部是倒立的, 所以能促進肩膀、頸部、頭部血液循環, 讓人神清氣爽、樂觀積極。
練習時必須有意識地將大腿正面繃緊, 並伸展恥骨到胸部一帶的肌肉。

效果
- 強化手臂、腿部肌肉
- 矯正脊椎
- 伸展身體正面
- 讓心情積極樂觀

易 ☆☆☆☆★ 難

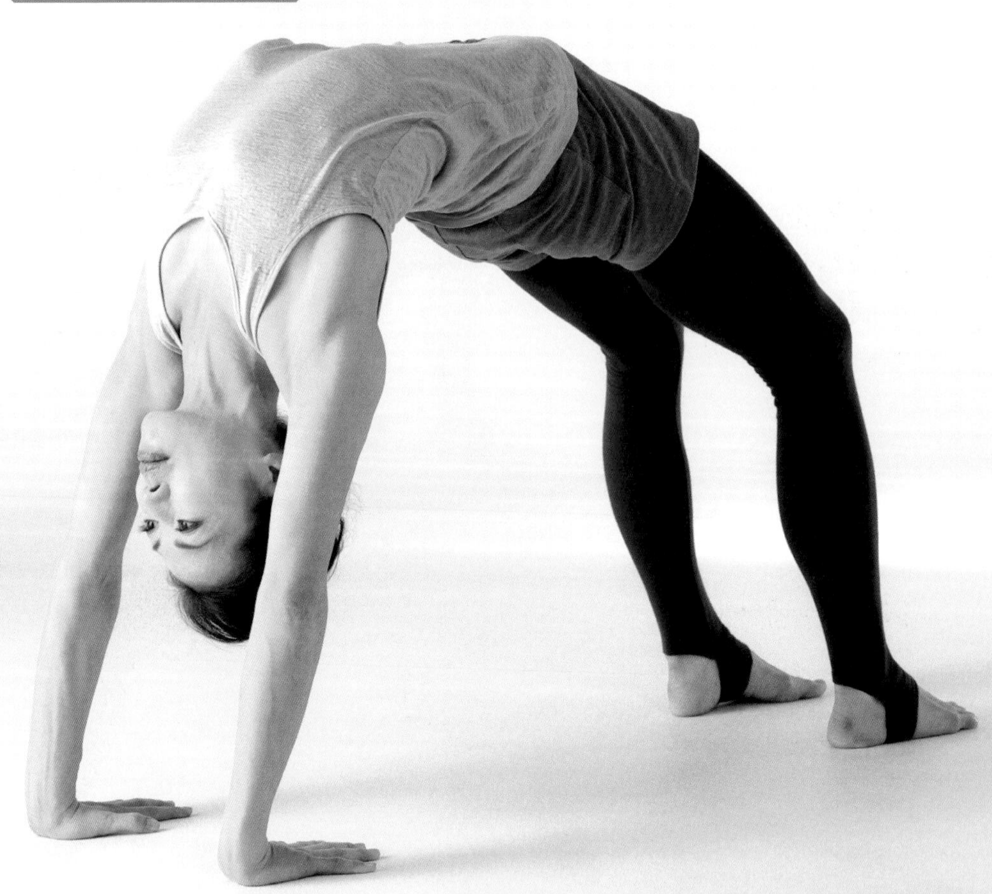

1

仰躺後膝蓋彎曲，雙手貼在地板上

仰躺後膝蓋彎曲，雙肘朝向正上方，手掌貼地。

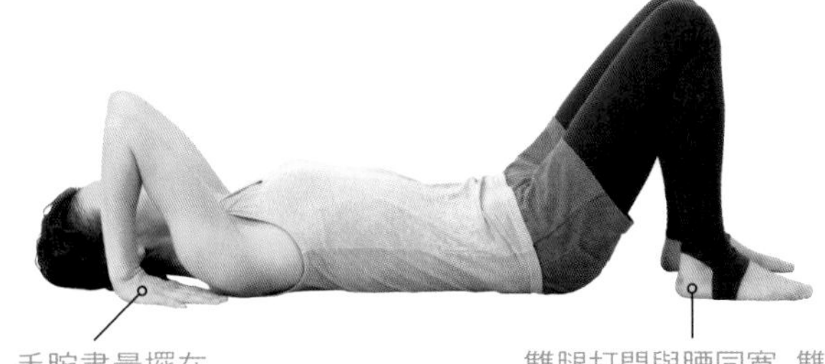
手腕盡量擺在
手臂正下方
雙腿打開與腰同寬，雙腳
平行，腳跟位於膝蓋正下方

2

腳踏地板，讓腰部騰空

腳底用力踏地板，將大腿根部朝正上方抬高。

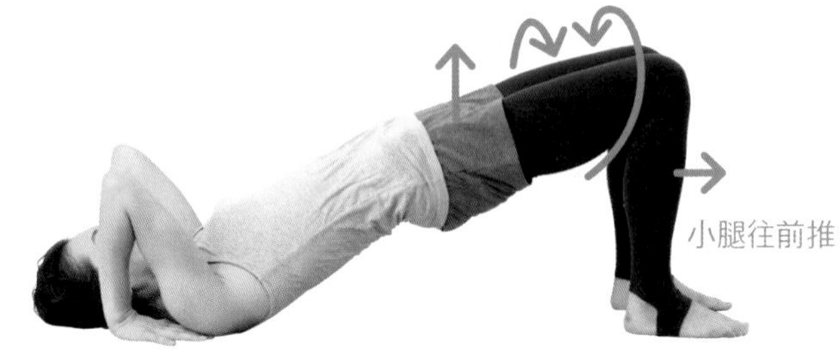
小腿往前推

3

手推地板，頭頂抵在地板上

手掌朝正下方推地板，把頭撐起來，頭頂貼住地板。

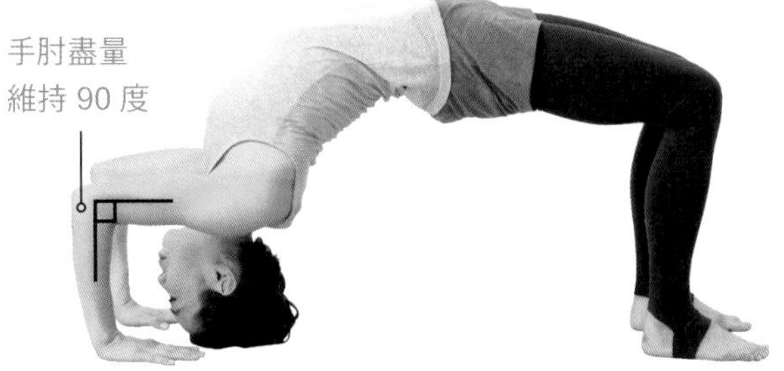
手肘盡量
維持 90 度

4

膝蓋與手肘伸直

利用伸展膝蓋的力量將手肘打直，接著膝蓋也伸直。將胸部往上方抬高，讓上臂與大腿轉向內側，維持腰部穩定。

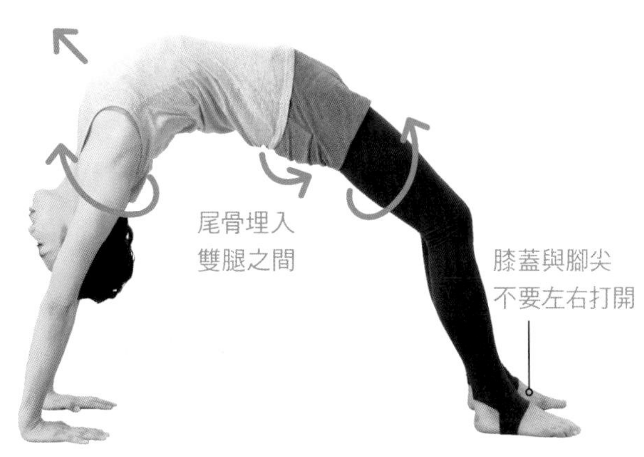
尾骨埋入
雙腿之間
膝蓋與腳尖
不要左右打開

犛式 81

Halasana

「Hala」是「犛(鋤)」的意思。因與鋤刀的形狀相似而得名。
這個體位法適合在肩立式 (P.190) 前後進行, 能深度伸展頸部到背部。
練過犛式後, 坐姿前彎 (P.50) 等前彎的體位法就會更容易進行。

效果

- 提高內臟機能
- 強化脊椎
- 調整自律神經
- 舒緩肩膀痠痛

易 ☆☆★☆☆ 難

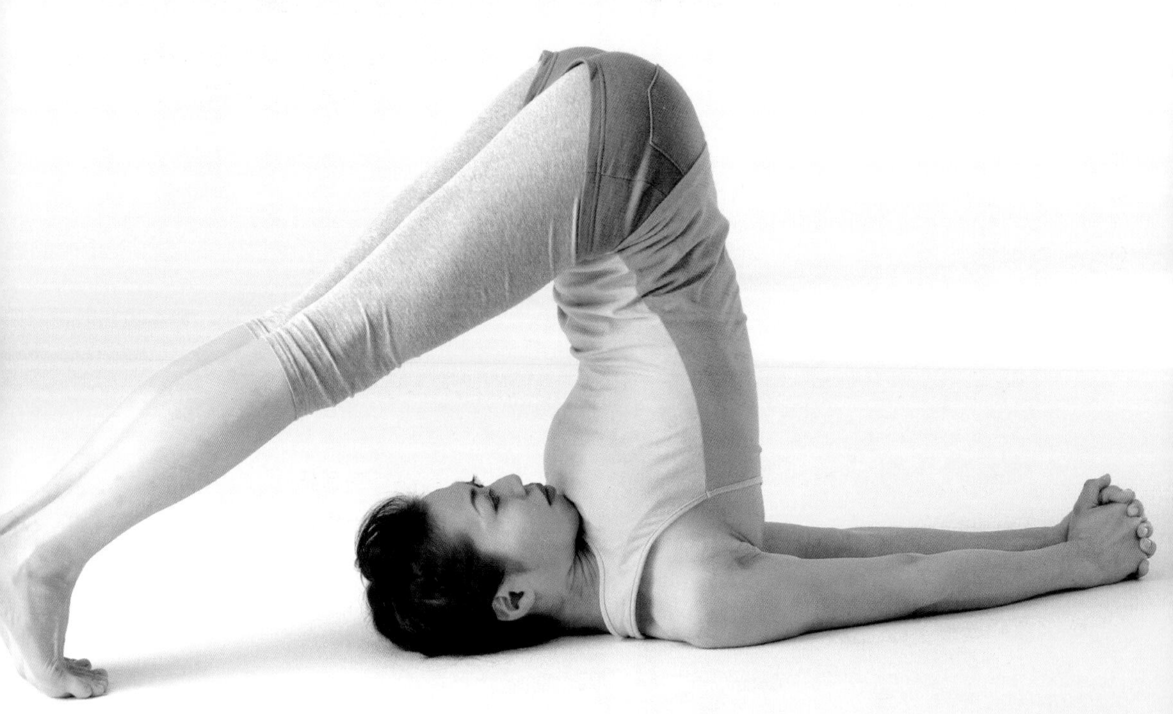

1 仰躺

躺下後雙腿併攏。

雙手手掌貼地

2 雙腳抬高, 腳尖點地

雙臂推地板, 雙腳往頭頂延伸。腳尖點地, 雙手十指交扣立於地板上。

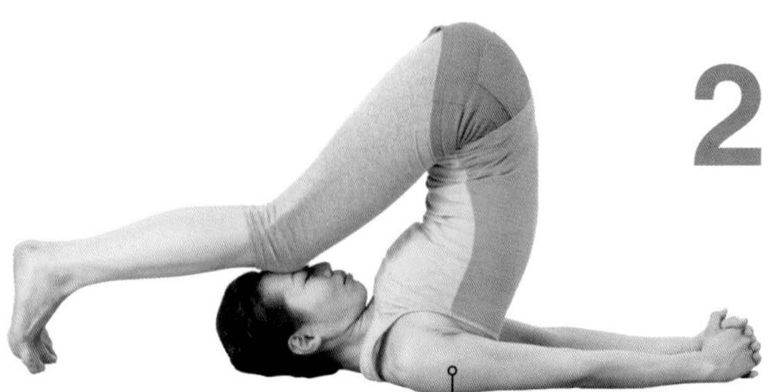
肩膀遠離耳朵, 肩胛骨收攏

3 雙腳伸直, 腰部抬高

雙膝伸直, 重心放在肩膀上, 將腰部抬高到肩膀的正上方。

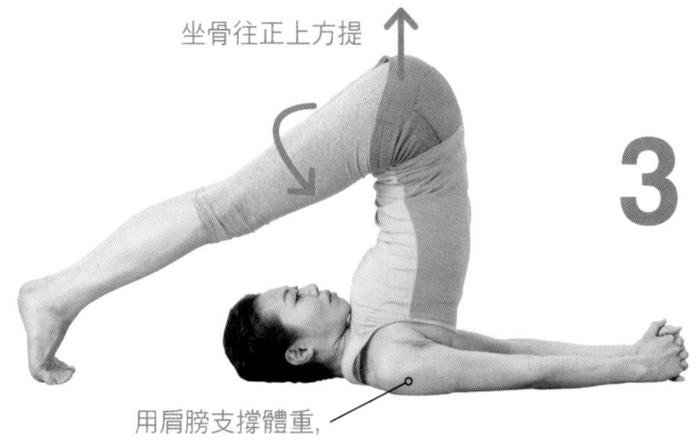
坐骨往正上方提
用肩膀支撐體重,
頭輕輕放在地板上

變化型

雙角犁式

Supta Konasana

「Supta」是躺下的意思,「Kona」是「角」。從犁式將腿大幅張開, 能刺激甲狀腺, 伸展整條腿的肌肉。

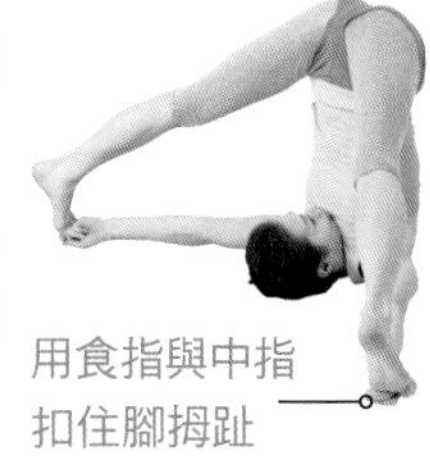
用食指與中指
扣住腳拇趾

膝碰耳犁式

Karnapidasana

「Karnapida」是「把耳朵夾起來」的意思。從犁式將腿彎曲, 用膝蓋將頭部夾住。可以讓腿部休息, 輕鬆伸展背部。

肩立式 82

Salamba Sarvangasana

「Salamba」是「支撐」的意思,「Sarva」是「全部」,「anga」是「四肢、全身」。
透過促進血液循環的倒立姿勢,能充分伸展頸部後側,穩定神經。
這個動作能按摩甲狀腺,使內分泌正常。
肩立式又稱為「瑜伽女王」,
是調整身體機能的重要體位法。

效果
- 強化脊椎
- 調節自律神經
- 消除腿部浮腫
- 舒緩肩膀痠痛

易 ☆☆★☆☆ 難

(!) 這是最注重身體排列對齊的重要體位法。記得用肩膀來支撐體重而非手肘,脖子也才不會疼痛。

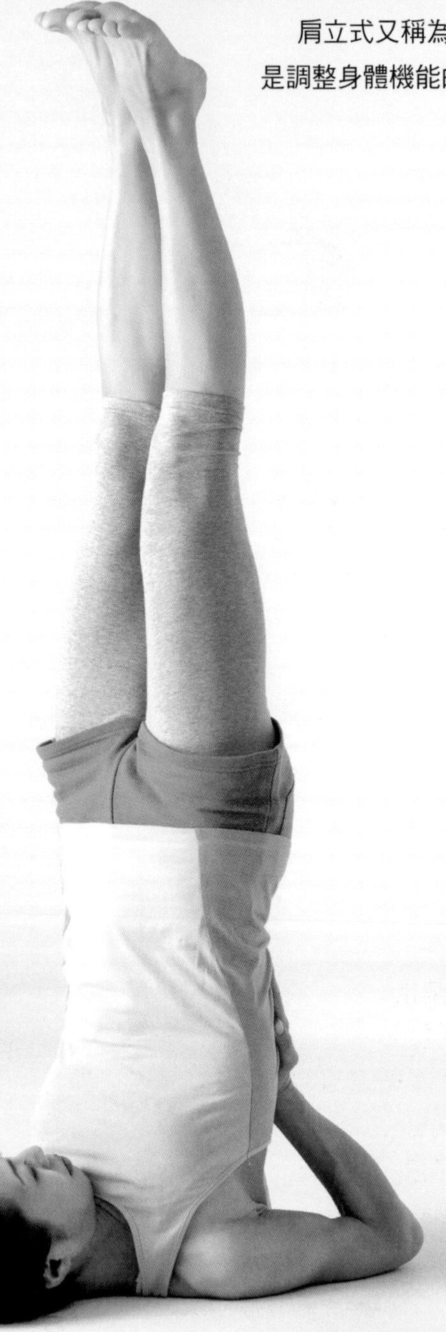

1 做犁式

先擺出犁式 (P.188)。

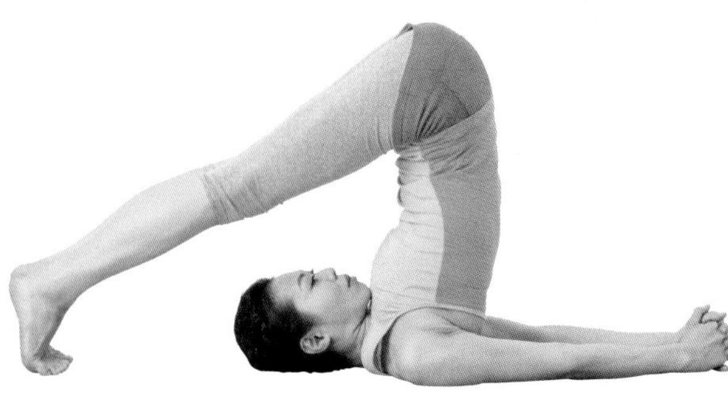

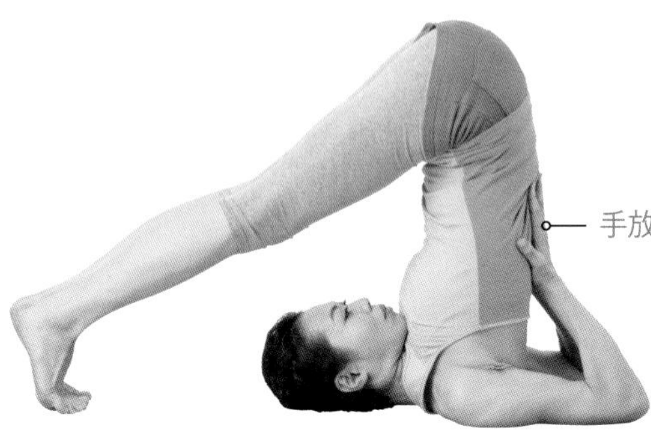
手放在肩胛骨一帶

2 雙手扶在背上

手肘彎曲，雙手扶在背上。手肘打開與肩膀同寬，雙肩埋入背後。

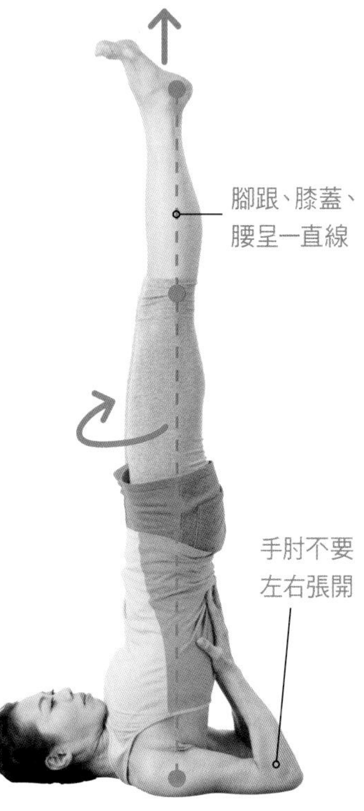
腳跟、膝蓋、腰呈一直線
手肘不要左右張開

3 身體直直地立起，用肩膀支撐體重

注意手的位置不要偏掉，雙腳持續伸直、抬高。

輔具

用瑜伽繩與瑜伽毯輔助

在肩膀下墊瑜伽毯，可以避免脖子疼痛。用瑜伽繩能幫助我們更容易掌握肩胛骨靠攏的感覺。

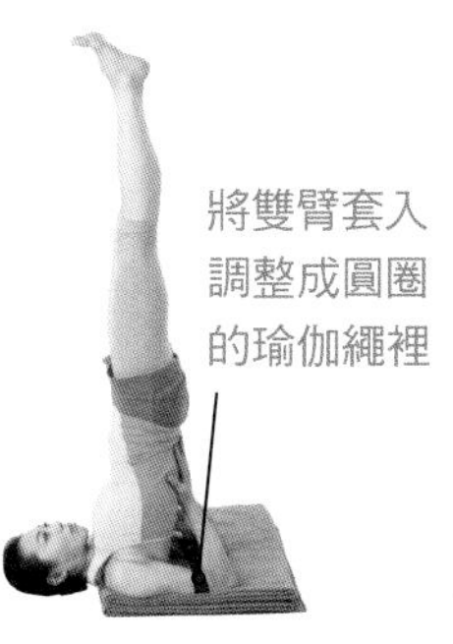
將雙臂套入調整成圓圈的瑜伽繩裡

胎兒式 83

Pindasana

「Pinda」是「胎兒」的意思, 方法是將身體對折, 如同在母親子宮裡的胎兒。
練習時要先以肩立式 (P.190) 擺好蓮花坐 (P.46), 再把雙膝往下。
充分練習各個分類的基本體位法, 提高背部與髖關節的柔軟度, 是學好胎兒式的訣竅。
能刺激甲狀腺, 使自律神經維持平衡。

效果

- 提高髖關節的柔軟度
- 提昇內臟機能
- 提高脊椎的柔軟度
- 調整自律神經

易 ☆☆★☆☆ 難

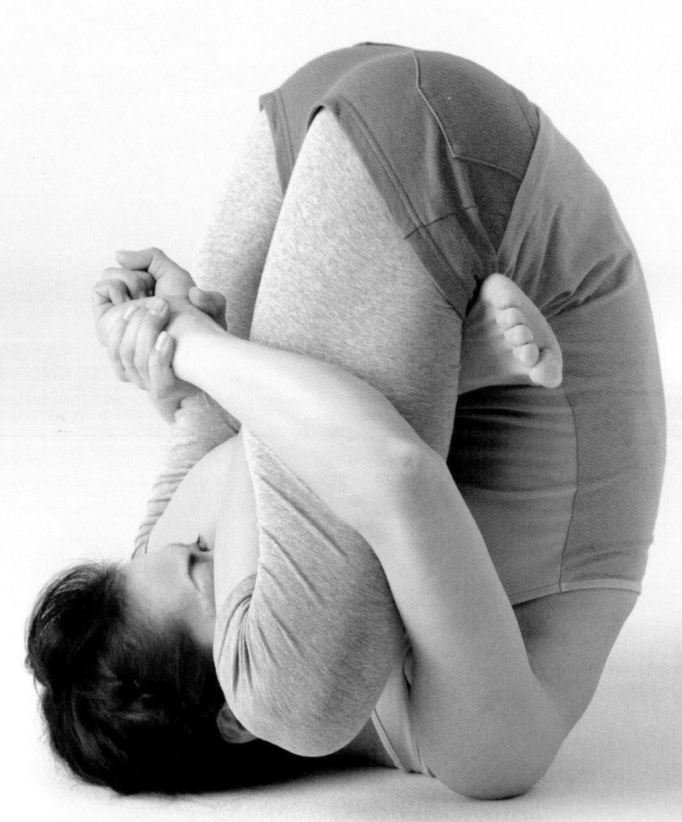

1 做肩立式

擺好肩立式 (P.190)。

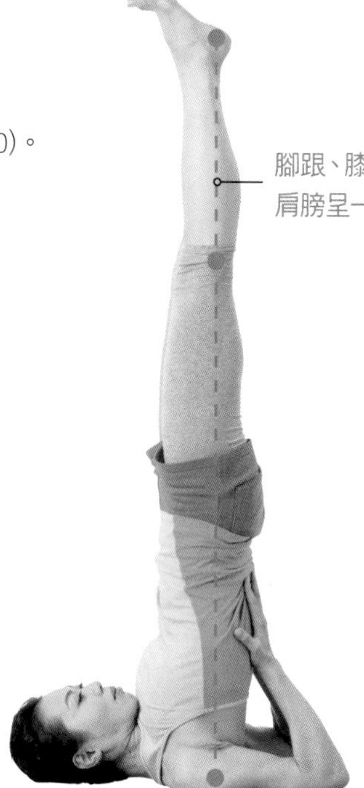
腳跟、膝蓋、腰、
肩膀呈一直線

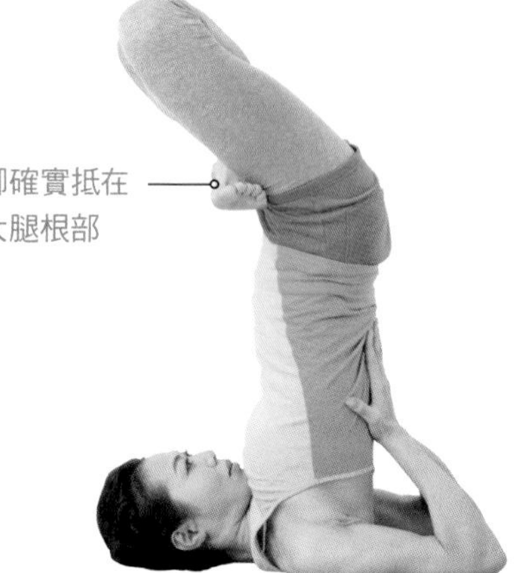
腳確實抵在
大腿根部

2 擺出蓮花坐

維持姿勢，用蓮花坐 (P.46) 把腳盤起。

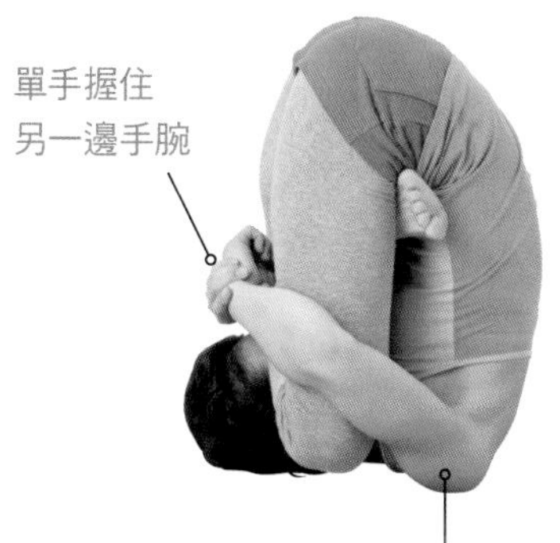
單手握住
另一邊手腕
重心落在肩膀上，頭部後方
輕輕抵住地板，保持平衡

3 用膝蓋把頭埋起來，抱住雙腳

把腿往下放到胸口，用膝蓋把頭夾起來，抱住雙腿。

★反方向也以相同步驟進行

變化型

上蓮花式

Urdhva Padmasana

「Urdhva」是「上」的意思。將腳和頭反轉，擺出蓮花坐，手臂撐住膝蓋。

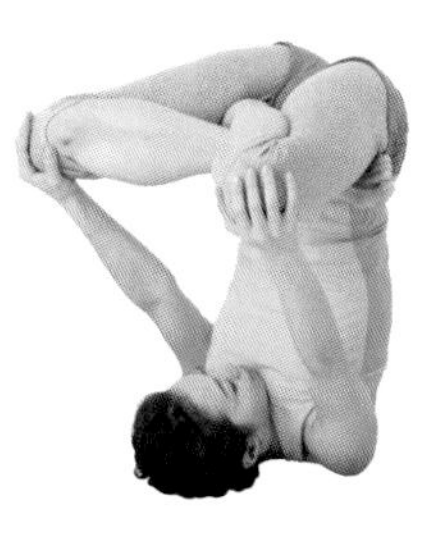

頭立式 84

Salamba Sirsasana I

梵文名稱與三點倒立 (P.196) 相同,
用頭與雙手支撐身體。
「Salamba」是「支撐」的意思,
「Salamba」是「頭」。
這個體位法對身體帶來的益處很多,
所以又稱「瑜伽之王」。
等到姿勢穩定、可以輕鬆完成後,
將時間拉長, 效果就會更顯著。

(!) 練習時要小心, 不要弄痛脖子

效果
- 強化頸部肌肉
- 提高集中力
- 培養平衡感
- 矯正姿勢

易 ☆☆☆★☆ 難

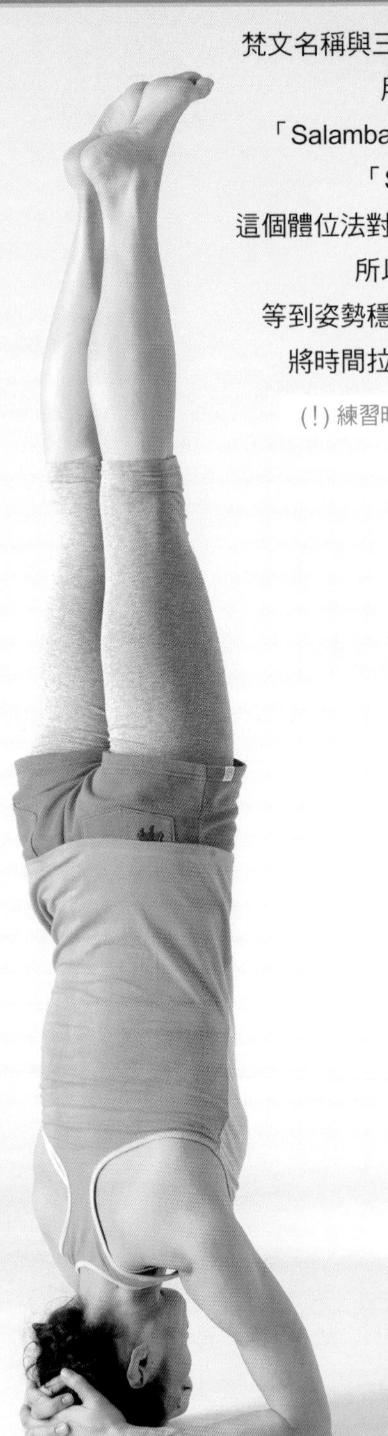

1 雙臂互抱，貼在地上

以膝蓋跪立，雙手抱住左右手肘，貼到地板上，腳趾踮起。

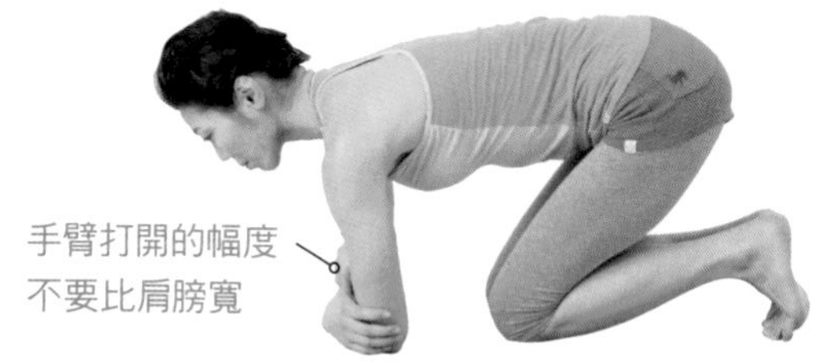
手臂打開的幅度
不要比肩膀寬

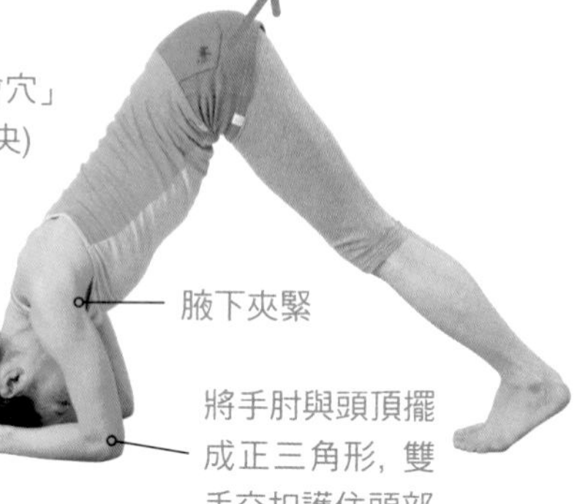
重要！
將頭頂的「百會穴」(左右耳連線中央)抵在地板上
腋下夾緊
重要！
雙肩遠離耳朵，脖子用力伸直
將手肘與頭頂擺成正三角形，雙手交扣護住頭部

2 頭頂貼地，腳打直

手肘位置不變，將搭起來的手臂解開，十指交扣於地板上。將頭頂輕輕抵在地上，將重心慢慢往前移，一邊往前走。

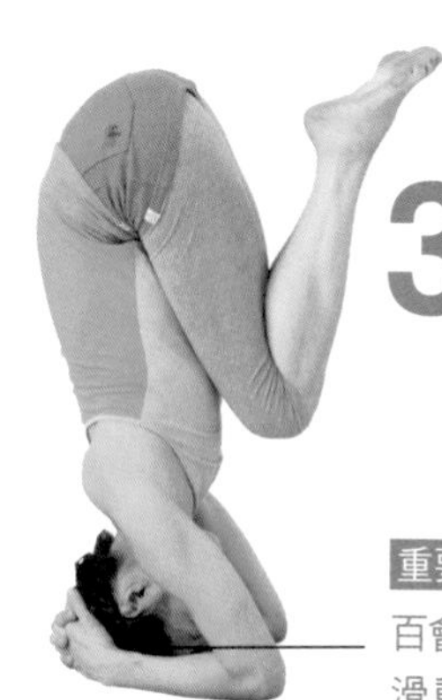

3 腰抬高，腳從地上騰空

緩緩移動重心，讓腰抬高至頭頂正上方。將膝蓋縮到胸前，雙腳從地板騰空。

重要！
百會穴抵住地板，不要滑動。滑動的話先把腿降到地板上，重新操作一次。

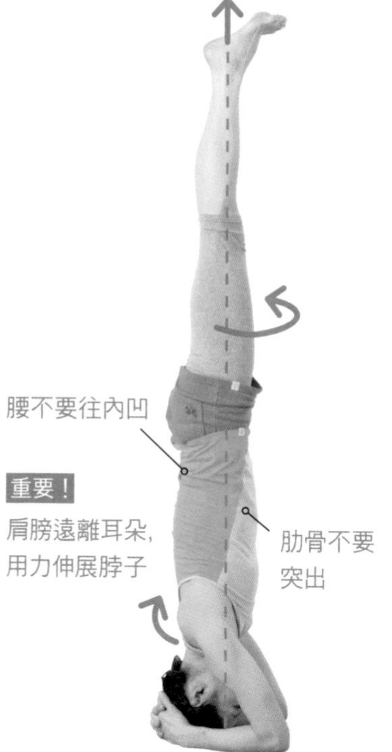
腰不要往內凹
重要！
肩膀遠離耳朵，用力伸展脖子
肋骨不要突出

4 雙腿伸直，身體立起呈一直線

膝蓋緩緩伸直，頭頂到腳底挺直，呈一直線。

變化型（準備的體位法）

海豚式

Dolphin Pose

將十指交扣的雙手與手肘抵在地板上，身體呈三角形，臀部抬高。能伸展上臂與背部，具有消除壓力的效果。

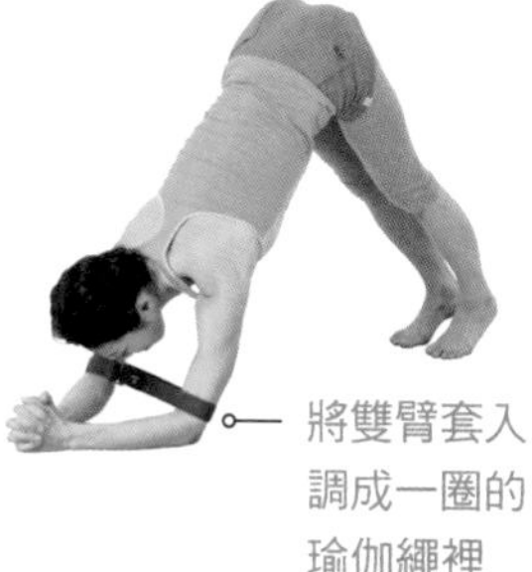
將雙臂套入調成一圈的瑜伽繩裡

三點倒立

Salamba Sirsasana II

85

效果

- 強化頸部肌肉
- 培養平衡感
- 矯正姿勢
- 提高集中力

易 ☆☆☆★☆ 難

「Salamba」是「支撐」的意思,
「Sirsa」是頭。
這是一個用頭倒立, 支撐身體的體位法。
因為是以右手、左手、頭三點支撐,
所以稱為三點倒立。
可以鍛鍊手腕,
幫助我們掌握靠手臂支撐體重、
維持平衡的感覺,
對學習手臂平衡式很有幫助。

(!) 練習時要小心, 不要弄痛脖子

1 四肢著地

雙手打開與肩同寬，腳趾踮起。

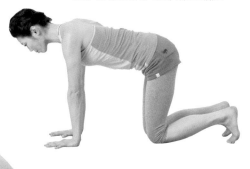

2 頭頂抵在地板上，腿伸直

慢慢將頭頂貼在地板上，邊往前走，邊將重心一點一點地向前移。

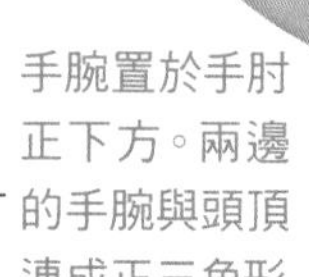

重要！
將頭頂的「百會穴」(左右耳連線中央)抵在地板上

重要！
雙肩遠離耳朵，脖子用力伸直

手腕置於手肘正下方。兩邊的手腕與頭頂連成正三角形

3 腰往上抬，腳從地板騰空

緩緩移動重心，把腰抬高到頭頂。將膝蓋一一擺在手臂上。

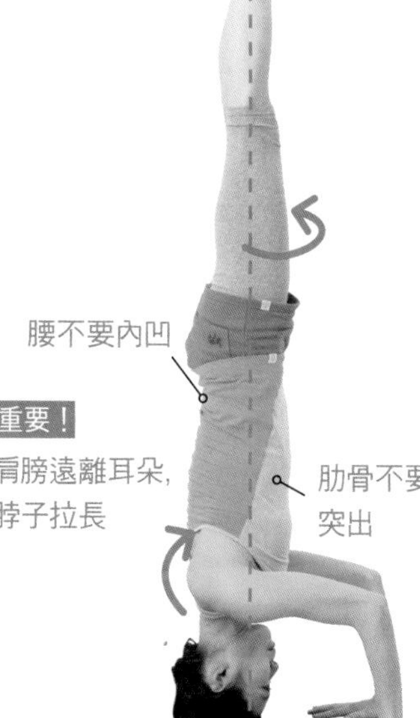

腰不要內凹

重要！
肩膀遠離耳朵，脖子拉長

肋骨不要突出

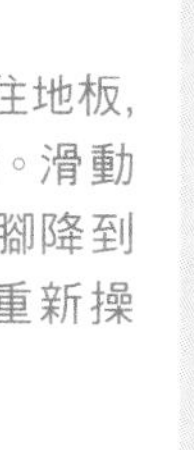

重要！
百會穴抵住地板，不要滑動。滑動的話先把腳降到地板上，重新操作一次。

雙手輔助就好，不要過度用力

4 雙腿伸直，將身體立起呈一直線

膝蓋緩緩伸直，讓頭頂到腳延展成一直線。將大部分的重心擺在頭部。

進階挑戰

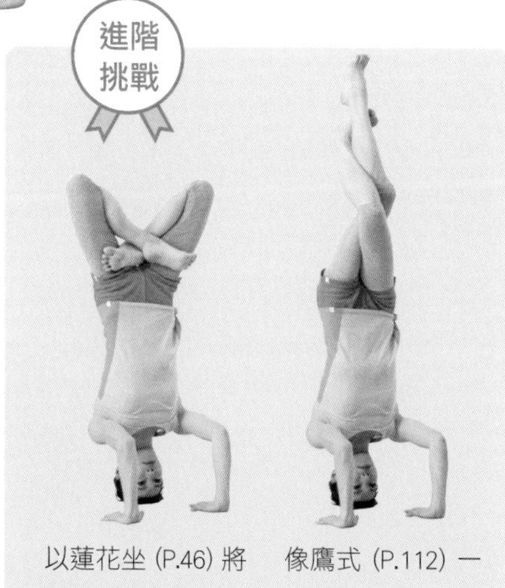

以蓮花坐 (P.46) 將腿擺好，腳背確實抵住大腿根部。

像鷹式 (P.112) 一樣雙腿交纏，左右交替進行。

孔雀起舞式 86

Pincha Mayurasana

「Pincha」是「羽毛」，
「Mayura」是「孔雀」的意思。
這是一個倒立的體位法，
往上抬高的腳就像孔雀羽毛一樣。
能強化手臂、核心肌群，
並且充分伸展上臂。
平衡的訣竅是除了使用手肘，
也要充分運用手掌與前臂。

效果
- 鍛鍊手臂
- 強化核心肌群
- 提高呼吸機能
- 擴展胸部、肩膀

易 ☆☆☆☆★ 難

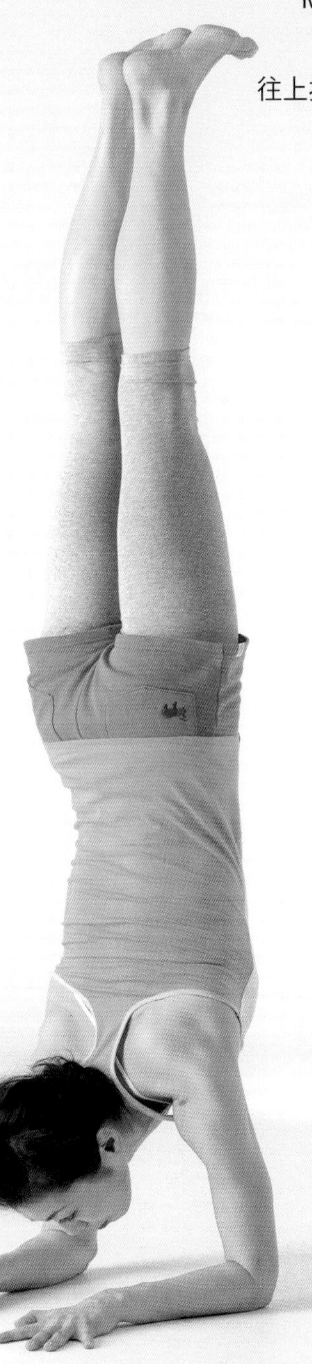

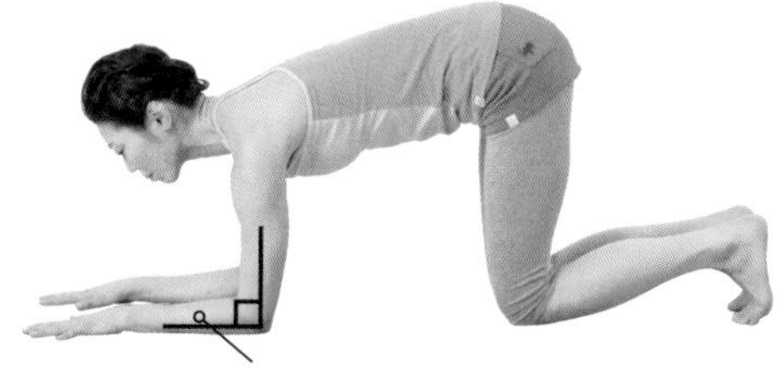

重心壓在手肘上後，手肘會往外擴張，因此一開始打開的幅度要稍窄於肩膀。

1 四肢著地，手肘貼在地板上

四肢著地後手肘貼在地板上，腳尖踮起。手肘打開與肩同寬。

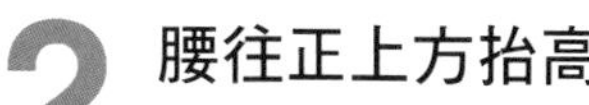

2 腰往正上方抬高

腰往正上方抬，做海豚式(P.195)。

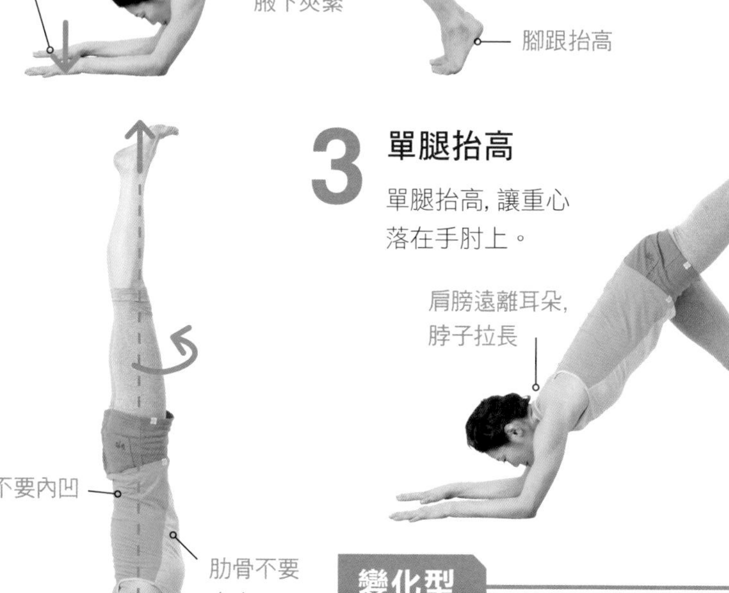
前臂平行伸展，推向地板。用手掌握住地板，手不要往中間靠。
腋下夾緊
腳跟抬高
肩膀遠離耳朵，脖子拉長
腰不要內凹
肋骨不要突出

3 單腿抬高

單腿抬高，讓重心落在手肘上。

眼睛看向地板

4 雙腳併攏，身體保持一直線

踩在地板上的另一隻腳同樣往正上方抬高。雙腿併攏往正上方延伸。

變化型

蠍子式

Vrschikasana

「Vrschika」是「蠍子」的意思。蠍子在瞄準獵物時，尾巴會彎起來，就像這個體位法一樣。練習時必須以手肘為支撐點倒立，一邊維持高強度的後彎，一邊保持平衡。

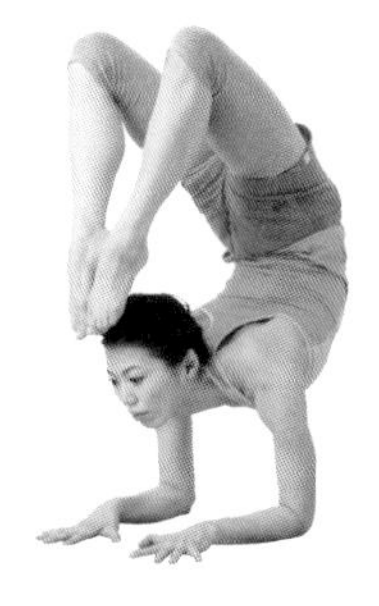

手倒立式 87

Adho Mukha Vrksasana

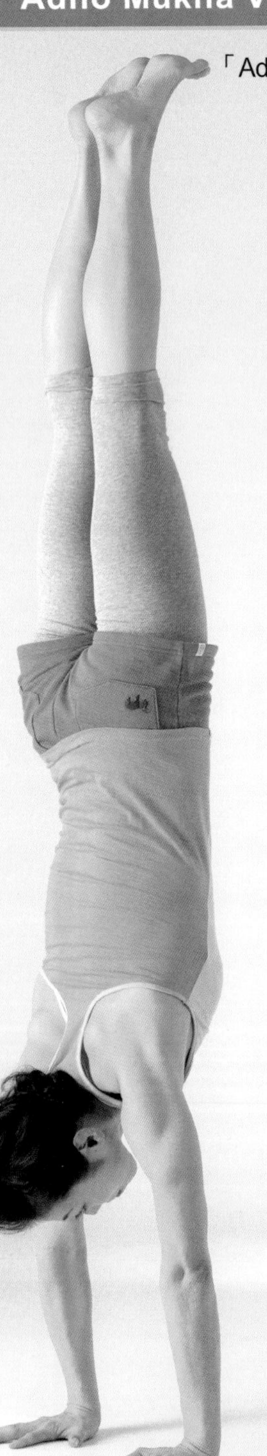

效果
- 提高集中力
- 培養平衡感
- 矯正姿勢
- 強化手臂

易 ☆☆☆☆★ 難

「Adho Mukha」是「臉朝下」的意思,
方法是將樹式 (P.62) 顛倒過來。
它相當於一般所說的「倒立」,
具有很棒的提神醒腦功效。
可以適度提昇集中力,
使人精力充沛。
剛開始練習時,
可以把背部貼在牆壁上,
試著克服恐懼, 挑戰看看吧。

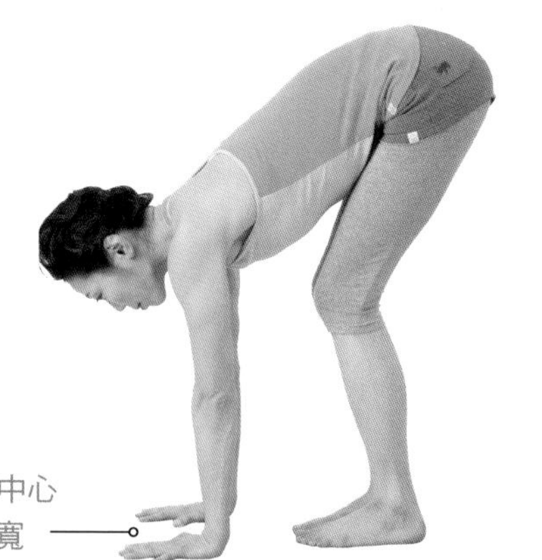
讓左、右手腕的中心
位置，與肩膀同寬

1

站著，雙手貼地

站好，將膝蓋彎曲，雙手貼在地板上。

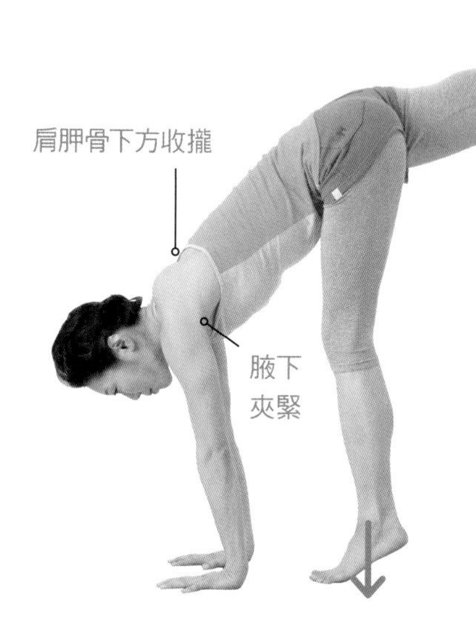
肩胛骨下方收攏
腋下
夾緊

2

單腳抬高

單腳（左右腳都行）往後緩緩抬高，重心挪到雙手。

3

雙腿併攏，手肘打直

放在地板上的腳輕輕蹬地，使雙腿併攏。讓身體延展成一直線，倒立。腳跟往正上方抬高，腰不要往內凹。

尾骨往身體正面拉，心窩朝背後縮，腰不要內凹

有意識地使用握力，讓手掌握住地板，來避免手腕疼痛

專欄

日常生活中的淨化法

～ Jala Neti (洗鼻) ～

生命能量「氣」(P.205) 所流經的通道稱為「脈」，讓脈、循環器官、呼吸器官等體內管線變乾淨的方法，稱為淨化法。它能疏通堵塞的脈，使氣的流動更加流暢，幫助人體從體內排除毒素。

代表性的淨化法，有「頭顱清明法」(Kapalabhati，淨化呼吸系統→P.206)、「凝視法」(Trataka，刺激雙眼、淨化心靈→P.213)、「鼻腔潔淨法」(Neti，淨化鼻腔)、「上腹腔潔淨法」(Dhauti，淨化胃等消化系統)、「腹腔旋轉法」(Nauli，調整內臟機能)、「大腸清潔法」(Basti，淨化結腸內部)，一共 6 種。

淨化消化系統的上腹腔潔淨法、腹腔旋轉法、大腸清潔法，需要在熟練的指導員教學下才能操作，要學好也需要時間。相對的，頭顱清明法、凝視法、鼻腔潔淨法雖然也需要專家指導，但屬於比較容易上手的淨化法。而在清潔鼻腔的潔淨法中，洗鼻 (Jala Neti) 可以有效對抗過敏。

洗鼻的方法，是將滲透壓與人的體液相同、濃度為 0.9% 的生理食鹽水，倒入洗鼻器裡，將頭偏向側邊，讓食鹽水灌入單邊的鼻孔，讓水從另一側的鼻孔流出。從口中流出也是可以的。兩邊都清洗過後，最後要讓水流乾淨。這種淨化法任何人都可以使用，但要避免在鼻腔內部或耳朵發炎時進行。還有，洗鼻器必須注意清潔。

養成正確的潔淨習慣，就能讓身體變輕盈，使五感更敏銳。建議大家可以多多採用，將它當作身體保養的一環。

Deep knowledge of YOGA

瑜伽的進階知識

加深對瑜伽思想及哲學的理解,
是控制呼吸與體內能量的不二法門。
這些不可不知的瑜伽知識, 亦能幫助您精通體位法！

～影響心靈與身體～

關於呼吸

我們習以為常、反覆進行的呼吸，在瑜伽其實是很重要的元素。
試著多多感受呼吸，加深瑜伽練習的品質，朝進階邁進吧！

呼吸與身體的動作

呼吸是人類生存必要的生理機制，它能透過血液循環，將氧氣供應到腦部，分解有機物來產生能量。對瑜伽而言，呼吸除了生理學上的功能以外，還有各式各樣的意義，是非常重要的元素。例如讓內在的生命能量遍布全身（調息→P.206）、讓肌肉與身體有效運作、加深體位法的練習品質、有意識地控制自律神經，這些都是呼吸的功能。

想讓上述呼吸的優點發揮到極致，不妨試著學習理想的呼吸法。那麼呼吸時，身體各部位的器官又是如何運作的呢？就讓我們一起來確認一下，自然呼吸時，肺部與橫膈膜的動作吧。

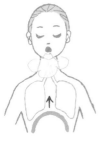

吸氣時

腹部膨脹，胸膛擴張，橫膈膜下降。能按摩腹部內臟，使內臟機能活絡。

吐氣時

腹部收縮，胸膛萎縮。橫膈膜上升，能按摩心臟。

各種呼吸法

自然呼吸法

下意識、自然而然發生的呼吸，可以隨自己的步調進行。

腹式呼吸法

移動橫膈膜的呼吸法。隨著橫膈膜的上下移動，腹部會跟著擴大、收縮。

胸式呼吸法

讓胸膛前後左右擴張，使肋骨張開、肺部擴大的呼吸法。肋骨會往上提，胸部會敞開。

完全呼吸法

將腹式、胸式，以及讓鎖骨上下移動的鎖骨式組合起來的呼吸法。以下是其中一種範例：用腹式↓胸式↓鎖骨式的流程呼吸，再按照腹部↓胸部↓鎖骨的順序一邊恢復原狀，一邊將氣吐盡。

氣與呼吸

「氣」指的是「生命的能量」，在梵文稱為「Prana」。舉凡熱能產生、物質移動、內臟發揮功能，這些都是能量流動所引發的現象。這種將物質轉變成生機的力量，在瑜伽就稱為「氣」。

控制並調整氣的流量，在實踐瑜伽上是非常重要的。血液循環、發聲、呼吸、消化、排泄，要讓這些體內機制正常運作，並保有流暢清晰的思維與穩定的精神，讓氣正常發揮作用是不可或缺的。控制氣的代表性方法，就是呼吸。透過呼吸，就能調和整個身體，培養健康的身心靈。

氣的流動

氣會流經一種叫作「脈 (Nadis)」的通道。通過適當的體位法與呼吸，便能疏通堵塞的脈，使氣順暢流動。除了以下 3 種代表性的脈，身體中還有超過 7 萬條經脈。

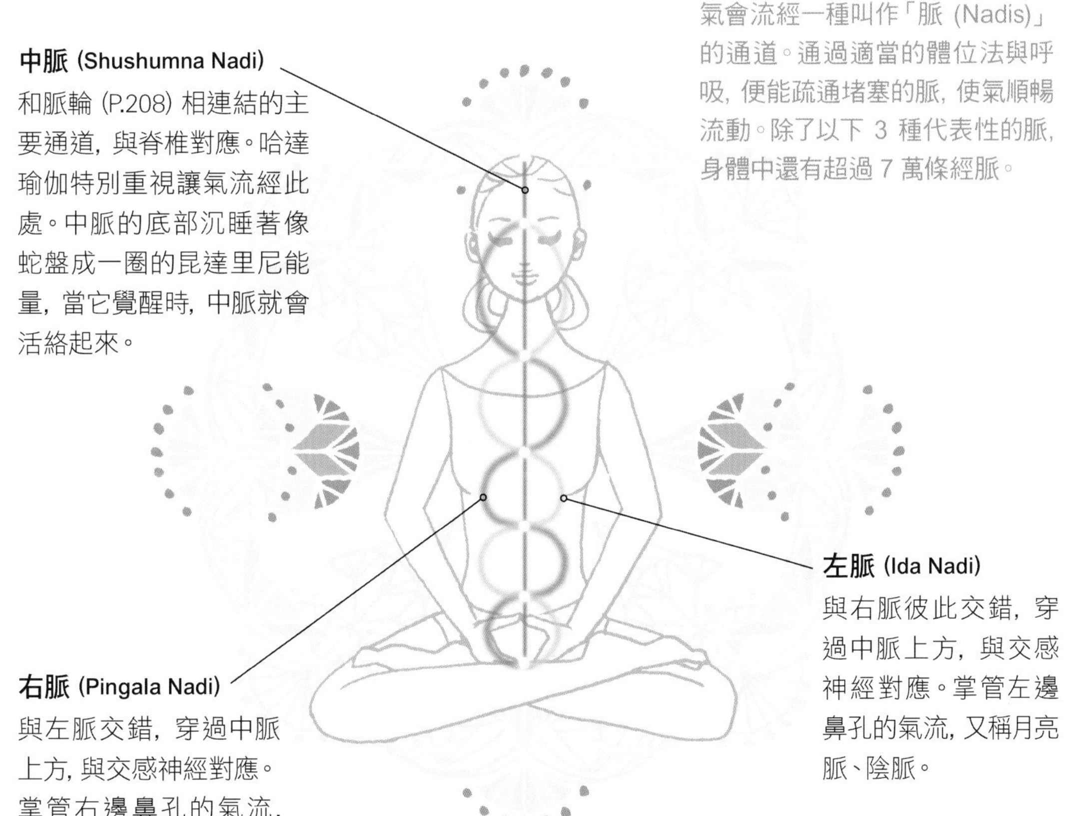

中脈 (Shushumna Nadi)
和脈輪 (P.208) 相連結的主要通道，與脊椎對應。哈達瑜伽特別重視讓氣流經此處。中脈的底部沉睡著像蛇盤成一圈的昆達里尼能量，當它覺醒時，中脈就會活絡起來。

左脈 (Ida Nadi)
與右脈彼此交錯，穿過中脈上方，與交感神經對應。掌管左邊鼻孔的氣流，又稱月亮脈、陰脈。

右脈 (Pingala Nadi)
與左脈交錯，穿過中脈上方，與交感神經對應。掌管右邊鼻孔的氣流，又稱太陽脈、陽脈。

調息

調息是一種控制生命能量「氣」(P.205)的技巧。透過呼吸讓氣進入體內、儲藏起來，並於體內循環，就能讓潛在的能量覺醒。又譯「調氣」。

調息建議在學會移動橫膈膜與肺的正確呼吸法(P.204)後再挑戰。練習時可以先以任一基本坐姿(P.46)坐好，再以不至於緊繃的力道，將骨盆、背部、脖子挺直。

※調息法有時會引起意想不到的強烈反應。建議一開始先去瑜伽教室，在老師的親自指導下進行。

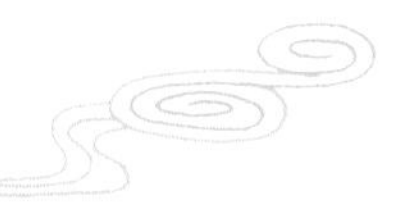

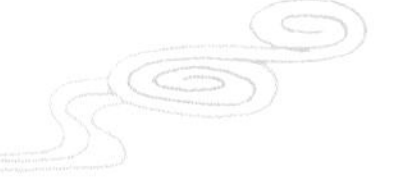

代表性的調息

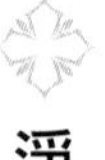

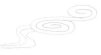

頭顱清明法 (Kapalabhati)

「Kapala」是「頭蓋骨」的意思，「bhati」是「發光」。這種呼吸法能讓頭腦清明並且活絡起來。屬於淨化法(P.202)的一種。

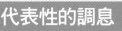

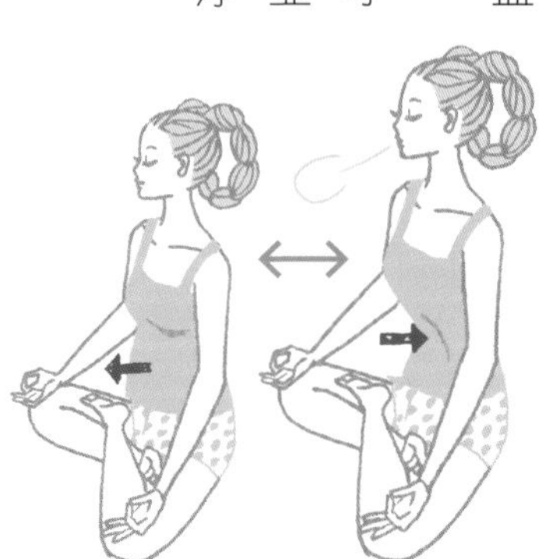

用兩邊的鼻孔吸氣，接著用力把氣從兩邊的鼻孔吐出。一開始先把節奏放慢，以 20 次為 1 回合。接著慢慢增加每回合中的次數。練習時腹部必須隨時放鬆，吐氣時利用橫膈膜上升的力道，讓腹部內凹。吸氣時，橫膈膜下降，讓腹部自然恢復原狀。注意力可以只專注在吐氣上。

淨脈呼吸法 (Nadi Shodhana)

交替按住左右鼻孔，以調整左脈和右脈(P.205)。方法是將右手的中指和食指折起來，捏住鼻子。

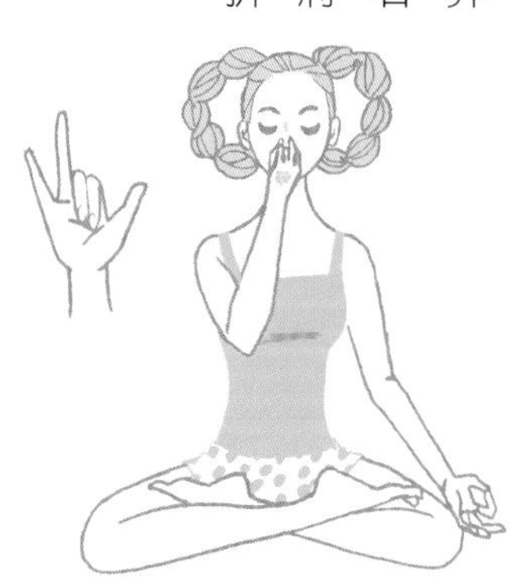

用大拇指按住右鼻翼，以左邊的鼻孔吸氣，數 1 到 4→換用無名指按住左鼻翼，停止呼吸，數 1 到 16→大拇指離開，從右鼻孔吐氣，數 1 到 8→換從右邊鼻孔吸氣，數 1 到 4→大拇指按住右鼻翼，停止呼吸，數 1 到 16→放開無名指，從左邊鼻孔吐氣，數 1 到 8。進行 3 回合。初學者可以跳過停止呼吸的步驟。

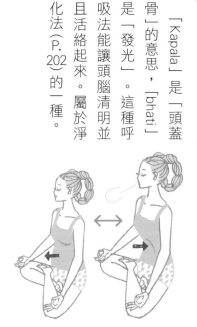

check!

三鎖印

(Bandha)

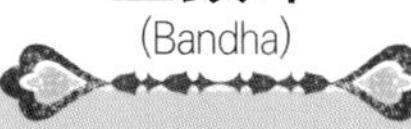

鎖印是「收緊」的意思。方法是將喉嚨、心窩、會陰（陰部與肛門之間）收緊，藉此調整體內能量的流動，是練習體位法及調息法時必要的技巧。理想的狀態是自然收緊。

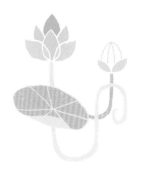

喉鎖 (Jalanhara Bandha)

縮下巴，將氣管鎖住。能把從體內上升的氣保留住。

臍鎖 (Uddyana Bandha)

提昇橫膈膜，使氣上升。

根鎖 (Mula Bandha)

拉提會陰部內側，能把體內下沉的氣往上拉。

大三鎖 (Maha Bandha)

同時進行 3 處鎖印。

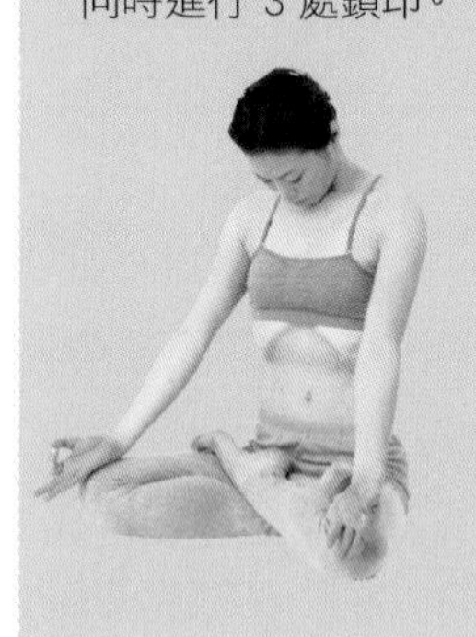

勝利呼吸法 (Ujjayi)

讓聲門變窄，邊發出「咻」的聲音邊調息的呼吸法。能讓人神清氣爽，降低壓力。可以和名為「鎖印」的能量鎖（見上方）同時進行。

※運動量較大的瑜伽搭配勝利呼吸法，便可避免心跳速率過快、喘不過氣等現象。

清涼呼吸法 (Sitali)

將舌頭捲成筒狀，用口吸進冷空氣，再用鼻子吐出熱空氣。能讓心情穩定、放鬆。反覆進行後能使身體慢慢靜下來。

蜂鳴呼吸法 (Bhramari)

用雙手掩住眼、耳，發出像蜜蜂振翅般聲響的呼吸法。用兩邊的鼻孔吸氣，將聲門縮緊，一邊振動喉嚨，一邊發出蜜蜂振翅的聲音，然後緩緩吐氣。能保養喉嚨，讓心寧靜下來。

～身體的七大能量點～

關於脈輪

什麼是脈輪的覺醒？與瑜伽的關聯性為何？
接下來的章節將會告訴大家脈輪的秘密。

呼吸與身體的動作

所謂脈輪，就是位於貫穿身體中央的中脈（P.205）上的7個能量中心。它們各自有對應的人體器官與內臟，是控制體內能量的樞紐。

刺激脈輪，促進能量順暢流動、調整身心，稱為「活絡脈輪」或「打開脈輪」。透過瑜伽的體位法、呼吸、冥想、鎖印，讓脈輪活絡，使肉體和精神保持健康，便能激發出沉睡於人體內的潛在能力。

七大脈輪

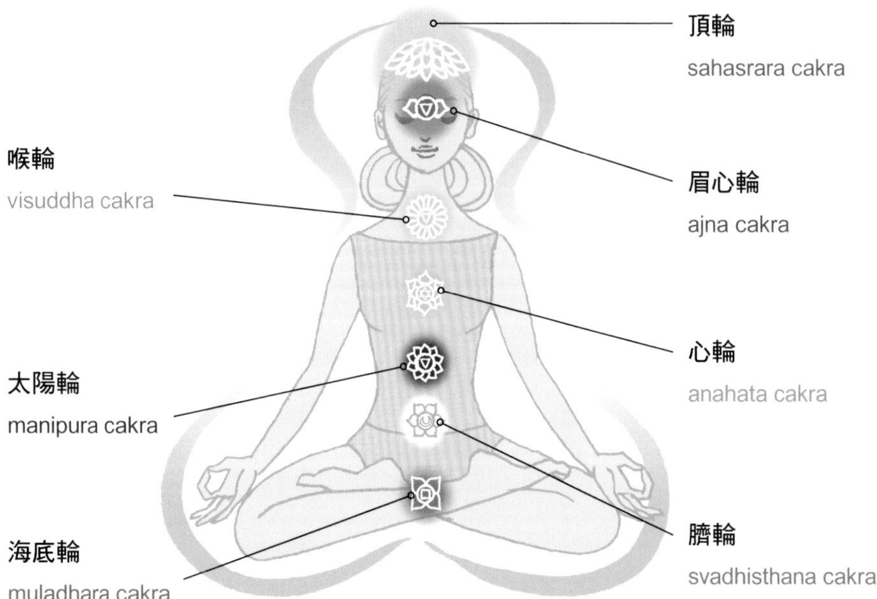
頂輪
sahasrara cakra
喉輪
visuddha cakra
眉心輪
ajna cakra
心輪
anahata cakra
太陽輪
manipura cakra
臍輪
svadhisthana cakra
海底輪
muladhara cakra

位於人體的七大脈輪，都有各自對應的梵咒（P.80）、五大元素及器官。另外，脈輪還會以蓮花花瓣的數目作為象徵。

頂輪

頂輪的梵文「sahasrara」是「千」的意思，它位於頭頂，能控制其它 6 個脈輪的覺醒，是靈氣最充沛的脈輪。與自我實現（超脫）和超意識（宇宙意識）息息相關。

花瓣 1,000 片　梵咒 嗡 (OM)　元素 無（虛空）

喉輪

位於喉嚨。與眼睛、耳朵、鼻子、喉嚨、氣管、甲狀腺的功能有關。掌管溝通能力與表達能力，活絡後臉部表情會變豐富，會話能力與答辯能力都會增強。

花瓣 16 片　梵咒 哈姆 (Ham)　元素 空（乙太）

眉心輪

位於眉心，又稱第三隻眼。對應腦部的視下丘與內分泌腺體松果體。掌管洞察力、觀察力。是冥想、集中精神、將想像視覺化的關鍵。

花瓣 2 片　梵咒 亞姆 (Yam)　元素 空氣

太陽輪

位於腹部，環繞著肚臍，與掌管週邊器官、內臟的太陽神經叢緊密相關。能調節消化、吸收等機能，控制活動力與判斷力，可消除倦怠、憂鬱等情緒，使意志堅定。

花瓣 10 片　梵咒 羅姆 (Ram)　元素 火

心輪

位於胸部，與心臟、肺臟等胸腔內的臟器有關。掌管愛與慈悲，能使身心協調、穩定。可緩和呼吸器官的不適，並改善貧血、高血壓等循環系統疾病。

花瓣 12 片　梵咒 嗡 (OM)　元素 無（虛空）

海底輪

位於尾骨內側，是支持身體基座的脈輪，又稱基底輪，位於昆達里尼沉睡的中脈（P.205）的最底部。刺激它能渾身充滿能量。

花瓣 4 片　梵咒 拉姆 (Lam)　元素 土

臍輪

位於腹部，位置比肚臍稍低。對應排泄器官、生殖器官，能改善上述器官的不適。掌管創造性與經歷，是擁有人類最原始本能的脈輪。

花瓣 6 片　梵咒 法姆 (Vam)　元素 水

～精進瑜伽的8個指標～

關於八支

八支是瑜伽練習的指標。
是擺脫重擔，朝最佳狀態邁進的重要過程。

在印度聖哲帕坦加利(Patanjali)編纂的瑜伽經典《瑜伽經》(Yoga Sutra)中，記載了8個有關瑜伽的練習指標。按照這些指標邁進，就能一點一滴達到「三摩地」(精神集中、毫無雜念)的境界。我們將它譯為「八支」。

練習的方式是以每日持戒、精進(yama、niyama)為起點，按照體位法(P.20)、調息(P.204)等順序邁進。

冥想。比「專注」更集中，意識更深層的寧靜狀態。

控制五感，將感覺集中於內在，不受周遭影響。

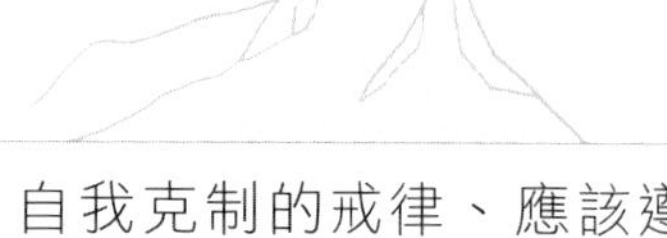

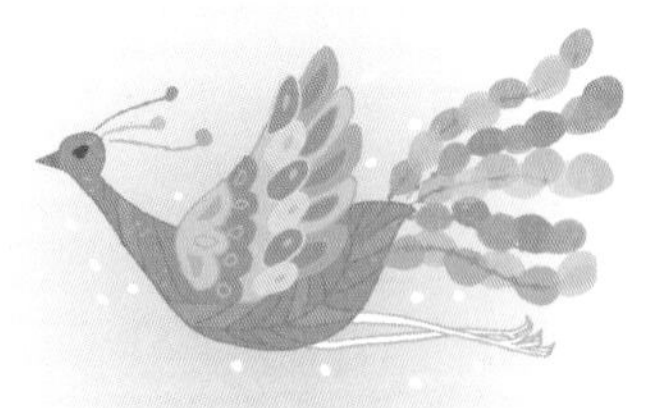

自我克制的戒律、應該遵守的目標。共有5個項目。

純潔	Saucha
知足	Santosa
自制	Tapas
研習經典	Svadhyaya
順應天道	ishvarapranidhana

應持守的戒律。
共有5種德性。

不殺生	Ahimsa
誠實	Satya
心不離道	Asteya
不偷	brahmacharya
不貪	Aparigraha

It's first step!!

持戒與精進
yamas & niyamas

在瑜伽修行中，持戒與精進特別重要。若能在學習體位法、調息等技巧的同時，從日常生活中實踐這些品德項目，那麼就能更快朝自我實現邁進。

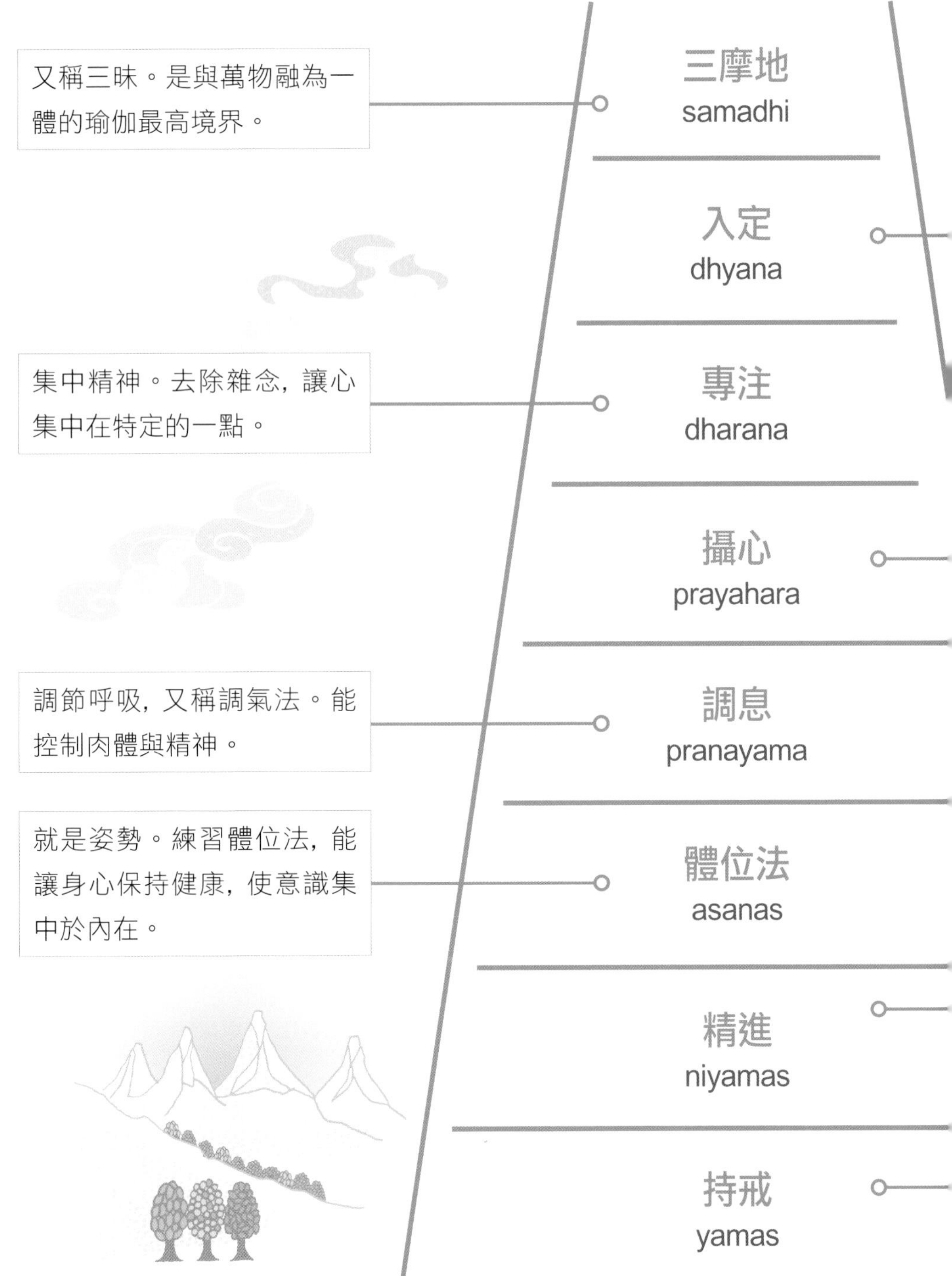
又稱三昧。是與萬物融為一體的瑜伽最高境界。
三摩地
samadhi
入定
dhyana
集中精神。去除雜念，讓心集中在特定的一點。
專注
dharana
攝心
prayahara
調節呼吸，又稱調氣法。能控制肉體與精神。
調息
pranayama
就是姿勢。練習體位法，能讓身心保持健康，使意識集中於內在。
體位法
asanas
精進
niyamas
持戒
yamas

～讓心的活動停止～

關於冥想

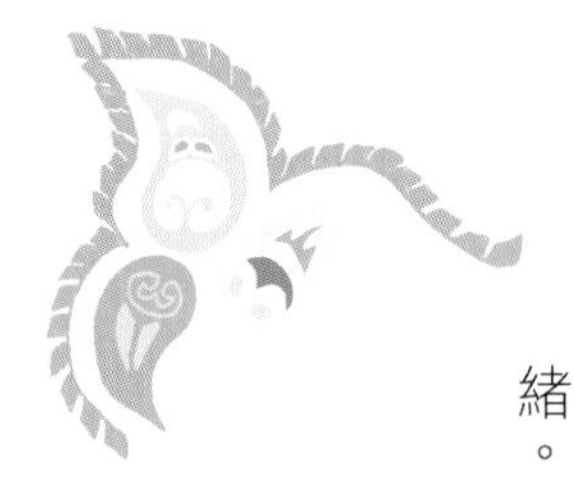

冥想可以用「無我」、「萬物一體」、「心無雜念」來形容。
究竟冥想可以帶來些什麼呢？

「冥想」在瑜伽八支（P.210）中，屬於第7個階段。它比第6階段的「專注」更將思想集中於一點，且更加聚精會神，能幫助我們遠離紛雜的思緒。當這種狀態到達極致，來到最終階段的「三摩地」，就能進入無念無想的三昧境界。冥想位於瑜伽極高的階段，重要性不言可喻，而瑜伽的體位法，目的就是要幫助人們進入冥想。

人會不斷受到外在環境的干擾，下意識地產生各種思緒。遠離紛亂的思緒，將精神集中的對象一體化，就是冥想。它能幫助我們超脫感情、思維、行動，在日常生活中放鬆，培養寬容、樂觀的心，以及簡單明瞭的思緒。

透過冥想，人們就能平等地愛惜萬物，獲得自我實現的喜悅。

How to do it?

如何進行冥想？

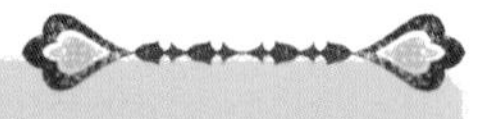

Q 何時？

A 安靜、大氣中充滿靈氣的清晨或下午是最理想的。若有困難，可以選擇能獨處並集中精神的時段。

Q 何地？

A 溫度適宜、有一定濕度、能讓心情沈澱的舒服場所是最好的選擇。建議朝向精神容易集中的方位，例如東方或北方。

Q 怎麼做？

A 用穩定、放鬆的姿勢坐在地板上(基本坐姿→P.46)，也可以坐在椅子上。將骨盆、背部、頸部在不勉強的狀態下挺直，是冥想的關鍵。

瑜伽的哲學

Philosophy of yoga

在瑜伽裡，人的本質不只心與身體，在意識的另一端，還存在著真我。真我能超越個人的框架，與環繞個人的宇宙天地萬物彼此意識相連。唯有當我們超脫時間、空間、因果、主觀、客觀等關係，與萬物融為一體，才能感受到真我。

代表性的冥想法

呼吸冥想

以自己的呼吸節奏為基礎，藉此集中精神的冥想法。

So Ham 息坐法

緩緩吸氣時，在心中默念「So」，慢慢吐氣時，在心中默念「Ham」。能讓意識集中在深呼吸上，使精神穩定下來。「So Ham」有「無我」的意思，換言之，就是超越他我的境界，和宇宙萬物融為一體。

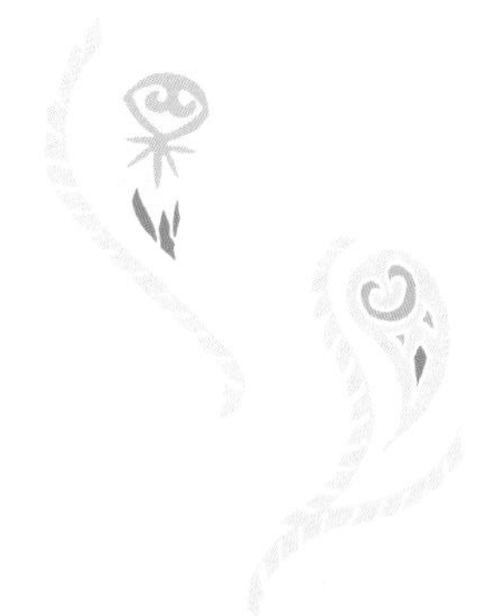

※想要學會正確的節奏與發音（梵咒），建議在專家的指導下進行。

梵咒冥想

讓聲音與思考的節奏同調，使思緒變純粹的冥想法。持續唱誦一定次數的梵咒（P.80），稱為佳帕（Japa）。方法有以下幾種。

唱誦嗡（Om）

嗡是最原始的梵咒，有「守護全世界」的意思。在梵咒中，它是最重要、最神聖的。

【梵咒的數法】

數念珠

手持由 108 顆名為「Malas」的珠子串成的念珠，反覆唱誦梵咒。用拇指與中指撥動珠子，滿一圈後換反方向進行。

數手指關節

用右手的拇指，依序掐住右手小指第一、第二、第三指節→無名指第一、第二、第三指節……以此類推。每唱 1 次梵咒就數 1 下。1 輪可以數 12 下，進行 9 輪剛好是 108 下，也就是 1 次的佳帕。

凝視冥想

將視線與心集中於一點，加深冥想。透過凝視，不要眨眼，閉上眼睛等步驟，將對象物體於心中投影出來，然後反覆操作。凝視的對象舉例如下。

凝視 Yantra

「Yantra」是一種用來表現梵咒能量的神聖幾何圖形。

凝視燭光

盯著蠟燭的火焰。優點是閉上眼睛後，腦中容易留有殘像。

凝視 OM

將梵咒的「Om」寫成梵文 ॐ，然後盯著這個字不放。

挑戰
不同功能
的課表

Yoga program

不同功能的瑜伽課表

接下來要介紹用本書中的體位法組合成的各種課表。建議大家可以配合自身程度或身體狀況按表操課，養成平日練習體位法的習慣。若想自行挑選體位法，來組成課表，可以參考體位法的流程（P.21）。

advice

★ 課表開始前及結束後，都要進行 5～10 分鐘的攤屍式（P.78）。這麼做可以調整呼吸，讓練習的效果遍佈到全身上下。

※課表 5 到攤屍式為止是一連串的長動作，因此有特別標記出來。

★ 每 1 個體位法都要進行 3～5 次的呼吸，左右都有的動作必須兩邊平均進行。

★ 標示的時間只是參考值。根據呼吸長度、呼吸方式的不同，可能有所差異。

約 10 分鐘

課表 1

提神醒腦的課表

讓能量充滿體內
喚醒身體的活力

以躺在地板上的體位法為主，適合剛起床時做。包含能使交感神經處於優位的後仰體位法，以及刺激頭頂的體位法，可讓腦袋清醒。練習時動作建議放慢，以免對剛起床時還很僵硬的身體造成負擔。

✓ 適合早上

約 15 分鐘

課表 2

幫助入睡的課表

消除疲勞一夜好眠

讓睡眠品質更好的課表。能使髖關節柔軟，刺激大腿根部的淋巴結，使身體上下的淋巴與血液流動順暢，達到放鬆舒眠的功效。用攤屍式調整呼吸後，可以直接入睡。

✓ 適合晚上

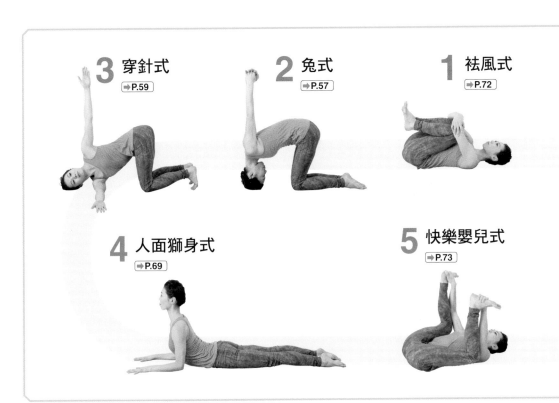

1 祛風式
➡P.72

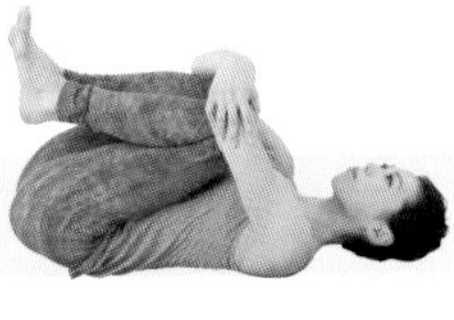

2 兔式
➡P.57

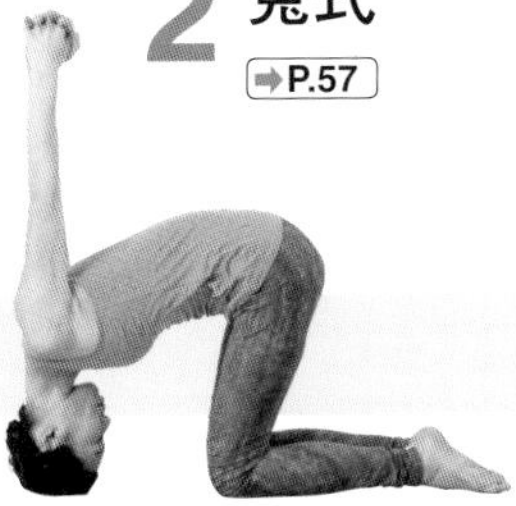

3 穿針式
➡P.59

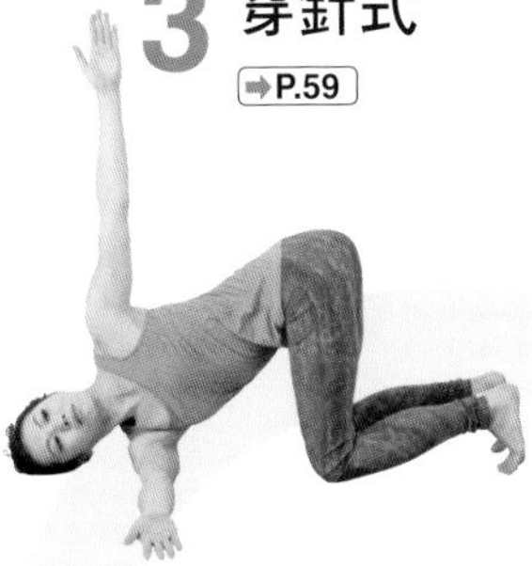

4 人面獅身式
➡P.69

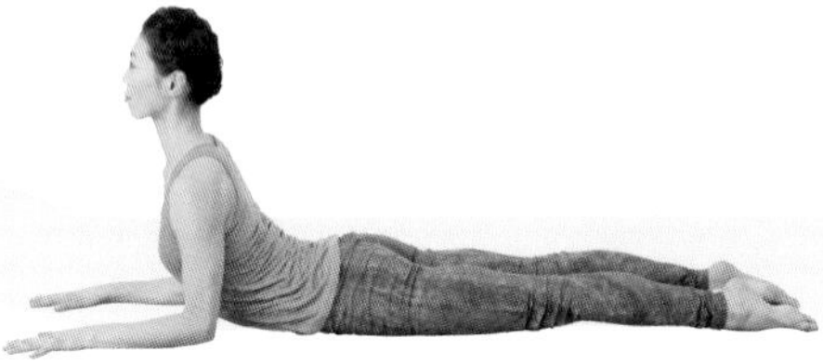

5 快樂嬰兒式
➡P.73

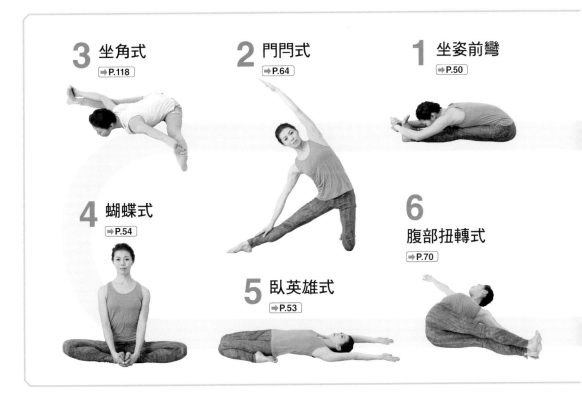

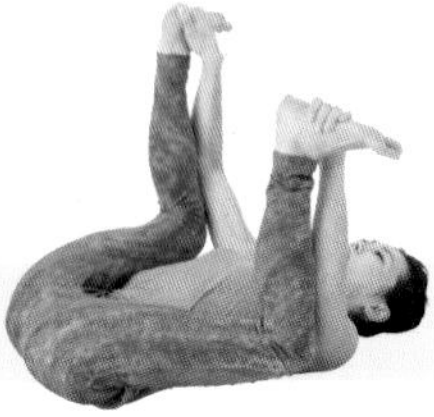

1 坐姿前彎
➡P.50

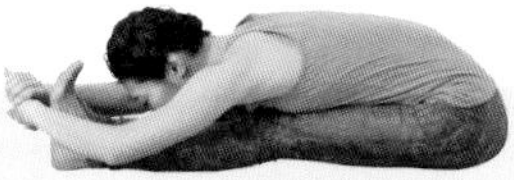

2 門閂式
➡P.64

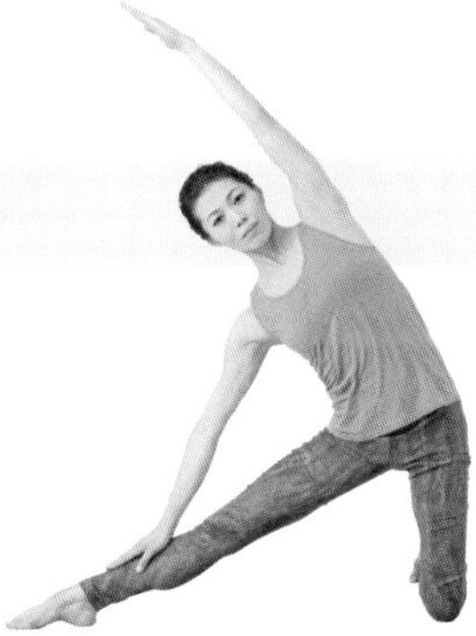

3 坐角式
➡P.118

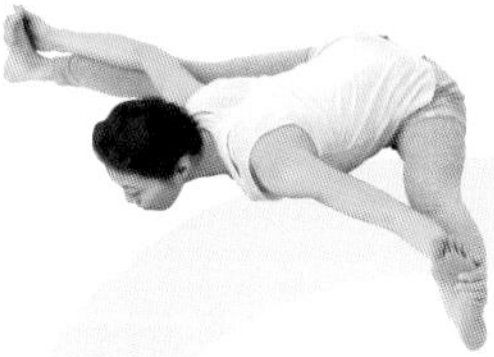

4 蝴蝶式
➡P.54

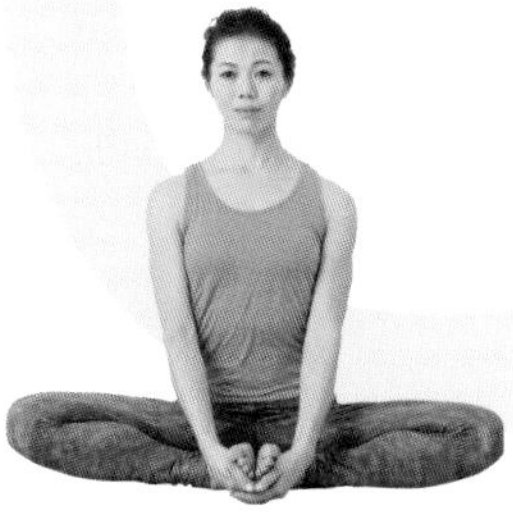

5 臥英雄式
➡P.53

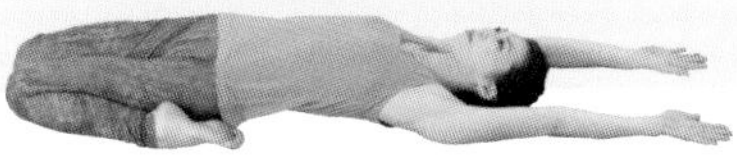

6 腹部扭轉式
➡P.70

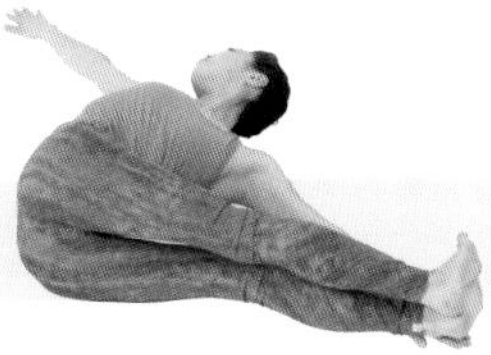

課表 3

約 20 分鐘

矯正姿勢的課表

讓人有意識地左右平均使用身體

以左右對稱進行的體位法為主，能矯正身體歪斜。前半段為站姿，後半段為坐姿。如果時間有限的話，可以做到 5 號的站姿就好。

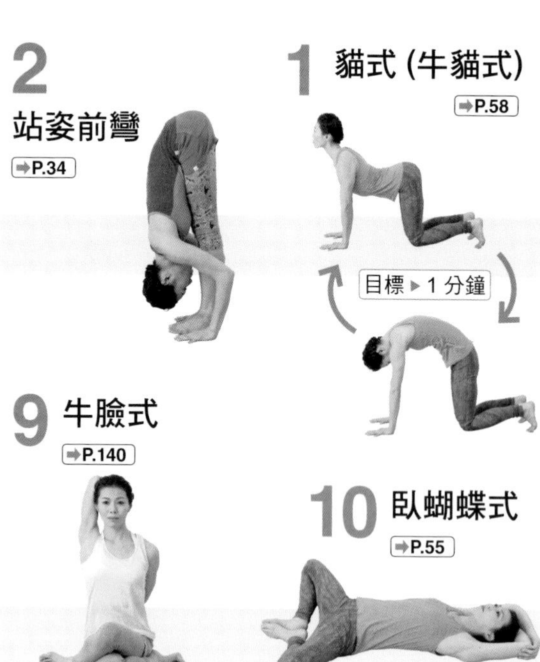

1 貓式 (牛貓式)
➡P.58
目標 ▶ 1 分鐘
2 站姿前彎
➡P.34
9 牛臉式
➡P.140
10 臥蝴蝶式
➡P.55

課表 4

約 20 分鐘

激發幹勁的課表

全身動起來提昇能量

透過大幅使用全身的體位法，讓身體的每一個角落都活動到，藉此促進血液循環，使身心健康有朝氣。能讓人充滿幹勁，變得樂觀積極。可刺激全身平衡，對於雕塑曲線效果也很好。

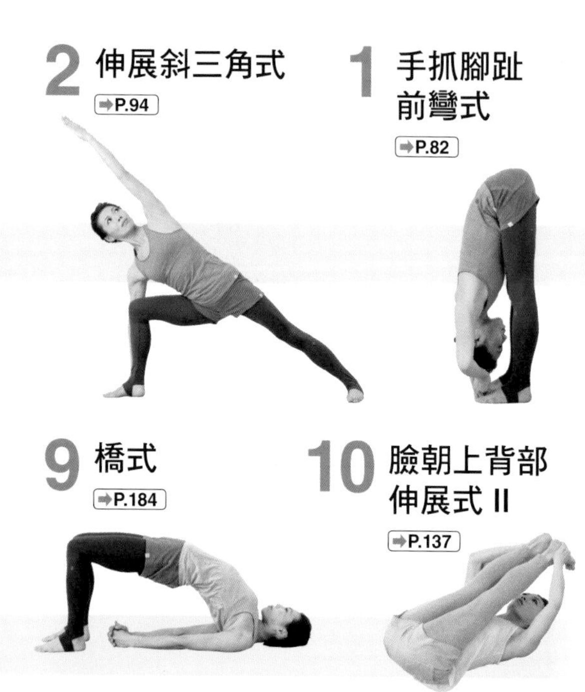

1 手抓腳趾前彎式
➡P.82
2 伸展斜三角式
➡P.94
9 橋式
➡P.184
10 臉朝上背部伸展式 II
➡P.137

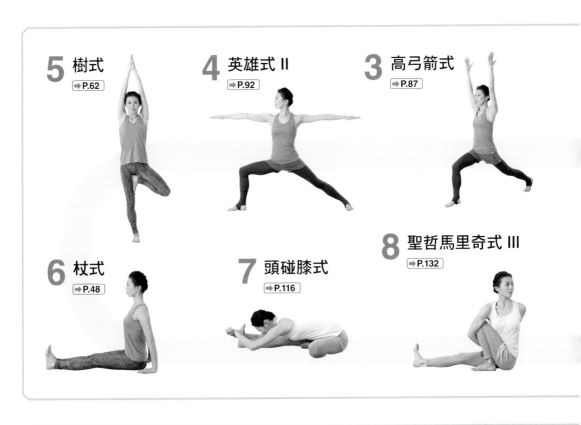

5 樹式
➡P.62

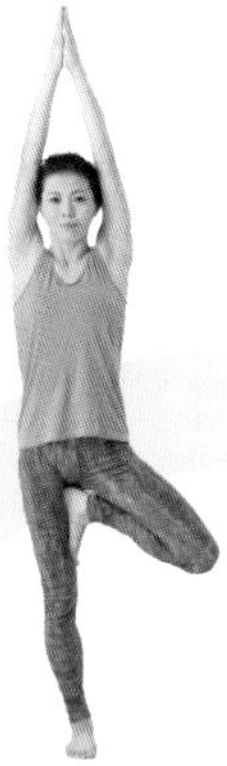

4 英雄式 II
➡P.92

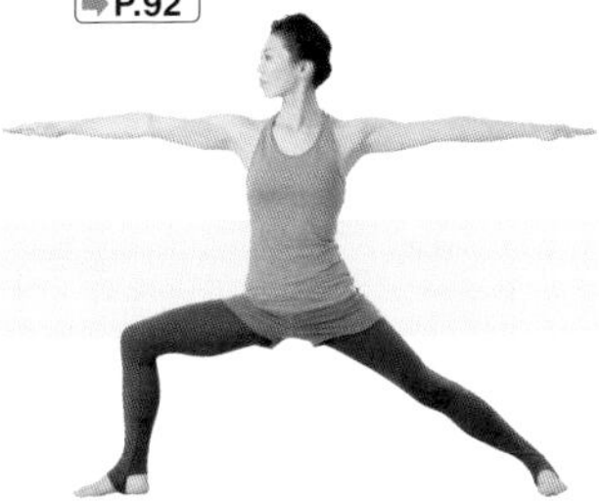

3 高弓箭式
➡P.87

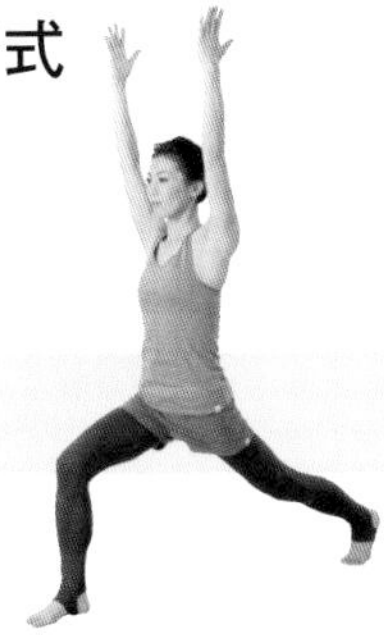

6 杖式
➡P.48

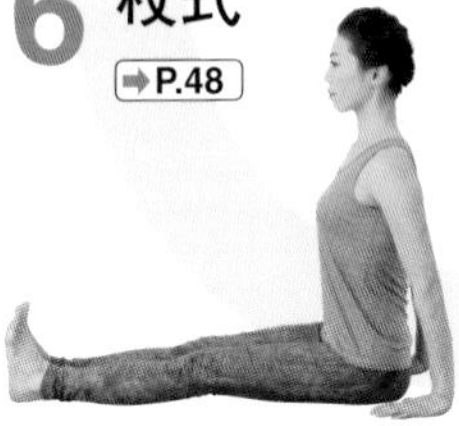

7 頭碰膝式
➡P.116

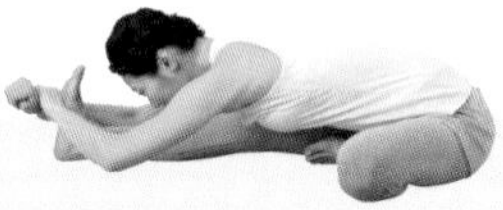

8 聖哲馬里奇式 III
➡P.132

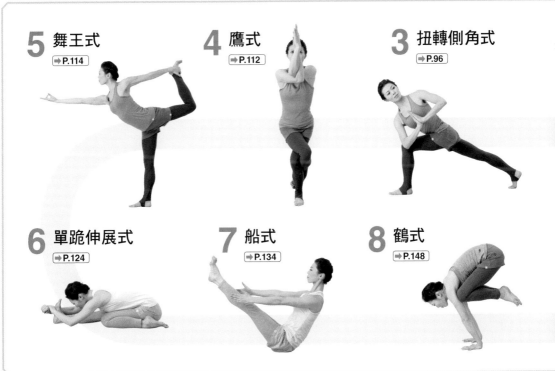

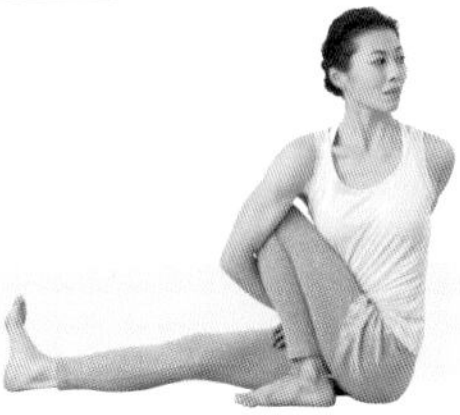

5 舞王式
➡P.114

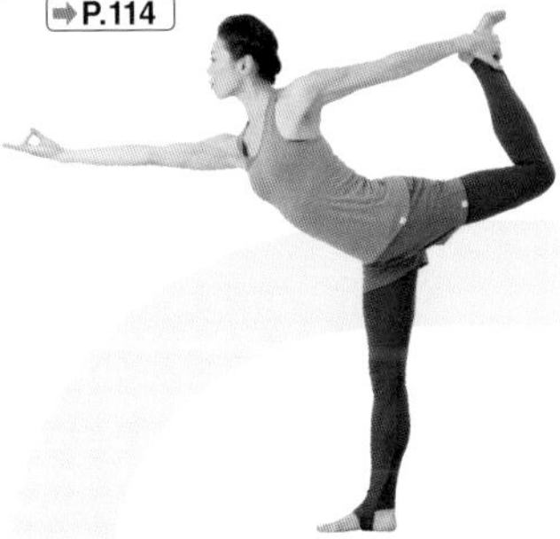

4 鷹式
➡P.112

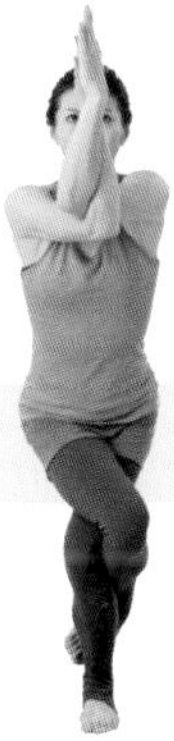

3 扭轉側角式
➡P.96

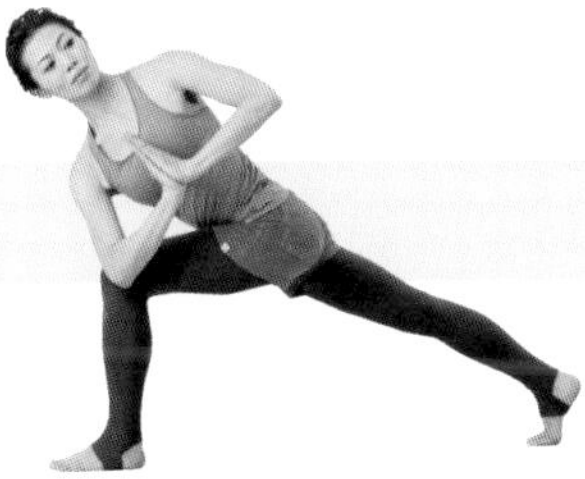

6 單跪伸展式
➡P.124

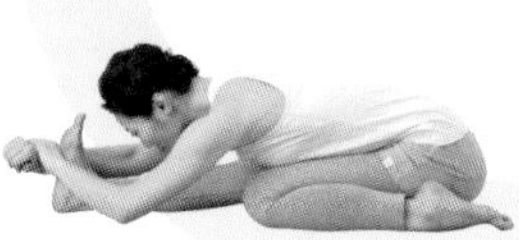

7 船式
➡P.134

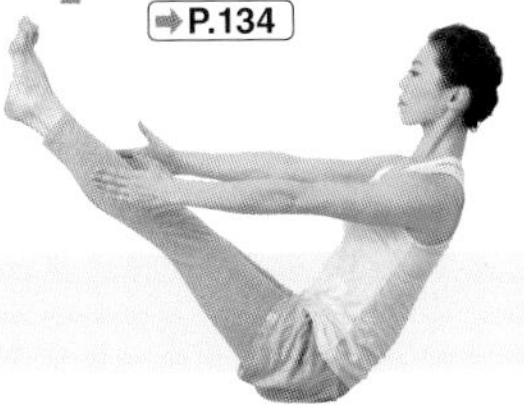

8 鶴式
➡P.148

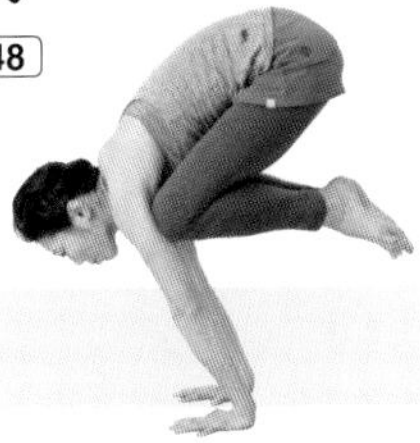

Special 課表 5

約 45 分鐘

長時間課表

利用長時間做充分的練習

站姿、坐姿、手臂平衡、後仰、倒立，這些所有的類別、要素都是可以互相組合搭配的。練完後仰與倒立的體位法後，要做一些反方向的體位法讓身體恢復平衡。練習組數與拜日式相同，但整體長度必須調整過。

1 拜日式

➡P.28 - 43

難易度由低到高，分別為八肢禮拜→四肢禮拜→四肢禮拜B。按照自身程度擇一即可。

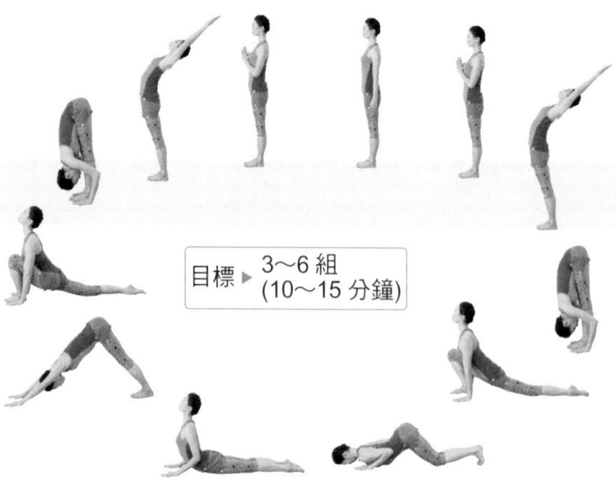

目標 ▶ 3～6 組 (10～15 分鐘)

10 巴拉瓦伽式

➡P.126

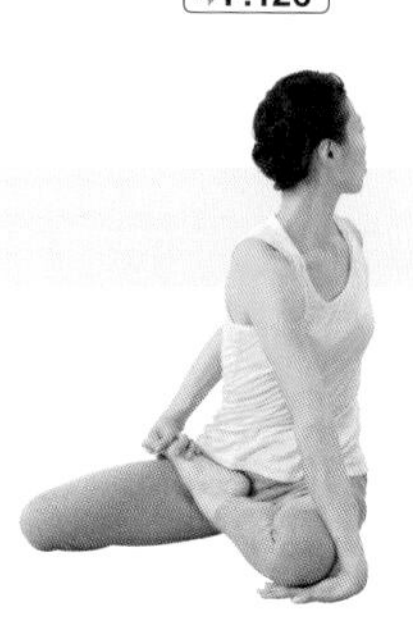

11 側平板式

➡P.154

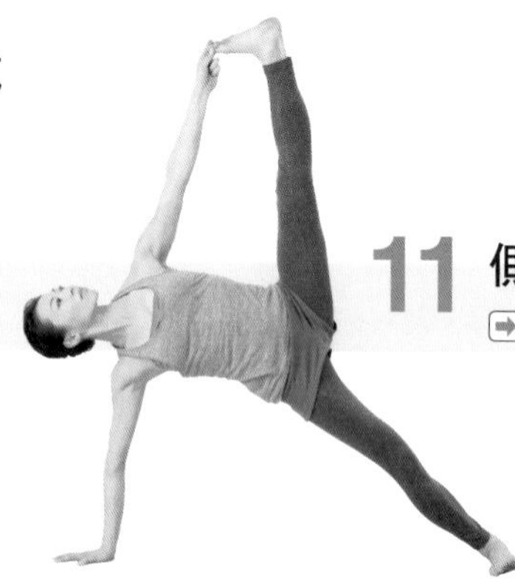

難易度 UP

聖哲康迪亞式 I

➡P.156

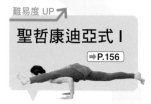

13 駱駝式

➡P.174

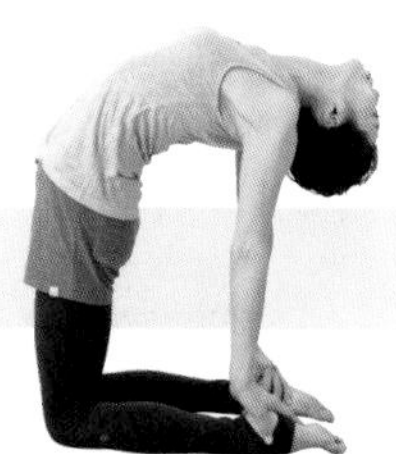

難易度 UP

上弓式

➡P.186

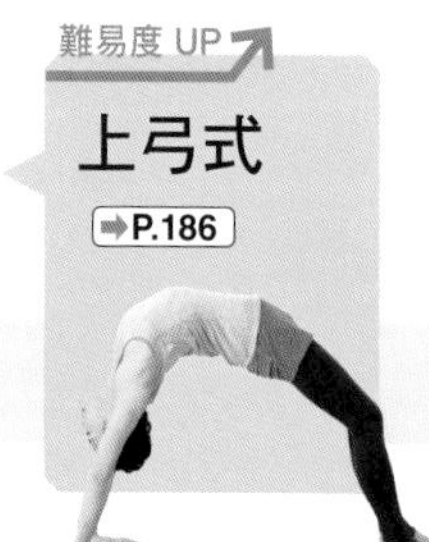

12 單腿掛肩壓力式

➡P.150

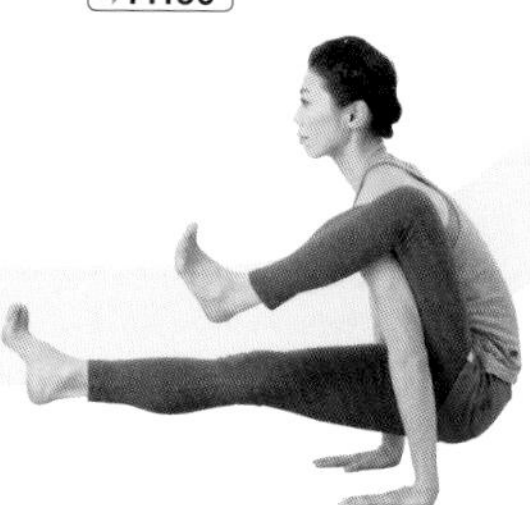

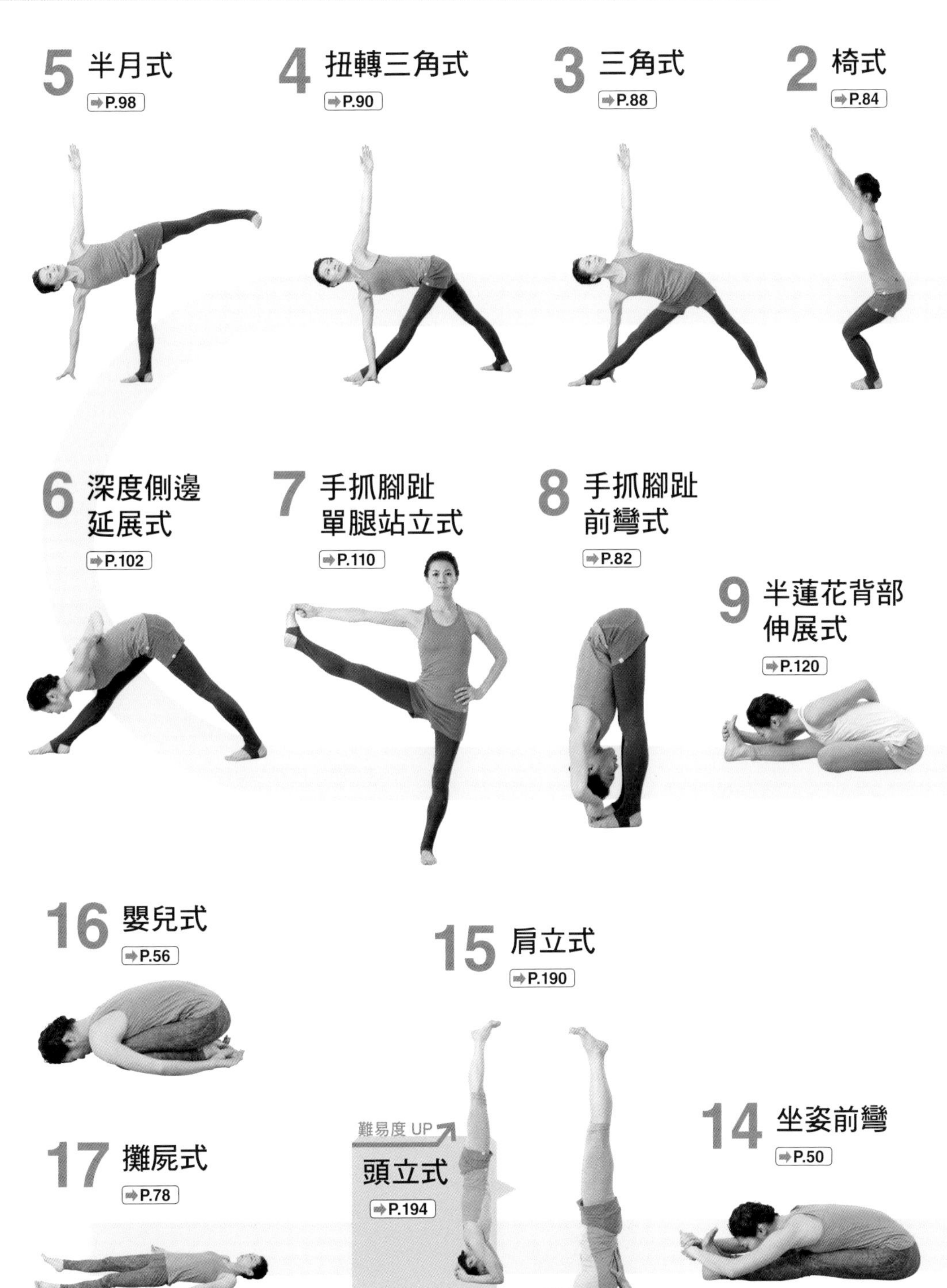
5 半月式
➡P.98
4 扭轉三角式
➡P.90
3 三角式
➡P.88
2 椅式
➡P.84
6 深度側邊延展式
➡P.102
7 手抓腳趾單腿站立式
➡P.110
8 手抓腳趾前彎式
➡P.82
9 半蓮花背部伸展式
➡P.120
16 嬰兒式
➡P.56
15 肩立式
➡P.190
14 坐姿前彎
➡P.50
難易度 UP
頭立式
➡P.194
17 攤屍式
➡P.78

簡易坐 P.46 **No.07**
腳踩手掌前彎式 P.83 **No.28v**

ㄑ

袪風式 P.72 **No.24**
橋式 P.184 **No.79**

ㄒ

下犬式 P.42 **No.06**
小狗伸展式 P.59 **No.17v**
新月式 P.180 **No.77**
膝碰耳犁式 P.189 **No.81v**
蜥蜴式 P.60 **No.18**
蠍子式 P.199 **No.86v**

ㄓ

杖式 P.48 **No.12**
直角式 P.119 **No.46v**
站姿前彎 P.34 **No.02**
展臂山式 P.33 **No.01v**
桌式 P.173 **No.73v**

ㄔ

穿針式 P.59 **NO.17v**
船式 P.134 **No.54**

ㄕ

山式 P.32 **No.01**
上犬式 P.40 **No.05**
上公雞式 P.161 **No.67v**
上弓式 P.186 **No.80**
上蓮花式 P.193 **No.83v**
手抓腳趾單腿站立式 P.110 **No.42**
手抓腳趾前彎式 P.82 **No.28**
手倒立式 P.200 **No.87**
伸展斜三角式 P.94 **No.34**
深度側邊延展式 P.102 **No.38**
神猴哈努曼式 P.181 **No.77v**
聖人坐 P.47 **No.09**
樹式 P.62 **No.19**
聖哲馬里奇式 I P.130 **No.52**
聖哲馬里奇式 II P.131 **No.52v**
聖哲馬里奇式 III P.132 **No.53**
聖哲馬里奇式 IV P.133 **No.53v**
聖哲卡西雅伯式 P.155 **No.64v**
聖哲康迪亞式 I P.156 **No.65**
聖哲康迪亞式 II P.158 **No.66**

獅式 P.142 **No.58**
睡龜式 P.147 **No.60v**
雙角犛式 P.189 **No.81v**

ㄖ

人面獅身式 P.69 **No.22v**

ㄗ

坐姿前彎 P.50 **No.13**
坐角式 P.118 **No.46**

ㄘ

側弓式 P.169 **No.71v**
側平板式 P.154 **No.64**
側鶴式 P.149 **No.61v**

ㄙ

三角式 P.88 **No.31**
三點倒立 P.196 **No.85**

ㄧ

英雄坐 P.52 **No.14**
英雄式 I P.86 **No.30**
英雄式 II P.92 **No.33**
英雄式 III P.108 **No.41**
椅式 P.84 **No.29**
仰臥手抓拇趾伸展式 P.138 **No.56**
眼鏡蛇式 P.68 **No.22**
螢火蟲式 P.152 **No.63**
嬰兒式 P.56 **No.16**
鷹式 P.112 **No.43**

ㄨ

臥英雄式 P.53 **No.14v**
臥蝴蝶式 P.55 **No.15v**
舞王式 P.114 **No.44**
烏鴉式 P.149 **No.61v**
蛙式 P.170 **No.72**

ㄩ

魚式 P.182 **No.78**
瑜伽身印 P.74 **No.25**
鴛鴦式 P.125 **No.49v**

ㄜ

鱷魚式 P.76 **No.26**

索引

[中文名稱]

※「**No.01**」是指流水編號 01 (位於體位法名稱右邊的數字)。
「**No.01v**」是指從流水編號 01 的基本體位法衍生出來的變化型。

ㄅ

八肢點地	P.36	**No.03**
八角平衡式	P.151	**No.62v**
巴拉瓦伽式	P.126	**No.50**
半月式	P.98	**No.36**
半前彎	P.35	**No.02v**
半魚王式	P.128	**No.51**
半蛙式	P.171	**No.72v**
半蓮花前彎式	P.106	**No.40**
半蓮花背部伸展式	P.120	**No.47**
閉蓮式	P.75	**No.25v**

ㄆ

平板式 (四肢支撐式)	P.38	**No.04**
毗濕奴式	P.66	**No.21**

ㄇ

門閂式	P.64	**No.20**
貓式 (牛貓式)	P.58	**No.17**

ㄈ

反轉英雄式	P.93	**No.33v**
反轉頭碰膝式	P.117	**No.45v**
反向棒式	P.172	**No.73**
分腿前彎	P.104	**No.39**
腹部扭轉式	P.70	**No.23**

ㄉ

單手上弓式	P.165	**No.69v**
單跪伸展式	P.124	**No.49**
單腿掛肩壓力式	P.150	**No.62**
單腿下犬式	P.164	**No.69**
單腿鴿式	P.178	**No.76**

ㄊ

兔式	P.57	**No.16v**
胎兒式	P.192	**No.83**
套索扭轉式	P.145	**No.59v**
頭立式	P.194	**No.84**
頭碰膝式	P.116	**No.45**
攤屍式	P.78	**No.27**

ㄋ

牛臉式	P.140	**No.57**
扭轉三角式	P.90	**No.32**
扭轉半月式	P.100	**No.37**
扭轉側角式	P.96	**No.35**
扭轉椅式	P.85	**No.29v**
扭轉船式	P.135	**No.54v**

ㄌ

拉弓式	P.122	**No.48**
蓮花坐	P.46	**No.08**
臉朝上背部伸展式 I	P.136	**No.55**
臉朝上背部伸展式 II	P.137	**No.55v**
駱駝式	P.174	**No.74**
犛式	P.188	**No.81**

ㄍ

公雞式	P.160	**No.67**
弓式	P.168	**No.71**
高弓箭式	P.87	**No.30v**
鴿式	P.176	**No.75**
鴿王式	P.179	**No.76v**
龜式	P.146	**No.60**

ㄎ

快樂嬰兒式	P.73	**No.24v**
孔雀式	P.162	**No.68**
孔雀起舞式	P.198	**No.86**

ㄏ

花圈式	P.144	**No.59**
海豚式	P.195	**No.84v**
蝗蟲式	P.166	**No.70**
蝴蝶式	P.54	**No.15**
鶴式	P.148	**No.61**

ㄐ

吉祥坐	P.47	**No.10**
金剛坐	P.47	**No.11**
夾上臂式	P.153	**No.63v**
肩立式	P.190	**No.82**

N

Natarajasana P.114 **No.44**
Navasana P.134 **No.54**

P

Padahastasana P.83 **No.28v**
Padangusthasana P.82 **No.28**
Padmasana P.46 **No.08**
Parighasana P.64 **No.20**
Parivrtta Ardha Chandrasana P.100 **No.37**
Parivrtta Janu Sirsasana P.117 **No.45v**
Parivrtta Navasana P.135 **No.54v**
Parivrtta Parsvakonasana P.96 **No.35**
Parivrtta Trikonasana P.90 **No.32**
Parivrtta Utkatasana P.85 **No.29v**
Parsva Bakasana P.149 **No.61v**
Parsva Dhanurasana P.169 **No.71v**
Parsvottanasana P.102 **No.38**
Pasasana P.145 **No.59v**
Paschimottanasana P.50 **No.13**
Pavana Muktasana P.72 **No.24**
Pindasana P.192 **No.83**
Pincha Mayurasana P.198 **No.86**
Prasarita Padottanasana P.104 **No.39**
Purvottanasana P.172 **No.73**
Purvottanasana P.173 **No.73v**

S

Salabhasana P.166 **No.70**
Salamba Bhujangasana P.69 **No.22v**
Salamba Sarvangasana P.190 **No.82**
Salamba Sirsasana I P.194 **No.84**
Salamba Sirsasana II P.196 **No.85**
Samakonasana P.119 **No.46v**
Sasankasana P.57 **No.16v**
Savasana P.78 **No.27**
Setu Bandhasana P.184 **No.79**
Siddhasana P.47 **No.09**
Simhasana P.142 **No.58**
Sukhasana P.46 **No.07**
Supta Baddha Konasana P.55 **No.15v**
Supta Konasana P.189 **No.81v**
Supta Kurmasana P.147 **No.60v**
Supta Padangusthasana P.138 **No.56**
Supta Virasana P.53 **No.14v**
Svastikasana P.47 **No.10**

T

Tadasana P.32 **No.01**
Tittibhasana P.152 **No.63**
Trianga Mukhaikapada Paschimottanasana P.124 **No.49**

U

Upavistha Konasana P.118 **No.46**
Urdhva Dhanurasana P.186 **No.80**
Urdhva Hastasana P.33 **No.01v**
Urdhva Kukkutasana P.161 **No.67v**
Urdhva Mukha Paschimottanasana II P.137 **No.55v**
Urdhva Mukha Paschimottanasana I P.136 **No.55**
Urdhva Mukha Svanasana P.40 **No.05**
Urdhva Padmasana P.193 **No.83v**
Ustrasana P.174 No.74
Utkatasana P.84 **No.29**
Uttanasana P.34 **No.02**
Utthan Pristhasana P.60 **No.18**
Uttana Shishosana P.59 **No.17v**
Utthita Hasta Padangusthasana P.110 **No.42**
Utthita Parsvakonasana P.94 **No.34**
Utthita Trikonasana P.88 **No.31**

V

Vajrasana P.47 **No.11**
Vasisthasana P.154 **No.64**
Virabhadrasana I P.86 **No.30**
Virabhadrasana II P.92 **No.33**
Virabhadrasana III P.108 **No.41**
Virasana P.52 **No.14**
Viparita Virabhadrasana II P.93 **No.33v**
Vrksasana P.62 **No.19**
Vrschikasana P.199 **No.86v**

Y

Yoga Mudrasana P.74 **No.25**

梵文的英譯名稱

※「**No.01**」是指流水編號 01 (位於體位法名稱右邊的數字)。
「**No.01v**」是指從流水編號 01 的基本體位法衍生出來的變化型。

A

Adho Mukha Svanasana	P.42	**No.06**
Adho Mukha Vrksasana	P.200	**No.87**
Akarna Dhanurasana	P.122	**No.48**
Ananda Balasana	P.73	**No.24v**
Anantasana	P.66	**No.21**
Anjaneyasana	P.180	**No.77**
Ardha Baddha Padma Paschimottanasana	P.120	**No.47**
Ardha Baddha Padmottanasana	P.106	**No.40**
Ardha Bhekasana	P.171	**No.72v**
Ardha Chandrasana	P.98	**No.36**
Ardha Matsyendrasana	P.128	**No.51**
Ardha Uttanasana	P.35	**No.02v**
Astanga Dandasana	P.36	**No.03**
Astavakrasana	P.151	**No.62v**

B

Baddha Konasana	P.54	**No.15**
Baddha Padmasana	P.75	**No.25v**
Bakasana	P.148	**No.61**
Balasana	P.56	**No.16**
Bharadvajasana	P.126	**No.50**
Bhekasana	P.170	**No.72**
Bhujangasana	P.68	**No.22**
Bhujapidasana	P.153	**No.63v**

C

Chaturanga Dandasana	P.38	**No.04**

D

Dandasana	P.48	**No.12**
Dhanurasana	P.168	**No.71**
Dolphin Pose	P.195	**No.84v**

E

Eka Hasta Bhujasana	P.150	**No.62**
Eka Hasta Urdhva Dhanurasana	P.165	**No.69v**
Eka Pada Adho Mukha Svanasana	P.164	**No.69**
Eka Pada Kaundinyasana I	P.156	**No.65**
Eka Pada Kaundinyasana II	P.158	**No.66**
Eka Pada Kapotasana	P.178	**No.76**
Eka Pada Rajakapotasana	P.179	**No.76v**

G

Garudasana	P.112	**No.43**
Gomukhasana	P.140	**No.57**

H

Halasana	P.188	**No.81**
Hanumansana	P.181	**No.77v**
High Lunge	P.87	**No.30v**

J

Janu Sirsasana	P.116	**No.45**
Jathara Parivartanasana	P.70	**No.23**

K

Kakasana	P.149	**No.61v**
Kapotasana	P.176	**No.75**
Karnapidasana	P.189	**No.81v**
Kasyapasana	P.155	**No.64v**
Kraunchasana	P.125	**No.49v**
Kukkutasana	P.160	**No.67**
Kurmasana	P.146	**No.60**

M

Makarasana	P.76	**No.26**
Malasana	P.144	**No.59**
Marichyasana I	P.130	**No.52**
Marichyasana II	P.131	**No.52v**
Marichyasana III	P.132	**No.53**
Marichyasana IV	P.133	**No.53v**
Marjariasana	P.58	**No.17**
Matsyasana	P.182	**No.78**
Mayurasana	P.162	**No.68**

[監修]

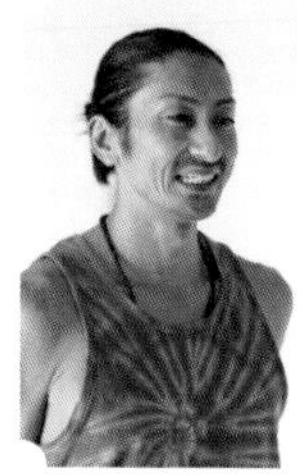

Satori Sankara［小口 智］

熱愛衝浪，因為尊敬的衝浪選手長年練習瑜伽，而展開瑜伽修行的生活。除了阿斯坦加瑜伽外，也修習希瓦難陀瑜伽。每年都會走訪印度，跟隨師傅修行，持續探索瑜伽的奧秘。

Sankara Nivas Yoga 負責人
Sivananda yoga 講師
美國瑜伽聯盟 500 小時 (RYT500) 進階師資認證
橫濱阿斯坦加瑜伽 Mysore Practice 負責人

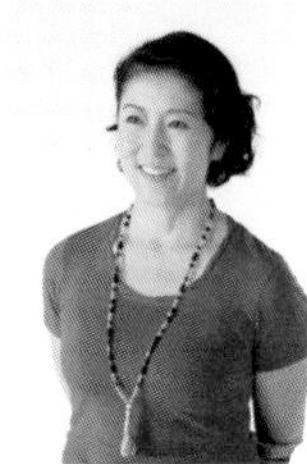

久保玲子

因在國內外海洋進行水中攝影，對呼吸法產生興趣而學習瑜伽。剛開始先學了 5 年阿斯坦加瑜伽，之後又學了艾楊格瑜伽，現在同時修煉知識冥想、氣功、太極拳等。現為瑜伽導師，指導修行者們尋找自我身心所需要的瑜伽。

立川 Yoga For Life 負責人
David Swenson Ashtanga yoga TTC 結業
美國瑜伽聯盟 500 小時 (RYT500) 進階師資認證

[模特兒]

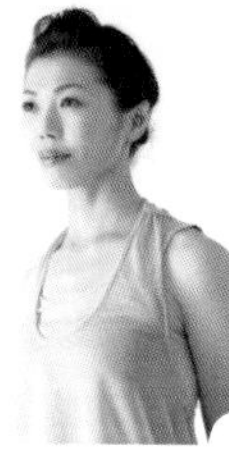

楠原宏子

自幼學習芭蕾舞、花式體操、機械體操、日本舞直到中學。認識阿斯坦加瑜伽後，開始到 UNDER THE LIGHT YOGA SCHOOL 上課，師事 Kranti。目前於 Mysore Class 擔任助理，負責師資培訓課程的指導，以及協助教學。

美國瑜伽聯盟 200 小時 (RYT200) 師資認證

國家圖書館出版品預行編目資料

最新瑜伽體位法大全 127 式決定版：真人專業講師全圖解示範，軟精裝可攤平邊看邊操作 / Satori Sankara, 久保玲子 監修；蘇暐婷 譯. -- 臺北市：旗標，2016.09　面；公分

ISBN 978-986-312-370-5(精裝)

1. 瑜伽

411.15　　105014689

facebook：優質運動健身書

作　　者／Satori Sankara, 久保玲子 監修
模 特 兒／楠原宏子
攝　　影／大久保 惠造
攝影協助／tejas (NEiSH)
http://tejasyogawear.com/
ハガーマガージャパン
http://www.huggermugger.jp/
髮　　型／高松由佳・たなかけいこ
插　　畫／藤原千晶
翻譯著作人／旗標科技股份有限公司
發 行 所／旗標科技股份有限公司
台北市杭州南路一段15-1號19樓
電　　話／(02)2396-3257(代表號)
執行編輯／孫立德　　封面設計／古鴻杰
美術編輯／林美麗　　校　　對／孫立德

新台幣售價：380 元
西元 2022 年 9 月 初版 15 刷
行政院新聞局核准登記-局版台業字第 4512 號
ISBN 978-986-312-370-5